R&B

Thomas Verny/John Kelly

Das Seelenleben des Ungeborenen

Aus dem Amerikanischen von
Ingeborg Frauke Meier und Sabine Schwabenthan

Rogner & Bernhard
bei Zweitausendeins

Vorbemerkung des Verlages

In diesem Buch wird auch über Tierversuche geschrieben. Obwohl wir Tierversuche nicht nur aus ethischen Gründen ablehnen, sondern auch, weil deren Ergebnisse nicht automatisch auf den Menschen übertragen werden können, konnten verschiedene Passagen wegen der Stringenz des jeweiligen Gedankenganges in der Übersetzung nicht einfach fortfallen. Es bleibt aber schrecklich, Tiere Leiden auszusetzen.
Obwohl sich der Mensch gern als Krone der Schöpfung fühlt, sollte er sich darüber bewußt sein, daß Tiere als unsere Mitgeschöpfe nicht unter uns stehen. Wir können deshalb auch nicht einfach über sie verfügen.

R&B

Titel der Originalausgabe:
The secret Life of the Unborn Child

Druck und Bindung Wagner GmbH, Nördlingen.
Printed in Germany.

Dieses Buch gibt es nur bei Zweitausendeins im Versand (Postfach 610 637, D-6000 Frankfurt am Main 60) oder in den Zweitausendeins-Läden in Berlin, Essen, Frankfurt, Freiburg, Hamburg, Köln, München, Saarbrücken, Stuttgart.

In der Schweiz über buch 2000, Postfach 89, CH-8910 Affoltern a. A.
In Österreich über den VKA-Buchladen und Versand, Stiegengasse 20, Postfach 76, A-1060 Wien.

Inhalt

Vorwort

Dieses Buch geht auf ein Wochenende im Winter 1975 zurück, das ich bei Freunden auf dem Land verbrachte. Helen, die Gastgeberin, war im siebten Monat schwanger und strahlte vor Glück. Am Abend saß sie oft allein vor dem Kamin und sang mit sanfter Stimme ein Wiegenlied für ihr Ungeborenes. Das Lied heißt „For Baby (For Bobbie)" und beginnt so:

> Im Regen werde ich an deiner Seite gehen,
> An der Wärme deiner kleinen Hand werde ich mich festhalten,
> Ich werde alles tun, um dir zu helfen zu verstehen,
> Ich liebe dich mehr als irgend jemand auf der Welt.

Diese rührende Szene hinterließ bei mir einen tiefen Eindruck. Und als Helen mir nach der Geburt ihres Sohnes erzählte, daß dieses Lied eine fast magische Wirkung auf das Baby habe, wurde ich neugierig. Wie sehr das Kind auch schrie, sobald Helen ihm das Wiegenlied vorsang, beruhigte es sich. Ich fragte mich, ob diese Erfahrung wohl einzigartig sei, oder ob eine Frau durch das, was sie tut, vielleicht sogar durch ihre Gedanken und Gefühle ihr Ungeborenes beeinflußt.

Damals wußte ich natürlich schon, daß fast jede werdende Mutter irgendwann einmal spürt, wie sie und ihr Ungeborenes gefühlsmäßig aufeinander reagieren. Und wie die meisten Psychiater hatte ich schon von meinen Patienten Träume und Erlebnisse gehört, die sich nur durch Erfahrungen im Mutterleib oder bei der Geburt erklären ließen. Von da an begann ich, verstärkt auf solche Erinnerungen zu achten.

Und ich sah mich systematisch nach wissenschaftlicher Literatur um, die mir helfen würde, die Psyche des ungeborenen und des neugeborenen Kindes besser zu verstehen. Denn ich war überzeugt, daß es tatsächlich eine Seele besitzt.

Ermutigt wurde ich durch die Forschungsarbeiten von Dr. Lester Sontag, die beweisen, daß die Gefühle und Einstellungen einer Mutter die Persönlichkeit des Ungeborenen für immer prägen können – seine Arbeiten stammen jedoch aus den dreißiger und vierziger Jahren. Die meisten neueren und wirklich aufregenden Forschungsergebnisse entdeckte ich in verwandten Wissenschaftsgebieten wie der Neurologie und der Physiologie. Die neue, Ende der sechziger und Anfang der siebziger Jahre verfügbare medizinische Technologie erlaubte es den Forschern dieser und anderer Sparten, das Kind endlich ungestört in seiner natürlichen Umgebung zu untersuchen. Was sie herausfanden, ergab Stück für Stück ein grundlegend neues Bild des fetalen Lebens. Großenteils verdanke ich es diesen Wissenschaftlern, daß ich hier ein in jeder Hinsicht umwälzendes Bild des Ungeborenen geben kann, das sich völlig von dem passiven, seelenlosen Wesen in der traditionellen Literatur der Kinderärzte unterscheidet.

Wir wissen heute, daß das Ungeborene ein aufmerksames, menschliches Wesen ist, daß es reagieren kann und vom sechsten Monat an (vielleicht sogar schon früher) ein aktives Seelenleben hat. Diese verblüffende Entdeckung ist aber nur eine von vielen.

- Das Ungeborene kann sehen, hören, erleben, schmecken, und auf einem einfachen Niveau sogar schon in utero [im Mutterleib] lernen. Am wichtigsten ist, daß es schon fühlen kann – wenn auch nicht so differenziert wie der Erwachsene.
- Eine Folge dieser Erkenntnis ist, daß das, was das Ungeborene fühlt und wahrnimmt, seine Einstellung und seine Erwartungen an sich selbst zu formen beginnt. Ob es sich später als glücklich oder traurig, angriffslustig oder feige, sicher oder angstgepeinigt erlebt und sich auch entsprechend verhält – all das hängt zum Teil davon ab, was für Botschaften es in bezug auf sich selbst im Mutterleib erhalten hat.
- Die meisten dieser prägenden Botschaften kommen von der Mutter. Das heißt jedoch nicht, daß sich jede flüchtige Sorge, jeder Zweifel und jede Angst der Schwangeren auf das Kind auswirkt. Was zählt, sind tief verankerte, dauerhafte Gefühle. Chronische Angst oder eine quälend zwiespältige Einstellung

zur Mutterschaft können tiefe Narben in der kindlichen Persönlichkeit hinterlassen. Dagegen können so lebensbejahende Emotionen wie Glück, Hochgefühl und freudige Erwartung, bedeutend zur gesunden emotionalen Entwicklung des Kindes beitragen.

● Neuere Forschungsarbeiten beginnen auch, sich verstärkt mit den Gefühlen des Vaters zu beschäftigen. Bis vor kurzem wurde seinen Emotionen keine Beachtung geschenkt – ein gefährlicher Fehler, wie unsere neuesten Erkenntnisse beweisen. Sie zeigen, daß die Liebe des Mannes zu seiner Frau und zu seinem Ungeborenen ein Faktor von größter Wichtigkeit für den glücklichen Verlauf einer Schwangerschaft ist.

Dieses Buch ist das Ergebnis sechsjährigen, intensiven Studiums, Nachdenkens, Forschens und Reisens. Um das Material zusammenzutragen, führte ich in London, Paris, Berlin, Nizza, Rom, Basel, Salzburg, Wien, New York, Boston, San Francisco, New Orleans und Honolulu Gespräche mit führenden Psychiatern, Psychologen, Physiologen, Fetologen, Geburtshelfern und Kinderärzten. Ich leitete auch selbst eine Reihe von Forschungsprojekten – zwei davon sind in diesem Buch erwähnt – und habe Hunderte von Patienten behandelt, die unter den Folgen traumatischer Schwangerschafts- und Geburtserlebnisse litten.

Das Ungeborene, dem Sie in diesem Buch begegnen werden, ist in jeder Hinsicht anders, als es in Publikums- und Fachzeitschriften beschrieben wurde. Der Glaubwürdigkeit der hier vertretenen Ansichten und Ideen zuliebe hielt ich es für unbedingt notwendig, die wissenschaftlichen Beweise und Forschungsergebnisse anzuführen, auf denen sie beruhen. Und ich bin sicher, daß sie faszinierend und spannend zu lesen sind. Einige der Untersuchungen behandeln unvermeidlich die Auswirkungen negativer mütterlicher Emotionen, denn aus ihnen wurden viele unserer neuen Erkenntnisse gewonnen. Es ist ja oft so in der Medizin, daß man erst begreift, was der Gesundheit dient, wenn man weiß, wie und warum ihr etwas schadet.

Die Wissenschaftler, denen wir diese Entdeckungen verdanken, waren im allgemeinen mehr an der theoretischen Seite ihrer Forschungsarbeit interessiert als an den praktischen

Anwendungsmöglichkeiten. Das ist nicht ungewöhnlich. Doch die neuen Erkenntnisse ermöglichen es Müttern und Vätern wie nie zuvor, die Persönlichkeit ihres Ungeborenen mit zu formen. Sie können aktiv zu seinem Wohlbefinden und Glück beitragen, und zwar nicht nur für die Zeit im Mutterleib oder für die ersten Lebensjahre, sondern für *das ganze Leben.* Diese Erkenntnis zu vermitteln, ist das Hauptanliegen des vorliegenden Buches.

Erstes Kapitel

Das Seelenleben des Ungeborenen

Dieses Buch befaßt sich mit den Ursprüngen des menschlichen Bewußtseins, mit dem Wachstum und der Entwicklung des ungeborenen und neugeborenen Kindes – hauptsächlich aber mit der Frage, wie der menschliche Geist entsteht: wie wir werden, was wir sind. Und es gründet sich auf eine einzigartige Entdeckung: Das Ungeborene ist ein fühlendes, aufmerksames Wesen mit Erinnerungsvermögen und wachen Sinnen. Und weil das so ist, wirkt sich alles, was ihm – und uns – in den neun Monaten zwischen Empfängnis und Geburt widerfährt, in entscheidender Weise darauf aus, wie sich die Persönlichkeit des Kindes, seine Neigungen und Ambitionen gestalten.

Diese Erkenntnis und die bemerkenswerte wissenschaftliche Forschung, der sie entspringt, führen weit über das hinaus, was wir bisher über die seelische Entwicklung des Ungeborenen wußten oder zu wissen glaubten. Schon wissenschaftlich gesehen ist sie enorm aufregend – unter anderem widerlegt sie ein für allemal die alte Freudsche Vorstellung, daß die Persönlichkeit sich nicht vor dem zweiten bis dritten Lebensjahr zu bilden beginnt. Aber noch aufregender ist, wie dadurch Sinn und Bedeutung der Elternrolle, insbesondere der Mutterrolle, vertieft und bereichert werden. Das ist überhaupt der erfreulichste Aspekt unserer neuen Erkenntnisse: was diese über die Rolle der Schwangeren und ihre maßgebliche, gestaltende Beteiligung an der Persönlichkeitsbildung ihres ungeborenen Kindes enthüllen. Ihre Mittel dabei sind Gedanken und Gefühle, und damit hat sie die Möglichkeit, das heranwachsende menschliche Wesen mit mehr vorteilhaften Anlagen auszustatten, als man es je für möglich gehalten hätte.

Ich behaupte nicht, daß alles, was die werdende Mutter in den entscheidenden Phasen der Schwangerschaft erlebt, unwiderruflich die Zukunft ihres Babys bestimmt. Viele verschiedene Dinge fließen in die Gestaltung neuen Lebens ein. Die mütterlichen Gefühle und Gedanken sind nur ein Element unter vielen, aber sie sind einzigartig, weil die Mutter sie – im Gegensatz zu den Erbfaktoren – selbst mitbestimmen kann. *Wie sehr ihre Gedanken und Gefühle zu einer positiven Kraft werden, hat die werdende Mutter selbst in der Hand.* Das heißt jedoch ganz entschieden nicht, das zukünftige Glück des Babys hänge davon ab, wieviel Talent seine Mutter hat, 24 Stunden am Tag sonnige Gedanken zu hegen. Gelegentliche Zweifel, zwiespältige Gefühle [Ambivalenz] und Angst gehören zum normalen, gesunden Verlauf einer Schwangerschaft und können sich sogar, wie wir später sehen werden, auf die Entwicklung des Ungeborenen günstig auswirken. Es heißt vielmehr, daß eine werdende, vorausschauende Mutter jetzt über eine neue Möglichkeit verfügt, aktiv und positiv auf die emotionale Entwicklung des Babys Einfluß zu nehmen.

Obwohl ich diese Erkenntnis als einen „Durchbruch" bezeichnet habe, hat sie sich eigentlich ganz organisch aus anderen Forschungsergebnissen ergeben. Ende der sechziger Jahre wurde zum Beispiel ein nachgeburtliches System der Mutter-Kind-Kommunikation entdeckt, das *bonding.* In vieler Hinsicht ist unsere neue Forschung eine logische Weiterführung dieser früheren Entdeckung, denn sie verlegt dieses Kommunikations-System noch einen Schritt zurück – in den Mutterleib. Medizinisch gesehen gilt ganz Ähnliches: Wenn man bedenkt, welche Folgen für das Kind die Ernährung, die Trinkgewohnheiten und der Medikamentenkonsum der Mutter haben und welche Rolle Emotionen bei Krankheit und Gesundheit spielen, kann man daraus folgern, daß die Gedanken und Gefühle einer Mutter potentiell eine günstige Ausstrahlung auf das Ungeborene haben müßten.

Verständlicherweise gewinnt auch die Rolle des Vaters in der Schwangerschaft durch unser neues Wissen an Bedeutung. Die Beziehung zu ihrem liebevollen und einfühlsamen Mann sichert der Frau ständige emotionale Unterstützung in der Schwangerschaft. In unserer Unwissenheit haben wir den Mann bisher ausgeschlossen und damit diese empfindliche

Einheit zerstört. Jetzt, da wir entdeckt – richtiger: wiederentdeckt – haben, wie wichtig Geborgenheit, zärtliche Anteilnahme und Unterstützung für eine Schwangere und ihr Ungeborenes sind, kann der Mann endlich wieder seinen ihm rechtmäßig zustehenden Platz in der Schwangerschaft einnehmen.

Diese neuen Erkenntnisse kommen direkt aus Forschungslabors in Amerika, Kanada, England, Frankreich, Schweden, Deutschland, Österreich, Neuseeland und aus der Schweiz, wo Wissenschaftler in den letzten zwanzig Jahren sorgfältig und in aller Stille an dem Zustandekommen eines radikal neuen Bildes vom Ungeborenen, von der Geburt und von den Anfängen des menschlichen Lebens mitgewirkt haben.

Dieses Buch ist ein erster Versuch, ihre revolutionäre Arbeit einem breiteren Publikum zugänglich zu machen. Und weil es ein erster Versuch ist, wird vieles hier zwangsläufig noch spekulativ sein. Ich werde mich jedoch bemühen, jeweils klar zu trennen zwischen dem, was wir wissen, und dem, was wir nur zu wissen glauben. Einiges davon ist unweigerlich umstritten. Ich erwarte nicht, daß jeder in jedem Punkt mit mir übereinstimmt. Aber ich bin überzeugt, daß dieses Buch und – mehr noch – dieses ganze Forschungsgebiet zu grenzenloser Hoffnung berechtigt – Hoffnung für die Ärzte, weil es ihnen möglich sein wird, in vielen Fällen dem entgegenzuwirken, was bislang an Chancen in der Zeit der Schwangerschaft und bei der Geburt versäumt wurde; Hoffnung für die Eltern, weil ihre Rolle vertieft und bereichert wird; vor allem jedoch Hoffnung für das ungeborene Kind.

Denn am stärksten profitiert das Ungeborene von unserem neuen Wissen. Ganz anders, sehr viel bewußter, verständnis- und teilnahmsvoller, als man es sich vorgestellt hatte, verdient es – ja, braucht es – eine einfühlsamere, fürsorglichere, *humanere* Betreuung im Mutterleib und bei der Geburt, als es derzeit bekommt. Der französische Geburtshelfer Frédérick Leboyer, der Autor des Buches „Der sanfte Weg ins Leben“[1], hat das intuitiv geahnt und daher so überzeugend für sanftere Geburtsmethoden plädiert. Was wir jetzt klinisch erkannt

1 In Deutschland jetzt unter dem neuen Titel „Geburt ohne Gewalt“ erschienen.

haben, bestätigt seine Ansichten.

Es ist wirklich von entscheidender Bedeutung, daß man für das Neugeborene eine warme, beruhigende, menschliche Umgebung bereithält, denn das Kind merkt sehr wohl, wie es geboren wird. Es spürt, ob es sanft, zart und liebevoll berührt wird, und reagiert darauf. Ebenso nimmt es aber auch das grelle Licht wahr, das elektrische Piepsen und die kalte, unpersönliche Atmosphäre, die so oft unnötigerweise die medizinische Entbindung begleiten, und reagiert – ganz anders – darauf.

Aber dieses Wissen und die Revolution, die daraus folgt, gehen über Leboyer und über alle unsere Vorstellungen von Schwangerschaft und Geburt hinaus. Sie schließen uns die Seele des Kindes auf. Das Ungeborene verfügt über Bewußtsein und Wahrnehmung, auch wenn sein Bewußtsein noch nicht so tief und komplex ist wie das eines Erwachsenen. Es kann nicht die feinen Schattierungen begreifen, die ein Erwachsener in den Sinn eines einzigen Wortes oder einer Geste legen kann, aber wie einige neuere Untersuchungen zeigen (wir werden uns im nächsten Kapitel ausführlich damit befassen), ist es schon für außerordentlich feine emotionale Nuancen empfänglich. Es reagiert nicht nur auf so starke und undifferenzierte Emotionen wie Liebe und Haß, sondern auch auf so fein abgestufte und komplexe Gefühlszustände wie Ambivalenz und Unentschiedenheit.

Zu welchem Zeitpunkt seine Gehirnzellen diese Fähigkeit erwerben, ist bis heute nicht bekannt. Einige Wissenschaftler glauben, daß so etwas wie Bewußtsein von den allerersten Augenblicken der Empfängnis an besteht. Als Beweis dafür führen sie die vielen tausend vollkommen gesunden Frauen an, die wiederholt spontane Fehlgeburten haben. Es gibt Spekulationen, daß in den allerersten Wochen – vielleicht sogar Stunden – nach der Empfängnis das befruchtete Ei schon genügend Ich-Bewußtsein besitzt, um Ablehnung zu spüren, und genug Willenskraft, um darauf zu reagieren. Auf diese Annahme und die Hinweise, auf die sie sich stützt, werden wir später noch ausführlicher eingehen. So interessant diese Theorie auch sein mag, im Moment ist sie eben nur eine Theorie, nicht mehr.

Fast alles, was wir mit wirklicher Sicherheit wissen – weil es durch physiologische, neurologische, biochemische und psychologische Untersuchungen bestätigt wurde –, betrifft das Kind vom sechsten Monat in utero an. In fast jeder Hinsicht ist es von diesem Zeitpunkt an ein faszinierendes menschliches Wesen. Es kann sich schon erinnern, kann hören und lernen. Tatsächlich lernt das Ungeborene sogar sehr schnell, wie eine Gruppe von Wissenschaftlern in einer inzwischen klassisch zu nennenden Untersuchung nachgewiesen hat.

Sie brachten sechzehn Ungeborenen bei, auf Vibrationen mit Strampeln zu reagieren. Normalerweise reagiert ein Ungeborenes nicht auf einen so sanften Reiz, es beachtet ihn gar nicht. Aber in diesem Fall konnten die Wissenschaftler bei ihren kleinen Versuchspersonen einen – in der Sprache der Behavioristen – „bedingten Reflex" erzeugen, weil sie die Babys zuerst einige Male einem lauten Geräusch aussetzten, bei dem diese natürlicherweise zu strampeln begannen. Das Geräusch wurde in geringer Entfernung von der Mutter erzeugt, und die Reaktion des Kindes über ein auf ihren Leib geschnalltes Mikrofon aufgezeichnet. Dann begannen die Wissenschaftler mit der Vibration. Jedes Kind wurde ihr unmittelbar nach dem Geräusch ausgesetzt. Die Wissenschaftler gingen davon aus, daß die Verbindung zwischen der Vibration und dem Strampeln nach einigen Malen so automatisch für die Babys sein würde, daß diese schließlich sogar ohne gleichzeitiges Geräusch strampeln würden. Und sie behielten recht. Die Vibration wurde der Auslöser, und die Strampel-Reaktion war erlerntes Verhalten.

Diese Studie gibt nicht nur einen guten Einblick in die Fähigkeiten des Ungeborenen, sie zeigt auch, daß dieses Wissen den Umgang auf ganz praktische Weise verändern kann. Wenn Wissenschaftler dem Fetus etwas beibringen können, kann das auch die Mutter. Natürlich sind die meisten Formen des Lernens dem Ungeborenen noch nicht möglich. Aber es gibt viele wichtige Dinge – zum Beispiel Musik –, die es bereits lernen kann. Ein vier oder fünf Monate alter Fetus reagiert erwiesenermaßen auf Töne und Melodien – und zwar auf sehr differenzierte Weise. Legen Sie Vivaldi auf, und sogar das unruhigste Baby beruhigt sich. Legen Sie Beethoven auf, und sogar das ruhigste Kind beginnt, sich zu bewegen und zu strampeln.

Eine Schwangere, die jeden Tag ein paar Minuten damit verbringt, einer lieblichen, besänftigenden Musik zuzuhören, wird ihr Kind damit zumindest beruhigen und entspannen, und im besten Fall kann sie in ihm sogar ein lebenslängliches Interesse an Musik erwecken. Das war auch der Fall bei Boris Brott, dem Dirigenten des Hamilton (Ontario) Philharmonic Symphony Orchestra.

Vor einigen Jahren hörte ich eines Abends ein Radio-Interview, bei dem Brott über Opern befragt wurde. Er ist eine schillernde Persönlichkeit und kann sehr gut erzählen. Gegen Ende der Diskussion wollte der Interviewer wissen, auf welche Weise er zur Musik gekommen sei. Es war eine banale Frage, wahrscheinlich wurde sie nur gestellt, um die Zeit totzuschlagen, aber Brott stutzte, zögerte einen Moment und sagte dann: „Das mag zwar seltsam klingen, aber Musik war schon vor meiner Geburt ein Teil von mir.“ Erstaunt bat der Interviewer um eine Erklärung.

„Nun“, sagte Brott, „als junger Mann war ich verblüfft über meine ungewöhnliche Fähigkeit, manche Stücke ohne Noten zu spielen. Da dirigierte ich eine Partitur zum ersten Mal, und plötzlich sprang mir die Cello-Stimmführung ins Gesicht, und ich wußte, wie das Stück weitergeht, bevor ich das Blatt umgedreht hatte. Eines Tages erwähnte ich das meiner Mutter gegenüber, einer Berufscellistin. Ich dachte, es würde sie verwundern, weil es ja immer die Cello-Stimme war, die mir so klar vor Augen stand. Sie war auch verwundert. Aber als sie hörte, um welche Stücke es sich handelte, löste sich das Rätsel von selbst. Alle Partituren, die ich ohne Noten kannte, waren diejenigen, die sie gespielt hatte, als sie mit mir schwanger war.“

Brotts Erfahrung ist keineswegs ungewöhnlich. Vor einigen Jahren kam mir auf einem Kongreß noch ein weiteres, ebenso aufregendes Beispiel für pränatales Lernen zu Ohren. Es handelte sich um eine junge Amerikanerin, die während ihrer Schwangerschaft in Toronto gelebt hatte. Eines Nachmittags überraschte sie ihre zwei Jahre alte Tochter dabei, wie sie auf dem Wohnzimmerboden für sich selbst intonierte: „Einatmen, ausatmen, einatmen, ausatmen." Die Frau erkannte die Worte sofort wieder, sie waren Teil einer Lamaze-Übung[2]. Aber wie hatte das Kind sie aufgeschnappt? Zuerst nahm die Mutter an, aus einer Fernsehsendung, verwarf diesen Gedanken aber wieder. Sie lebten in Oklahoma City, und im Fernsehen wäre sicher die amerikanische Version der Lamaze-Übung gekommen. Der Satz, den ihre Tochter aufsagte, entsprach aber der kanadischen Version, die sie selbst gelernt hatte. Daher gab es nur eine mögliche Erklärung: Ihre Tochter hatte die Worte im Mutterleib mitgehört und auswendig gelernt[3].

Vor nicht allzu langer Zeit wäre eine Geschichte wie diese oder die von Brott bestenfalls in der Fußnote einer wissenschaftlichen Veröffentlichung erwähnt worden. Aber jetzt werden solche Begebenheiten endlich von Wissenschaftlern so ernst genommen, wie es ihnen zusteht, dank dem Aufstieg einer aufregenden neuen Fachrichtung, der sogenannten pränatalen Psychologie. Diese Disziplin ist nicht nur wegen ihres Forschungsobjekts einzigartig, sondern auch wegen ihrer praktischen Konsequenzen.

Pränatale Psychologen sind überzeugt, daß ihre Arbeit es eines Tages ermöglichen wird, die geistig-seelische Entwicklung des Ungeborenen positiv zu beeinflussen. Dieser Tag mag noch fern sein, aber wir wissen schon genug über die Seele und die Emotionen des Fetus, um dazu beizutragen, daß Tausende von Kindern vor lebenslänglichen, verheerenden emotionalen Störungen bewahrt werden.

2 Lamaze: die in Amerika sehr verbreitete Methode der Geburtsvorbereitung nach dem französischen Wissenschaftler Fernand Lamaze (Anm. d. Übers.).

3 Eine der Schwierigkeiten beim Schreiben eines Buches über Ungeborene ist, daß man notgedrungen ein Vokabular benutzt, das zur Beschreibung geistiger Vorgänge bei Erwachsenen paßt. Natürlich lernt ein Fetus nicht aktiv auswendig, so wie wir es tun. Aber, wie wir später sehen werden, beginnen die Gedächtnisspuren sich sehr früh im Gehirn des Fetus zu bilden.

Die Hoffnung, solche Tragödien zu vermeiden, war es auch, die mich zur pränatalen Psychologie führte. Im Lauf der Jahre, in Kliniken, bei meiner Lehrtätigkeit und in meiner Praxis habe ich Dutzende von Menschen gesehen, die tiefe Narben von schädlichen pränatalen Einflüssen davongetragen hatten: Patienten, deren Erkrankungen nur durch Erlebnisse im Mutterleib oder bei der Geburt erklärbar sind. Meine Erfahrungen sind keineswegs einzigartig, viele meiner Kollegen hatten ähnliche Fälle in Behandlung. Ich glaube, daß die pränatale Psychologie endlich einen Weg darstellt, um solche Tragödien von vornherein zu verhindern. Darüber hinaus können wir damit die Chancen einer ganzen Generation verbessern, frei von jenen zersetzenden, emotionalen und geistigen Störungen ins Leben zu gehen, die in der Vergangenheit so viele Kinder belasteten.

Ich will damit nicht sagen, daß wir ein magisches Allheilmittel gegen alle unsere Krankheiten gefunden haben. Ebensowenig wie ich behaupte, daß jeder alltägliche Kummer auf das Leben im Mutterleib zurückgeht. Das Leben verläuft nicht statisch. Was uns mit zwanzig, vierzig oder sogar sechzig widerfährt, beeinflußt und verändert uns mit Sicherheit. Aber es ist wichtig zu betonen, daß die Ereignisse der ersten Lebensphasen uns ganz anders berühren. Der Erwachsene und – in geringerem Maße – das Kind hatten Zeit genug, um Abwehrmechanismen und Reaktionen zu entwickeln. Beide können die Wirkung einer Erfahrung abmildern oder abwenden. Ein Ungeborenes kann das nicht. Wenn es getroffen wird, dann direkt. Das ist der Grund, warum die Emotionen der Mutter sich so tief in seine Psyche eingraben und warum sie im späteren Leben weiter so stark an ihm zerren. Die großen Persönlichkeitsmerkmale verändern sich nur selten. Wenn erst einmal Optimismus in die kindliche Seele eingraviert ist, wäre später schon sehr viel Unglück notwendig, um ihn wieder auszulöschen. Wird das Kind später ein Künstler oder ein Techniker, wird es Rembrandt mehr schätzen als Cézanne, wird es Rechts- oder Linkshänder? Alle diese kleinen Details entziehen sich unserem normalen Wissen, und das finde ich ehrlich gesagt gut so. Könnten wir sehr spezifische Charakterzüge mit absoluter Genauigkeit voraussagen, hätte das Leben viel von seinem Geheimnis für uns verloren.

Dagegen ist es legitim, wenn wir dank unserer neuen Erkenntnisse versuchen, die Wurzeln ernster Persönlichkeitsprobleme zu identifizieren und ihnen vorzubeugen. Die meisten Frauen wissen, daß es auch ihrem Ungeborenen zugute kommt, wenn sie etwas für sich selbst tun. Wir Wissenschaftler haben das mit unseren Tabellen und Untersuchungen bestätigt und noch weitere Erkenntnisse dazugewonnen. Ich bin sicher, daß unsere wachsende Fähigkeit, potentiell auffälliges und gestörtes Verhalten in utero zu erkennen, von unendlichem Nutzen sein kann für Tausende noch nicht geborener Kinder, für ihre Eltern und letztlich für die ganze Gesellschaft. In kleinerem Umfang haben wir schon damit begonnen, diese Fähigkeit zu trainieren, oft mit erstaunlichen Ergebnissen, wie eine neue Untersuchung zeigt.

Die Wissenschaftler gingen von der Annahme aus, daß die Aktivität des Fetus sehr häufig ein deutliches Anzeichen für Angst ist. Wenn das Verhalten eines Ungeborenen überhaupt Schlüsse auf zukünftiges Verhalten zuläßt, dann – folgerten sie – müßten aus den unruhigsten Feten später die ängstlichsten Kinder werden. Genau das war der Fall. Die Babys, die sich am meisten im Mutterleib bewegt hatten, entwickelten sich zu den ängstlichsten Kindern. Sie schäumten geradezu über vor Angst. Als zwei- oder dreijährige Kinder waren sie sogar ganz alltäglichen sozialen Situationen nicht gewachsen. Sie waren schüchtern im Kindergarten, sie waren zu schüchtern, um Freunde zu gewinnen, zu schüchtern für jede Form menschlichen Kontakts. Am sichersten, entspanntesten und am wenigsten ängstlich waren sie, wenn sie allein sein konnten.

Natürlich können wir nicht mit absoluter Sicherheit voraussagen, wie sie sich später verhalten werden. Vielleicht kann eine gute Ehe, eine besonders erfüllte berufliche Laufbahn, ein glückliches Familienleben, eine Therapie oder was immer sonst, einige ihrer Ängste schließlich auflösen. Aber dennoch kann man mit einiger Sicherheit sagen, daß die meisten dieser verängstigten Kinder sich auch noch mit dreißig in die Ecke zurückziehen werden, um Kontakten aus dem Weg zu gehen.

Nur werden sie dann ihren Männern oder Frauen oder ihren Kindern aus dem Weg gehen und nicht wie früher ihren Spielkameraden und Lehrern. Der Zyklus wird sich wiederholen.

Das muß aber nicht so sein. Wenn in Zukunft mehr Schwangere häufiger an ihr Kind denken würden, wäre das schon ein gewaltiger Fortschritt. Es scheint selbstverständlich, daß Schwangere an ihr Baby denken, aber eine Untersuchung, die vor einigen Jahren durchgeführt wurde, beweist das Gegenteil. Die Wissenschaftler wollten wissen, wie oft eine Schwangere an ihr ungeborenes Kind denkt. Sie fanden heraus, daß in den ersten sechs Monaten fast ein Drittel der befragten Frauen – insgesamt waren es fünfhundert – an alles andere als an das Kind dachten. Sie beschäftigten sich mit ihrem Mann, ihrer Arbeit, ihrem Auto, ihrer Kleidung, den Einkäufen, dem Film, den sie am Wochenende sehen wollten – aber so gut wie nie dachten sie an das Kind in ihrem Bauch.

Ob ihre Babys wegen dieser Vernachlässigung später von einer überdurchschnittlich hohen Rate emotionaler Probleme heimgesucht werden, kann man nicht mit einem eindeutigen Ja oder Nein beantworten. Die Untersuchung stellt diese Frage auch gar nicht. Aber wenn wir uns auf die Erkenntnisse der letzten zehn Jahre verlassen können – und dessen bin ich mir sicher –, dann ist die Wahrscheinlichkeit dafür sehr groß. Und es wäre so leicht zu vermeiden gewesen, wenn die Mütter mehr gewußt hätten. Versuchen Sie sich doch einmal vorzustellen, wie Sie sich fühlen würden, sechs oder sieben Monate in einen Raum gesperrt – ohne emotionale oder intellektuelle Anregung. Denn ziemlich genau so wirkt es sich aus, wenn die Mutter nicht an das Ungeborene denkt. Natürlich sind seine emotionalen und geistigen Bedürfnisse sehr viel einfacher als unsere. Aber was zählt, ist, daß es sie überhaupt hat. Es muß sich geliebt und erwünscht fühlen; das braucht es genauso dringend wie wir, vielleicht sogar noch dringender. Wenn man nicht mit ihm spricht oder an es denkt, beginnt sein Körper zu welken.

Untersuchungen an schizophrenen oder psychotischen Schwangeren lieferten deutliche Beweise für die verheerenden Folgen seelischer Vernachlässigung im Mutterleib. In diesen Fällen können die Frauen jedoch nichts daran ändern. Die Auswirkungen einer Geisteskrankheit machen eine sinnvolle Kommunikation mit dem Kind unmöglich. Aber dieses Schweigen oder Chaos hinterläßt oft tiefe Narben bei den Kindern. Nach der Geburt neigen sie zu weitaus mehr physischen und seelischen Problemen als die Babys geistig gesunder Frauen[4]. Die nächsten Kapitel werden sich mit der Frage, wie diese Kommunikation stattfindet, befassen. Hier zählt nur, *daß* sie stattfindet – *und daß wir etwas dafür tun können.* Auf einer bestimmten Ebene sind Mutter und Kind ständig in Kontakt – oder sollten es sein. Bis zu einem gewissen Grad können wir sogar die Qualität und Direktheit ihrer Kommunikation messen. Im großen und ganzen erlaubt das Wesen des Kindes recht gute Rückschlüsse auf die Qualität und die Eigenart der Mutter-Kind-Kommunikation. Fand diese Kommunikation reichlich und im Überfluß statt, und war sie vor allem fürsorglich, dann ist die Wahrscheinlichkeit sehr groß, daß das Baby robust, gesund und glücklich sein wird.

Das ist eine sehr wichtige Art von *bonding* (Mutter-Kind-Bindung). Jeder Wissenschaftler, der das *bonding* nach der Geburt untersuchte, kam zu dem Schluß, daß es unendliche Vorteile für Mutter und Kind bringt; man darf daher annehmen, daß das *bonding* vor der Geburt sich ebenso günstig auswirkt. Tatsächlich halte ich es sogar für noch viel wichtiger. Sogar schon in den ersten Minuten und Stunden bietet das Leben unzählige Zerstreuungen – Anblicke, Töne, Geräusche und Gerüche. In den neun Monaten davor war die Welt des Kindes sehr viel konstanter, ganz erfüllt von der Mutter und von allem, was sie sagte, fühlte, dachte und erhoffte.

Wie könnte es sein, daß das Kind nicht zutiefst von ihr beeinflußt wird? Sogar etwas scheinbar so Alltägliches oder Unwichtiges wie ihr Herzschlag hat einen Einfluß. Ohne Frage ist er ein wesentlicher Teil der Umwelt, die das Kind am Leben

4 Es gibt immer Leute, die nach physischen Ursachen für seelische Störungen suchen. Jedoch haben auch Tausende von Untersuchungen an Schizophrenen und Manisch-Depressiven keine chemische Substanz im Blut isolieren können, die die entsprechenden Symptome hervorrufen würde. Daher glaube ich, daß meine psychologische Theorie richtiger ist.

erhält. Aber das weiß das Baby natürlich nicht, es weiß nur, daß der tröstliche, beruhigende Rhythmus des Herzens eine der wichtigsten Gegebenheiten seiner Welt ist. Es schläft beim Klang des Herzens ein, wacht damit auf, bewegt sich und ruht in seinem Rhythmus. Da der menschliche Geist sogar schon im Mutterleib mit Symbolen arbeitet, versieht der Fetus auch den Herzschlag allmählich mit einer symbolischen Bedeutung. Das stetige Bum-Bum versinnbildlicht schließlich für das Kind Ruhe, Sicherheit und Liebe. In seiner Gegenwart blüht es normalerweise auf.

Das wurde vor einigen Jahren in einer einzigartigen und raffiniert angelegten Untersuchung bewiesen. Die ganze Untersuchung bestand darin, daß man den Neugeborenen in einer Säuglingsstation ein Tonband mit menschlichen Herztönen vorspielte. Die Forscher gingen davon aus, daß sich – sollte der Herzschlag der Mutter tatsächlich eine emotionale Bedeutung haben – die Kinder, die das Band zu hören bekamen, anders verhalten würden als die Kinder, denen es nicht vorgespielt wurde. Und genau das geschah.

Allerdings noch viel eindeutiger, als die Forscher angenommen hatten. Sie waren relativ sicher gewesen, ein paar Unterschiede zu beobachten, und waren dann erstaunt über ihre tatsächliche Zahl und Signifikanz. In praktisch jeder Hinsicht gediehen die Herzschlag-Babys besser, in den meisten Fällen sogar sehr viel besser. Sie aßen mehr, schliefen besser, nahmen schneller zu, atmeten besser, schrien weniger und wurden seltener krank. Nicht weil sie eine besondere Behandlung genossen oder bessere Eltern oder klügere Ärzte hatten, sondern ganz einfach, weil sie ein simples Tonband mit Herztönen zu hören bekamen.

Natürlich hat die Frau keine bewußte Kontrolle über ihren Herzschlag, er funktioniert gewissermaßen wie ein automatischer Pilot. Aber sie kann doch lernen, ihre Emotionen zu verstehen und sinnvoller mit ihnen umzugehen. Und das ist lebenswichtig für das Wohlbefinden ihres Kindes, denn seine Psyche wird durch ihre Gedanken und Gefühle grundlegend geformt: ob später hartherzig und verschlossen, oder weich und offen, hängt weitgehend davon ab, ob die Gedanken und

Gefühle der Mutter positiv und fürsorglich waren oder negativ und zwiespältig.

Das soll keinesfalls heißen, daß gelegentliche Zweifel und Unsicherheiten Ihrem Kind schaden werden. Solche Gefühle sind natürlich und harmlos. Was ich hier meine, ist ein klar umrissenes, stetiges Verhaltensmuster. Eine physisch schwere Geburt mit den dazugehörigen seelischen Belastungen ändert die Dinge nicht. Was zählt, ist, was Sie wollen, fühlen und dem Ungeborenen mitteilen.

Zum größten Teil wird das, was die Mutter am häufigsten über ihr Kind denkt und fühlt, schließlich auch das sein, was das Kind selbst von sich hält (sein Selbst-Bild). Kein Mensch, nicht einmal die Mutter, erzeugt dies jedoch ganz allein. Das Selbst-Bild ist die Summe aller verbalen und nicht-verbalen Botschaften, die ein Mensch von allen, denen er in seinem Leben begegnet, erhält – von Lehrern, Freunden, Vorgesetzten, Liebhabern und Feinden. Aber wenn erst einmal unsere grundsätzlichen emotionalen Fähigkeiten und Antriebe im Keim vorhanden sind, wird es zunehmend schwierig (vielleicht sogar unmöglich), sie zu vertiefen oder zu erweitern. Wir alle kennen Menschen, die trotz schwerer früher Belastungen glückliche und erfolgreiche Menschen wurden. Trotzdem tragen die frühen Erfahrungen wesentlich dazu bei, unseren Charakter zu formen.

Das ist der Grund, warum die Gedanken einer Mutter über ihr Kind so wichtig sein können. Ihre Gefühle – Liebe, Ablehnung oder innere Zerrissenheit – bestimmen die Tiefe, Weite und den Schwung seiner emotionalen Fähigkeiten. Im wahrsten Sinne beginnt sie damit, sein Seelenleben zu formen. Sie erzeugt zwar nicht spezifische Merkmale wie Extravertiertheit oder Optimismus oder Aggressivität. Das sind weitgehend „erwachsene“ Begriffe, zu spezifisch, zu fein, zu differenziert gestimmt, um zur Seele eines sechs Monate alten Ungeborenen zu passen.

Was sich da bildet, sind tiefer verwurzelte Neigungen wie etwa das Gefühl von Sicherheit oder Selbstachtung. Von ihnen aus entwickeln sich dann später in der Kindheit spezifische Charaktermerkmale, wie bei den schon erwähnten schüchternen Kleinkindern. Sie kamen nicht schüchtern, sie kamen *ängstlich* auf die Welt. Und aus dieser Ängstlichkeit kann schmerzhafte Schüchternheit erwachsen.

Ein anderes, positives Beispiel ist Sicherheit. Ein sicherer Mensch hat zutiefst Selbstvertrauen. Er weiß, daß alles gutgehen wird. Er weiß es mit der wundervollen Sicherheit eines Menschen, der von der ersten Stufe des Bewußtseins an gesagt bekam, daß er gewünscht und geliebt wird. Solche Eigenschaften wie Optimismus, Vertrauen, Freundlichkeit und Extravertiertheit sprudeln dann ganz natürlich aus diesem Gefühl hervor.

Das sind wertvolle Geschenke für ein Kind. Und sie können so leicht gegeben werden! Wenn eine Frau eine schützende, unterstützende Umwelt in utero erschafft, kann sie allen Gefühlen, Hoffnungen, Träumen, Gedanken und Taten des Kindes eine entscheidende Richtung fürs ganze Leben geben. Diese Verantwortung liegt ganz bei ihr. Und bei ihrem Mann.

In diesen Monaten ist die Frau die einzige Verbindung des Babys zur Außenwelt. Alles, wovon sie berührt wird, berührt auch das Kind. Und Sorgen über den Mann oder den Partner sind für das Kind wie ein Peitschenhieb. Deshalb gibt es kaum etwas Gefährlicheres für die physische und emotionale Gesundheit eines Kindes als einen Mann, der seine Frau vernachlässigt oder mißbraucht. Praktisch alle, die die Rolle des werdenden Vaters untersucht haben – leider sind es bisher nur eine Handvoll Wissenschaftler –, haben herausgefunden, daß die Unterstützung des Mannes absolut wesentlich für die Frau ist und deshalb auch für das Wohlbefinden des Ungeborenen.

Schon allein diese Tatsache macht den Mann zu einem wichtigen Teil der pränatalen Umwelt. Ebenso wichtig für das emotionale Wohlbefinden des Kindes ist das Engagement des Mannes für die Ehe oder die Beziehung. Eine große Anzahl von Dingen können seine Bereitschaft beeinflussen, sich für das Gelingen der Beziehung einzusetzen – von den Gefühlen für seine Frau oder seinen eigenen Vater bis zu beruflichem Streß oder persönlichen Unsicherheiten. (Im Idealfall werden solche Probleme nicht in der Schwangerschaft aufgearbeitet, sondern bevor das Kind gezeugt wird!) Aber neuere Untersuchungen weisen darauf hin, daß das Engagement eines Mannes – im negativen wie im positiven Sinn – am meisten davon beeinflußt wird, ob und wann er beginnt, eine Beziehung zu seinem Kind aufzubauen. Natürlich ist ein Mann hier aus physiologischen Gründen etwas benachteiligt. Das Kind ist nicht ein organischer Teil von ihm. Aber nicht alle physischen Hindernisse der Schwangerschaft sind unüberwindbar. Etwas so Alltägliches wie das Sprechen ist ein gutes Beispiel: Das Kind hört die Stimme des Vaters in utero, und es gibt ernstzunehmende Beweise dafür, daß es für das Kind große Bedeutung hat, ob es diese Stimme zu hören bekommt oder nicht. Wenn der Vater mit seinem ungeborenen Kind in kurzen beruhigenden Worten gesprochen hat, ist das Neugeborene später in der Lage, die Stimme des Vaters schon in der ersten oder zweiten Lebensstunde zu identifizieren. Wenn es schreit, beruhigt es sich – die vertraute, besänftigende Stimme sagt ihm, daß es sich sicher fühlen kann.

Bonding beeinflußt auch direkt und in vielerlei Weise den werdenden Vater. Oft wird er klischeehaft als gutmütig und ungeschickt dargestellt. Das verunsichert viele Männer auf gefährliche Weise, und um sich zu schützen, ziehen sie sich während der Schwangerschaft häufig in die sichere Welt von Freunden und Kollegen zurück, die ihnen Respekt und Anerkennung zollen. Das *bonding* ist eine Möglichkeit – eine sehr wichtige –, um diesen schädlichen Teufelskreis zu durchbrechen und den Mann von Anfang an viel tiefer und sinnvoller in das Leben des Kindes einzubeziehen. Und je früher er sich einbeziehen läßt, desto mehr wird sein Sohn oder seine Tochter davon profitieren.

Das Bild von den Vätern hat sich drastisch geändert. Tatsächlich ist das meiste auf den folgenden Seiten ganz neu, und einiges davon ist wirklich radikal. Radikal im eigentlichen Sinn des Wortes – ein scharfer Abschied von früheren Gewohnheiten. Aber das und kein bißchen weniger ist notwendig, wenn wir wollen, daß die Kinder zukünftiger Generationen immer gesünder und emotional sicherer werden.

Zweites Kapitel
Das neue Wissen

Als Professor der Psycholinguistik in Paris[1] und Autor verschiedener sehr angesehener Veröffentlichungen und Bücher kennt Dr. Alfred Tomatis den Wert wissenschaftlicher Ergebnisse so gut wie jeder andere. Aber er weiß auch, daß eine Anekdote manchmal treffender und überzeugender ist als ein Dutzend Untersuchungen. Wenn er die prägenden Kräfte pränataler Erfahrungen veranschaulichen möchte, erzählt er deshalb oft die Geschichte von Odile, einem autistischen Kind (einem Kind, das sich aus der Realität zurückzieht), das er vor einigen Jahren in Behandlung hatte.

Wie die meisten Kinder mit dieser Erkrankung war Odile praktisch stumm. Als Dr. Tomatis sie zum ersten Mal in seiner Sprechstunde sah, sprach sie nicht und schien auch nicht zu hören, wenn man etwas zu ihr sagte. Zuerst beharrte Odile hartnäckig auf ihrem Schweigen. Aber allmählich begann Dr. Tomatis' Therapie zu wirken. Nach einem Monat konnte sie zuhören und sprechen. Natürlich freuten die Eltern sich über diesen Fortschritt – aber gleichzeitig waren sie verwirrt. Sie bemerkten, daß ihre Tochter sie deutlich besser verstand, wenn sie Englisch statt Französisch mit ihr sprachen. Sie waren verwirrt, weil sie nicht wußten, woher Odile diese Kenntnisse hatte. Beide sprachen zu Hause kaum Englisch, und als die vierjährige Odile in Dr. Tomatis' Obhut kam, war sie für gesprochene Worte, gleich in welcher Sprache, fast völlig unzugänglich gewesen. Und selbst wenn sie, was nicht sehr wahrscheinlich war, Bruchstücke elterlicher Unterhaltung aufgeschnappt und so die Sprache gelernt hatte, warum hatten ihre älteren (und gesunden) Geschwister das nicht getan?

1 an der Ecole des Psychologues practiciens de l'Institut Catholique

Zuerst fand auch Dr. Tomatis das alles sehr verblüffend, bis zu jenem Tag, als Odiles Mutter beiläufig erwähnte, daß sie in der ersten Zeit der Schwangerschaft (der Zeit, in der die Gedächtnisspuren sich zu bilden beginnen) in einer Import-Export-Firma gearbeitet hatte, wo sie nur Englisch gesprochen hatte.

Mit der Erkenntnis, daß sogar Rudimente einer Sprache im Mutterleib angelegt werden können, schließt sich der Kreis. Vor vierzig Jahren wäre eine solche Vorstellung als unmöglich abgetan worden, aber vor vierhundert Jahren hätte man sie als Tatsache angesehen. Unsere Vorfahren wußten sehr gut, daß das Ungeborene durch die Erfahrungen der Mutter geprägt wird. Die Chinesen errichteten vor tausend Jahren die ersten pränatalen Kliniken. Und sogar die primitivsten Kulturen kannten Vorschriften, Schwangere von erschreckenden Ereignissen fernzuhalten, zum Beispiel von Feuersbrünsten. Jahrhundertelange Beobachtung hatte ihnen die folgenschweren Wirkungen mütterlicher Angst und Furcht gezeigt.

Hinweise auf pränatale Ereignisse kann man in vielen alten Schriften finden, von den Tagebüchern des Hippokrates bis zur Bibel. In einer anschaulichen Stelle des Lukas-Evangeliums beispielsweise ruft Elisabeth aus (Lukas Kap. 1, Vers 44): „Denn siehe, als der Klang deines Grußes an mein Ohr kam, hüpfte das Kind vor Freude in meinem Leibe."

Der erste Mensch, der diesen Gedanken in seiner vollen Tragweite erfaßte, war jedoch weder ein Heiliger noch ein Arzt, sondern der große da Vinci. Leonardos Quaderni sagen uns mehr über die pränatalen Einflüsse als viele der modernsten medizinischen Texte. In einer weitblickenden Textstelle schreibt er: „Dieselbe Seele beherrscht die beiden Körper... die Wünsche der Mutter kann man oft eingeprägt in dem Kinde wiederfinden, das sie zum Zeitpunkt des Wunsches trägt... ein Verlangen, ein starker Wunsch, eine Angst der Mutter oder geistig-seelischer Schmerz, all das hat mehr Macht über das Kind als über die Mutter, da das Kind häufig durch sie sein Leben verliert."

Wir haben vier Jahrhunderte und die Hilfe eines anderen Genies gebraucht, um Leonardo einzuholen. Im achtzehnten

Jahrhundert begann der Mensch seine lange, quälende Liebesbeziehung zur Maschine, und die Ausläufer davon waren überall zu spüren, auch in der Medizin. Die Ärzte betrachteten den menschlichen Körper, wie Kinder heute die technischen Baukästen. Krankheit bedeutete nur, herauszufinden, was wie läuft, und sich auszudenken, warum etwas nicht so läuft, wie es soll. Was zählte, war allein, was man direkt sehen, fühlen und verifizieren konnte.

Das alles war sicher lobenswert – bis zu einem gewissen Grad. Es befreite die Medizin von dem Aberglauben, der sie in den zweitausend Jahren davor belastet hatte, und stellte sie auf genauere und wissenschaftlichere Grundlagen. Aber gleichzeitig entwickelten die Ärzte einen fast irrationalen Argwohn gegen alles, was man nicht wiegen, messen oder unter ein Mikroskop schieben kann. Gefühle und Emotionen galten als zu vernebelt, zu schwer faßbar und zu unbedeutend, um einen Platz in dieser rationalen neuen Welt der Präzisions-Medizin zu haben. Allerdings fanden zu Beginn dieses Jahrhunderts durch Sigmund Freuds psychoanalytische Theorien über emotionale Störungen diese „unpräzisen" Elemente wieder Eingang in die Medizin. Freuds Arbeiten berühren das Ungeborene nur am Rande. Nach dem traditionellen neurologischen und biologischen Wissen ist ein Kind vor dem zweiten oder dritten Lebensjahr nicht reif genug, um zu fühlen oder sinnvolle Erfahrungen zu machen. Deshalb glaubte Freud ja, daß sich die Persönlichkeit nicht vor diesem Zeitpunkt entwickelt.

Allerdings leistete Freud einen bedeutenden, wenn auch unbeabsichtigten Beitrag zur pränatalen Psychologie. Er stellte über jeden Zweifel erhaben fest, daß negative Gefühle und Emotionen die physische Gesundheit nachteilig beeinflussen.

Er prägte dafür den Begriff von den psychosomatischen Erkrankungen. Dabei macht es kaum einen Unterschied, daß seine Überlegungen sich in erster Linie um Migräne und Magengeschwüre drehten. Und es spielt auch keine große Rolle, daß er sich mehr auf die negativen als auf die positiven Folgen der Psyche für die Gesundheit konzentrierte (er hat das wohl selbst so empfunden). Am wichtigsten war seine Erkenntnis, daß eine Emotion Schmerzen und sogar physische Veränderungen im Körper erzeugen kann. Wenn das stimmt, folgerten einige Forscher, kann dann nicht auch die Persönlichkeit des Ungeborenen durch eine Emotion geformt werden?

In den vierziger und fünfziger Jahren waren einige Wissenschaftler überzeugt – darunter Igor Caruso und Sepp Schindler von der Universität Salzburg in Österreich, Lester Sontag und Peter Fodor in den Vereinigten Staaten, Friedrich Kruse in Deutschland, Dennis Stott von der Glasgow University und Hans Graber in der Schweiz –, daß mütterliche Emotionen sich auf genau diese Weise auch auf den Fetus auswirken. Aber sie konnten es nicht im Labor beweisen.

Für sie als Psychiater und Psychoanalytiker[2] waren Vorstellungen und Einsichten das einzige Rüstzeug. Zwar waren sie in den fünfziger Jahren von diesen Ideen schon weiter getragen worden, als sie zu Beginn ihrer Forschungsarbeit je zu träumen gewagt hätten, aber was ihnen immer noch fehlte, war eine Möglichkeit, ihre Ideen in harte, nachweisbare Fakten zu übersetzen, um damit an ihre Kollegen von der Physiologie heranzutreten. Kurz, was sie brauchten, waren neue Wege, das Ungeborene in utero untersuchen und testen zu können. Das war mit den damaligen Geräten und Instrumenten noch nicht möglich.

Die medizinische Technologie holte sie jedoch endlich Mitte der sechziger Jahre ein. Und da viele dieser Pioniere ein sehr ehrwürdiges Alter bei ungebrochener Vitalität erreichten (einige von ihnen sind immer noch sehr lebendig), erlebten sie die große Genugtuung, ihre Arbeiten von einer neuen Generation von Forschern bestätigt zu sehen. Die Arbeiten von Neurologen wie Dominick Purpura vom Albert Einstein Medical College in New York und Maria Z. Salam und Richard D. Adams in Harvard, von Audiologen wie Eric Wedenborg vom schwedischen Karolinska Forschungsinstitut und von Gynäkologen wie Antonio J. Ferreira vom Mental Research Institute [Institut für Mentale Forschung] in Palo Alto und

2 Der einzige Gynäkologe in dieser Gruppe, Dr. Sontag, hatte schon in den dreißiger Jahren damit begonnen, Mütter und Ungeborene im Labor zu untersuchen.

Dr. Albert Liley von der Postgraduate School, National Woman's Hospital, in Auckland, Neuseeland, lieferten endlich, was so lange bitter gefehlt hatte: harte, unumstößliche physiologische Beweise dafür, daß der Fetus ein hörendes, fühlendes und empfindsames Wesen ist.

Ihre erregenden Entdeckungen gaben der wackeligen Wissenschaft von der pränatalen Psychologie ein neues Gewicht, da sich aus ihren Arbeiten allmählich ein Ungeborenes abzeichnete, das emotional, geistig und physisch sogar höher entwickelt ist, als es Pioniere wie Winnicott und Kruse sich vorgestellt hatten.

Untersuchungen zeigen zum Beispiel, daß der Embryo schon in der fünften Woche ein überraschend komplexes Repertoire an Reflexhandlungen entwickelt hat. In der achten Woche kann er nicht nur Kopf, Arme und Rumpf mühelos bewegen, er hat mit diesen Bewegungen sogar schon eine einfache Körpersprache erarbeitet. So drückt er seine Vorlieben und Abneigungen mit gezielten Püffen und Tritten aus. Stöße zum Beispiel kann er ganz und gar nicht leiden. Drücken Sie auf den Bauch der Mutter, oder stoßen und zwicken Sie diesen – das zweieinhalb Monate alte Kind wird sich rasch wegwinden, wie man dank verschiedener Techniken beobachten konnte.

Damit läßt sich vielleicht auch erklären, warum manche Neugeborene nachts so aktiv sind. In utero war die Nacht der geschäftigste Teil des Tages für das Baby. Denn wenn die Mutter im Bett liegt, ist sie alles andere als entspannt und ruhig. Sodbrennen, Magenbeschwerden und Wadenkrämpfe – immer wieder bewegt sie sich hin und her, und mit Sicherheit muß sie wenigstens zwei- oder dreimal zur Toilette. Daher ist die Vermutung, daß das Kind mit einem zeitverkehrten Schlafrhythmus zur Welt kommt, sicher nicht an den Haaren herbeigezogen.

Die Gesichtsmimik in den Griff zu bekommen, nimmt mehr Zeit in Anspruch als die Kontrolle der allgemeinen Körperbewegungen. Im vierten Monat kann das Ungeborene die Stirne runzeln, schielen und Grimassen schneiden. Etwa zur selben Zeit erwirbt es auch die wichtigsten Reflexe: Streichen Sie ihm einmal über die Augenlider (was experimentell in utero schon getan wurde), und es runzelt die Stirne, anstatt sich, wie früher, mit dem ganzen Körper wegzuwinden. Und wenn man seine Lippen streichelt, beginnt es sofort zu saugen.

Vier bis acht Wochen später ist es so empfindsam für Berührungen wie jedes Einjährige. Wird seine Kopfhaut versehentlich während einer medizinischen Untersuchung gekitzelt, zieht es den Kopf schnell zurück. Es hat auch eine heftige Abneigung gegen kaltes Wasser. Wenn kaltes Wasser in den Leib der Mutter injiziert wird, beginnt es wild zu strampeln.

Vielleicht das Erstaunlichste an diesem durch und durch erstaunlichen Wesen ist sein differenzierter Geschmack. Wir stellen uns den Fetus im allgemeinen nicht als einen Feinschmecker vor. Aber gewissermaßen ist er das. Wenn man seine normalerweise fade Fruchtwasser-Ernährung mit Saccharin versetzt, verdoppelt sich die Zahl der Schluckbewegungen des Kindes. Gibt man ein faulig-schmeckendes, jodähnliches Öl dazu, Lipidol, sinkt nicht nur die Zahl der Schluckbewegungen steil ab, das Kind verzieht auch das Gesicht.

Neuere Untersuchungen zeigen auch, daß das Ungeborene von der 24. Woche an ununterbrochen hört. Und es gibt eine Menge zu hören, denn im schwangeren Leib und in der Gebärmutter geht es sehr geräuschvoll zu. Das Magenknurren der Mutter ist das lauteste Geräusch für das Kind. Die Stimmen von Mutter und Vater und andere gelegentliche Geräusche sind leiser, aber doch noch wahrnehmbar. Der Ton, der jedoch in seiner Welt vorherrscht, ist der rhythmische Schlag des mütterlichen Herzens. Solange es im gewohnten Rhythmus pocht, weiß das Ungeborene, daß alles in Ordnung ist – es fühlt sich geborgen.

Die unbewußte Erinnerung an den mütterlichen Herzschlag in utero ist wahrscheinlich der Grund, warum ein Baby sich beruhigt, wenn es von jemandem an die Brust gedrückt wird, und warum es sich durch das stetige Ticken einer Uhr in den Schlaf lullen läßt; aber auch warum Erwachsene in einem geschäftigen Büro sich oft nicht durch das rhythmische Klappern der Schreibmaschinen oder das stetige Summen der Klimaanlage gestört fühlen. Dr. Albert Liley hat auch beobachtet, daß Versuchspersonen, die man auffordert, ein Metronom auf einen beliebigen Rhythmus einzustellen, meistens einen zwischen fünfzig bis neunzig Schläge pro Minute wählen – ungefähr der Rhythmus des menschlichen Herzschlags.

Der Wissenschaftler Elias Carnetti vermutet, daß die Ur-Erinnerung an den mütterlichen Herzschlag auch viele unserer musikalischen Neigungen erklärt. Alle bekannten Trommelrhythmen – bemerkt er – entsprechen einem von zwei Grundmustern, entweder dem schnellen Trappeln von Tierhufen oder dem gemessenen Schlag des menschlichen Herzens. Der Trappel-Rhythmus ist leicht zu verstehen – ein Überbleibsel aus unserer fernen Vergangenheit als Jäger. Und doch überwiegt in der ganzen Welt der Herzschlag-Rhythmus, sogar bei den noch heute existierenden Jägervölkern.

Boris Brott ist überzeugt, daß sein Interesse an Musik schon im Mutterleib geweckt wurde. Viele andere Musiker, darunter Arthur Rubinstein und Yehudi Menuhin, behaupten dasselbe. Überdies hat die Audiologin Michele Clements in einer Reihe fesselnder neuer Untersuchungen gezeigt, daß das Ungeborene ganz bestimmte musikalische Vorlieben und Abneigungen hat und daß es sehr wohl unterscheiden kann. Wie schon erwähnt, ist Vivaldi einer der Lieblingskomponisten von ungeborenen Kindern, auch Mozart gehört dazu. Dr. Clements berichtet, daß bei ausnahmslos allen Kindern der Herzschlag regelmäßiger würde und die Babys weniger strampelten, wann immer eine der erhebenden Kompositionen dieser Künstler gespielt wurde. Dagegen machen die Musik von Brahms und Beethoven und alle Arten von Rockmusik die meisten Ungeborenen unruhig. Sie beginnen, heftig zu strampeln, wenn Schallplatten dieser Art ihren schwangeren Müttern vorgespielt werden.

In den zwanziger Jahren berichtete ein deutscher Wissenschaftler von einer noch stärkeren Reaktion. Mehrere seiner Patientinnen sagten ihm, daß sie es aufgegeben hatten, ins Konzert zu gehen, weil ihre Ungeborenen so stürmisch auf Musik reagierten. Fast fünfzig Jahre später entdeckten Dr. Liley und seine Kollegen den Grund dafür. Das Liley-Team fand heraus, daß von der 25. Woche an der Fetus buchstäblich im Rhythmus der Orchestertrommeln hüpft – keine sehr ruhige Art, den Abend zu verbringen!

Das Sehvermögen des Ungeborenen entwickelt sich aus verständlichen Gründen langsamer: Der Mutterleib ist zwar nicht vollkommen dunkel, aber doch nicht wirklich ideal geeignet, um das Sehen einzuüben. Das heißt aber nicht, daß das Ungeborene nichts sieht. Spätestens nach der 16. Woche in utero ist es sehr empfindlich für Licht. Es spürt, wenn die Mutter sich sonnt, weil die Strahlen bis zu ihm dringen. Dadurch fühlt es sich nicht gestört, wohl aber wenn man einen Lichtstrahl direkt auf den Bauch der Mutter richtet. Oft dreht es dann die Augen weg oder wird zumindest durch das Licht aufgeschreckt. Dr. Michael Smythe vom Londoner University College erzeugte starke Schwankungen in der fetalen Herztätigkeit, als er ein Blinklicht auf den Bauch von Schwangeren richtete.

Am Anfang sind die Augen eines Neugeborenen noch nicht besonders scharf. Bei der Geburt hat das Baby nur 0,05 Dioptrien, was bedeutet, daß es einen Baum, der etwa ein halbes Fußballfeld entfernt ist, nicht mehr sehen kann. Aber weder Bäume noch Fußballfelder spielen zu diesem Zeitpunkt eine Rolle in seinem Leben. Die Dinge *seiner* Welt kann es ziemlich klar sehen, wenn sie nah genug sind. So kann es die Gesichtszüge der Mutter aus einer Entfernung zwischen 15 bis 30 Zentimeter recht deutlich erkennen. Genauso beeindruckend ist, daß es die Umrisse eines Fingers auch dann noch erkennt, wenn er fast drei Meter entfernt ist.

Dr. Liley hat dafür eine faszinierende Erklärung. Er vermutet, daß die Sehschwäche eines Babys wenigstens zum Teil die Nachwirkung einer im Mutterleib erworbenen Angewohnheit ist. Das Kind sei deshalb nicht an Gegenständen interessiert, die mehr als 30 bis knapp 50 Zentimeter entfernt sind, weil diese Maße der Größe des Hauses entsprechen, aus dem es vor kurzem ausgezogen ist.

Die Tatsache, daß das Ungeborene nachweislich fähig ist, auf seine Umwelt über die Sinne zu reagieren, zeigt, daß es bereits die grundsätzlichen Voraussetzungen fürs Lernen besitzt. Natürlich setzt die Persönlichkeitsentwicklung noch mehr voraus, nämlich wenigstens Bewußtsein oder Bewußtheit. Die Gedanken oder Gefühle der Mutter können nicht in einem Vakuum gespeichert werden, wenn sie sinnvoll sein sollen. Das Kind muß sich der Gedanken und Erfahrungen der Mütter genau gewahr sein. Ebenso wesentlich ist, daß es ihre Gedanken und Gefühle mit einigem Scharfsinn und einiger Differenziertheit lesen kann. Im Mutterleib empfängt es eine Menge Botschaften, und es muß in der Lage sein zu erkennen, welche davon wesentlich sind und welche nicht – auf welche es reagieren muß, und welche es links liegen lassen kann. Schließlich muß der Sinn der Botschaften bei ihm haften bleiben. Wenn er das nicht tut, wird ihr Inhalt – egal wie wichtig – höchstens für einen oder zwei Augenblicke gespeichert.

Das sind sehr hohe Ansprüche an so ein kleines Kind, und aus diesem Grund wehren sich einige Wissenschaftler auch heute noch gegen die Vorstellung, daß die Persönlichkeitsentwicklung schon in utero beginnt. Sie halten entgegen, daß die an diesem Vorgang beteiligten emotionalen, geistigen und neurologischen Fähigkeiten die Möglichkeiten eines Ungeborenen bei weitem übersteigen. Diese Einwände sind jedoch blind für das, was in Laborversuchen festgestellt wurde. Neuere neurologische Untersuchungen beweisen nicht nur, daß das Bewußtsein – die wichtigste der drei Voraussetzungen – schon in utero vorhanden ist, sondern sie bestimmen auch ziemlich genau den Zeitpunkt seines Erwachens. Dr. Dominick Purpura, Herausgeber der sehr angesehenen Zeitschrift *Brain Research* [Gehirnforschung] und Leiter der Abteilung für Gehirnforschung des National Institute of Health, schätzt, daß das Bewußtsein zwischen der 28. und 32. Woche beginnt. Zu diesem Zeitpunkt, bemerkt er, sind die Nervenleitungen des Gehirns so weit entwickelt wie bei einem Neugeborenen. Das ist eminent wichtig, weil die Botschaften quer durch das Gehirn und vom Gehirn zu den verschiedenen Körperteilen durch diese Leitungen übertragen werden. Ungefähr zur gleichen Zeit reift die Großhirnrinde so weit heran, daß sie das Bewußtsein tragen kann. Das ist ebenso wichtig, denn die Großhirnrinde ist der höchstentwickelte, komplexeste Teil des Gehirns, sein menschlichster Teil. Ihn benutzen wir, wenn wir Raumschiffe bauen, Bücher schreiben oder Wolkenkratzer entwerfen.

Einige Wochen später werden auch die Gehirnströme sichtbar; damit wird es leicht, zwischen den Schlaf- und Wachzuständen des Kindes zu unterscheiden. Sogar wenn es schläft, ist es jetzt geistig aktiv. Von der 32. Woche an zeichnet das EEG [die Messung der Gehirnströme] REM-Phasen auf [3], was bei einem Erwachsenen bedeutet, daß er gerade träumt. Zwar kann man nicht wissen, ob die REMs des Fetus die gleiche Bedeutung haben, aber sollte das Kind schon träumen, unterscheiden sich seine Träume – abgesehen davon, daß sie anders erlebt werden – wahrscheinlich nicht sehr von den unsrigen. Vielleicht träumt es, daß es seine Hände oder Füße bewegt oder daß es Geräusche hört. Vielleicht kann es sich sogar auf die Gedanken und Träume der Mutter einstimmen, so daß es ihre Träume übernimmt.

Die drei amerikanischen Schlafforscher H.P. Roffwaag, J.H. Muzil und W.C. Dement sehen in den REM-Phasen des Ungeborenen so etwas wie eine Gehirngymnastik. Um sich richtig zu entwickeln, sagen sie, muß das Gehirn trainieren, und die neurologische Aktivität während der REM-Phasen sei genau das – geistiges Training.

Die ersten dünnen Rillen der Gedächtnisspuren bahnen sich irgendwann im letzten Schwangerschaftsdrittel kreuz und quer durch das Gehirn des Fetus, wann genau, ist allerdings schwer zu sagen. Manche Forscher behaupten, daß sich ein Kind vom sechsten Monat an erinnern kann, andere, daß das Gehirn nicht vor dem achten Monat das Erinnerungsvermögen erwirbt. Es gibt jedoch keinen Zweifel darüber, daß das Ungeborene sich erinnert und daß es seine Erinnerungen behält.

In einem neueren Buch berichtet der tschechische Psychiater Stanislav Grof, daß ein Patient unter Drogeneinfluß seinen Körper als Fetus sehr genau beschreiben konnte – wie groß der Kopf im Vergleich zu Armen und Beinen war, wie sich das warme Fruchtwasser anfühlte, und wie es war, an die Plazenta der Mutter angebunden zu sein. Dann, während er seine eigenen Herzgeräusche und die der Mutter beschrieb, unterbrach er sich plötzlich und erklärte, er könne jetzt gedämpfte Geräu-

3 REM: rapid eye movement – die schnellen Augenbewegungen, die während der Traumphasen auftreten (Anm. d. Übers.)

sche von außerhalb des Mutterleibs hören – das Gelächter und Geschrei von Menschen und den blechernen Klang von Faschingströten. Genauso plötzlich und unerklärlich verkündete er dann, daß er im Begriff sei, zur Welt zu kommen.

Erstaunt, wie lebendig und ausführlich diese Erinnerung war, nahm Dr. Grof Kontakt zur Mutter des Patienten auf. Sie bestätigte nicht nur die Einzelheiten der Geschichte ihres Sohnes, sondern fügte auch noch hinzu, daß die Aufregungen beim Fasching die Geburt vorzeitig ausgelöst hatten. Dennoch war die Frau sehr über Dr. Grofs Nachfrage überrascht. Absichtlich hatte sie in all diesen Jahren ihren Faschingsbesuch verheimlicht, weil ihre Mutter sie damals vor den möglichen Folgen gewarnt hatte. Nun fragte sie sich, wie der Arzt von ihrem Besuch erfahren hatte.

Jedesmal, wenn ich diese Geschichte bei einem Vortrag erwähne, nicken die Laien unter den Zuhörern wissend mit dem Kopf. Der Gedanke, daß ein Ungeborenes Erinnerungen speichern kann, erscheint ihnen ganz normal. Dasselbe gilt auch für das Bewußtsein des Fetus. Die meisten Menschen finden diesen Gedanken völlig logisch, vor allem Frauen, die schwanger sind oder waren. Womit ich allerdings immer Fragen und ungläubige Gesichter bei den Zuhörern ernte, ist die Behauptung, daß ein Ungeborenes die Gedanken und Gefühle der Mutter lesen kann. Die Leute fragen sich, wie ein Kind mütterliche Botschaften entschlüsseln soll, die „Liebe" oder „Trost" bedeuten, wenn es absolut noch keine Möglichkeit hat, zu wissen, was diese Gefühle eigentlich sind.

Den ersten Schimmer einer Antwort auf diese Frage lieferte der amerikanische Biologe und Psychologe W.B. Cannon, als er im Jahre 1925 bewies, daß Angst und Furcht biochemisch ausgelöst werden können, durch die Einspritzung bestimmter Chemikalien, den Katecholaminen[4], die natürlicherweise im Blut verängstigter Tiere und Menschen vorhanden sind. In Dr. Cannons Versuchen wurden die Katecholamine aus dem Blut erschreckter Tiere gewonnen und einer zweiten Gruppe von entspannten Tieren eingespritzt. Nach wenigen Sekunden und

4 Diese Substanzen – darunter Epinephrin, Norepinephrin und Dopamin – wirken als Transmitter [Sender] im autonomen Nervensystem.

ohne äußeren Anlaß zeigten auch die ruhigen Tiere Schreckreaktionen.

Dr. Cannon entdeckte in der Folge, daß diese ungewöhnliche Reaktion erzeugt wurde, weil die Katecholamine wie ein zirkulierendes Feueralarmsystem wirken. Erst einmal im Blutstrom, erzeugen sie alle physiologischen Reaktionen, die wir mit Furcht und Angst verbinden, und ob es sich um den Blutkreislauf eines Tieres oder eines ungeborenen Kindes handelt, spielt dabei keine Rolle. Der einzige Unterschied im Fall des Ungeborenen ist, daß diese Substanzen hier von der Mutter kommen, wenn sie in Angst gerät. Sobald sie dann durch die Plazentaschranke gelangen, machen sie auch dem Kind Angst.

Streng genommen sind die Angst und Furcht des Ungeborenen also weitgehend physiologische Reaktionen. Die Wirkung der mütterlichen Hormone auf den Körper des Kindes sind direkter, schneller und leichter meßbar als die auf die Psyche. Und doch stoßen diese Substanzen das Kind auch dazu an, ein einfaches Bewußtsein seiner selbst und des rein seelischen Aspekts von Gefühlszuständen zu entwickeln. Das ist ein komplexer Vorgang, im nächsten Kapitel werden wir ihn genauer betrachten.

Es sei hier nur gesagt, daß jeder Schwall mütterlicher Hormone das Kind aus seiner geistigen Leere – seinem normalen Zustand im Mutterleib – aufrüttelt und es irgendwie empfänglicher macht. Etwas Ungewöhnliches, vielleicht Beunruhigendes ist geschehen, und weil er ein Mensch ist, versucht der Fetus den Sinn dieses Ereignisses zu erkennen. Zwar formuliert er die Frage nicht genauso – aber er fragt sich doch „Warum?“

Allmählich, wenn sein Gehirn und sein Nervensystem reifer werden, beginnt er Antworten darauf zu finden, nicht nur in der rein physischen Seite der Gefühlszustände seiner Mutter, sondern auch in ihrem emotionalen Gehalt. Dieser Vorgang ist nicht so greifbar, wie das jetzt in Worten vielleicht klingt. Aber im sechsten bis siebten Monat ist das Ungeborene fähig, schon relativ feine Unterschiede in den Einstellungen und Gefühlen der Mutter zu erkennen und, was noch wichtiger ist, darauf zu reagieren.

Der allerbeste Beweis für diese Tatsache, den ich kenne, ist eine bemerkenswerte Untersuchung, die Dr. Dennis Stott Anfang der siebziger Jahre durchführte. Natürlich kann uns ein neugeborenes Kind nicht selbst sagen, welche mütterlichen Gefühle es in utero gespürt und wie es darauf reagiert hat, aber es ist wie wir alle dem psychosomatischen Gesetz unterworfen. Wenn es glücklich ist, blüht es meistens auf. Ist es unglücklich, wird es oft kränklich und seelisch labil. Da aber die Mutter der Ursprung seines emotionalen Lebens in utero war – folgerte Dr. Stott – kann uns der physische und emotionale Zustand eines Kindes bei der Geburt und in den allerersten Lebensjahren einen Hinweis darauf geben, welche mütterlichen Botschaften es in utero empfangen und wie genau es sie wahrgenommen hat.

Hat er recht, so müßten die kurzfristigen Nöte der Mutter keine so tiefe Wirkung auf das Kind haben wie die langfristigen. Und genau das fand Stott auch heraus. Wenn die Frauen einer intensiven, aber kurzen Belastung in der Schwangerschaft ausgesetzt waren – etwa dem Anblick einer wilden Hundebeißerei, einer Schrecksituation im Beruf oder dem Bangen um ein Kind, das einen Tag lang von zu Hause weggelaufen war –, konnte man bei ihren Babys keine schädlichen Folgen, weder körperlich noch seelisch, beobachten.

Man könnte natürlich sagen, der wahre Grund dafür sei die relativ kurze Zeit der Hormoneinwirkung bei einer kurzfristigen Belastung. Aber so gesehen, hätten *alle* Babys dieser Untersuchung, die einer langfristigen Belastung ausgesetzt waren, krank auf die Welt kommen müssen. Aber das war nicht der Fall. Er war im Gegenteil sogar möglich, sehr genau zwischen den verschiedenen Arten von Belastung zu differenzieren. Dr. Stotts Ergebnisse zeigen, daß langfristige Sorgen, die die emotionale Sicherheit der Frau *nicht direkt* bedrohten – etwa die Krankheit eines nahen Verwandten –, kaum eine Wirkung auf das Ungeborene hatten. Dagegen war dies bei langfristigen *persönlichen* Belastungen sehr oft der Fall. In den häufigsten Fällen erwuchs die Belastung aus Spannungen mit dem Ehemann, in manchen Fällen auch mit einem Schwiegerelternteil. Nach Ansicht von Dr. Stott waren für diese Art von Belastungen, neben der Tatsache, daß sie die Frauen persönlich betrafen, zwei Dinge charakteristisch: „Sie dauerten häufig lange an oder drohten ständig neu auszubrechen, und es gab keine Lösung dafür.“

Die Tatsache, daß zehn von vierzehn Frauen in dieser Untersuchung, die solchen Belastungen ausgesetzt gewesen waren, Kinder mit physischen oder emotionalen Störungen bekamen, geht in meinen Augen über eine rein physiologische Erklärung hinaus. Schließlich waren die einen langfristigen Belastungen ebenso intensiv wie die anderen. Also wurden wahrscheinlich in beiden Fällen große Mengen mütterlicher Hormone in das Blut ausgeschüttet.

Die einzige Erklärung für die unterschiedlichen Folgen ist die Wahrnehmung des Kindes. In dem einen Fall konnten die Kinder fühlen, daß der Kummer der Mutter zwar echt war, sie aber nicht direkt bedrohte. Im anderen Fall spürten sie zu Recht, daß der Kummer der Mutter auch für sie selbst eine Gefahr war.

Leider ging Dr. Stott in seiner Untersuchung nicht näher auf die Frage ein, was die vierzehn Mütter mit den persönlichen Belastungen für ihr ungeborenes Kind empfanden. Ich nehme an, er hätte herausgefunden, daß eine intensive Gefühlsbindung einer Frau an ihr Ungeborenes die Wirkung ihrer Sorgen auf das Kind abmildern kann. Ihre Liebe ist das wichtigste, und spürt das Kind diese Liebe, wird es von einer Art Schutzschild umgeben, das die Auswirkungen der äußeren Spannungen vermindert oder sogar aufhebt.

Man kann sich kaum eine stürmischere Schwangerschaft vorstellen als die der Frau, die ich hier Maria nenne. Ohne Partner – ihr Mann hatte sie wenige Wochen nach Bekanntwerden der Schwangerschaft verlassen – und ständig von finanziellen Sorgen geplagt, hatte Maria bereits ein ordentliches Paket zu tragen, als im sechsten Monat auch noch eine präkanzeröse Zyste an einem ihrer Eierstöcke entdeckt wurde. Man drängte auf sofortige Entfernung, aber Maria wußte, daß die Operation eine Fehlgeburt auslösen würde, daher lehnte sie ab. Sie wußte, daß dies – jetzt Mitte dreißig – ihre letzte Chance war, ein Kind zu bekommen, und sie wollte dieses Kind mit verzweifelter Entschlossenheit. „Nichts anderes zählte für mich", sagte sie mir später, „ich hätte alles riskiert, um mein Baby zu bekommen." Ich glaube, daß ihr Kind irgendwie diesen Wunsch gespürt hat. Andrea, so heißt das Kind, kam gesund auf die Welt und ist heute, zwei Jahre alt, ein normales, glückliches und gut angepaßtes Kind.

Zusammengefaßt: Zwar sind die äußeren Belastungen einer Frau wichtig, aber am wichtigsten ist, was sie für ihr Ungeborenes empfindet. Ihre Gedanken und Gefühle sind der Stoff, aus dem das Ungeborene sich selbst gestaltet. Sind sie positiv und fürsorglich, dann wird das Kind, so wie Andrea, Schocks fast jeder Art gewachsen sein. Aber man kann den Fetus nicht täuschen. Wenn er schon so gut fühlen kann, was in seiner Mutter allgemein vorgeht, so fühlt er sogar erst recht, was sie von ihm hält – jedenfalls hat das eine Reihe sehr einfallsreicher neuerer psychologischer Untersuchungen gezeigt.

Nachdem sie bei 2000 Frauen Schwangerschaft und Geburt miterlebt hatte, kam Frau Dr. Monika Lukesch, eine Psychologin der Universität Konstanz, zu dem Schluß, daß die Einstellung der Mutter den allerstärksten Einfluß auf den Zustand des Kindes hat. Alle ihre Versuchspersonen lebten in ähnlichen finanziellen Verhältnissen, waren von gleichem Intelligenzgrad und hatten alle quantitativ und qualitativ die gleiche Schwangerschaftsvorsorge genossen. Lediglich in ihrer Einstellung zum Ungeborenen gab es größere Unterschiede, und es zeigte sich, daß dies einen wichtigen Einfluß auf die Kinder hatte. Frauen, die die Schwangerschaft bejahten und sich auf ihre Familie freuten, bekamen seelisch und körperlich gesündere Kinder als Frauen, die der Schwangerschaft ablehnend gegenüberstanden.

Dr. Gerhard Rottmann von der Universität Salzburg kam zum selben Schluß. Seine Untersuchung ist besonders bemerkenswert, weil sie zeigt, daß der Fetus schon zu sehr feinen emotionalen Unterscheidungen fähig ist.

Seine Versuchspersonen, 141 Frauen, wurden, je nach ihrer Einstellung zur Schwangerschaft, einer von vier emotionalen Kategorien zugeordnet. Die Ergebnisse bezüglich der zwei am stärksten vertretenen Kategorien waren nicht weiter überraschend, sie entsprachen ziemlich genau denen von Frau Dr. Lukesch. Die Frauen, die Dr. Rottmann als „Ideal-Mütter" bezeichnete (da psychologische Tests gezeigt hatten, daß sie ihre ungeborenen Kinder bewußt und unbewußt bejahten), hatten die leichtesten Schwangerschaften, die komplikationslosesten Entbindungen und die physisch und emotional gesündesten Kinder. Die Frauen mit negativer Einstellung – er nannte sie „katastrophale Mütter" – hatten insgesamt die schlimmsten medizinischen Komplikationen während der Schwangerschaft und die höchste Rate von frühgeborenen, untergewichtigen und seelisch gestörten Kindern.

Die interessantesten Ergebnisse in Dr. Rottmanns Untersuchung kamen allerdings aus den zwei Zwischengruppen. Die „Ambivalenten Mütter" mit zwiespältigen Gefühlen waren äußerlich sehr glücklich über ihre Schwangerschaft. Ehemann, Freunde und Angehörige – alle nahmen an, die Frau könne es kaum erwarten, Mutter zu werden. Die Ungeborenen aber wußten es besser. Ihre Fühler hatten dieselbe unbewußte Zerrissenheit registriert, die auch in Dr. Rottmanns psychologischem Test sichtbar geworden war. Bei der Geburt hatten überdurchschnittlich viele dieser Kinder Verhaltens- und Magen-Darm-Störungen. Auch die Ungeborenen der „kalten Mütter" schienen durch die gemischten Botschaften, die sie empfangen hatten, gründlich verwirrt. Ihre Mütter hatten viele Gründe, kein Kind zu wollen – sie wollten Karriere machen, hatten finanzielle Probleme oder sie fühlten sich noch nicht reif, Kinder zu haben – aber die Tests von Dr. Rottmann hatten gezeigt, daß sie im Unterbewußtsein doch schwanger sein wollten. Auf irgendeiner Ebene nahmen die Kinder beide Botschaften auf – und waren offensichtlich verwirrt. Bei der Geburt waren überdurchschnittlich viele von ihnen apathisch und lethargisch.

Wie sieht es nun mit dem Einfluß des Vaters aus? Wie ich schon früher erwähnte, weisen alle Untersuchungen darauf hin, daß die Qualität der Beziehung der Frau zu ihrem Mann oder ihrem Partner – ob sie sich glücklich und sicher fühlt, oder im Gegenteil bedroht und zu wenig beachtet – einen entscheidenden Einfluß auf ihr ungeborenes Kind hat. Frau

Dr. Lukesch zum Beispiel mißt der Qualität der ehelichen Beziehung nach der Einstellung der Frau zur Mutterschaft die zweitgrößte Wichtigkeit für das Kind zu.

Auch Dr. Stott wertet eine schlechte Ehe oder schlechte Beziehung als eine der wichtigsten Ursachen für seelische und physische Schäden im Mutterleib. Auf Grund einer neueren Untersuchung an 1200 Kindern und ihren Familien schätzt er, daß für eine Frau, die in einer stürmischen Ehe gefangen ist, das Risiko, ein psychisch oder physisch geschädigtes Kind zu bekommen, um 237 Prozent höher ist als für eine Frau in einer sicheren, geborgenen Beziehung.

Sogar so allgemein bekannte Gefahren wie etwa Erkrankungen, Zigaretten oder schwere körperliche Arbeit in der Schwangerschaft bedeuten ein geringeres Risiko für das Ungeborene, sagt Dr. Stott, und seine Zahlen sind überzeugend. Er fand heraus, daß die Kinder aus unglücklichen Ehen als Babys fünfmal häufiger ängstlich und unruhig waren als die Kinder aus glücklichen Beziehungen. Bis weit in die Kindheit hinein wurden diese Babys von Problemen gequält. Mit vier oder fünf Jahren waren nach Dr. Stotts Untersuchung überdurchschnittlich viele von ihnen klein, schüchtern und emotional übermäßig abhängig von der Mutter. Diese Zahlen sind beunruhigend. Aber wir müssen uns auch daran erinnern, daß eine starke, fürsorgliche Mutter-Kind-Bindung den Fetus sogar bei einem sehr traumatischen Schock beschützen kann.

Außerdem gibt es in der menschlichen Psychologie keine hundertprozentigen Korrelationen. Das Kind aus einer unglücklichen Ehe oder von einer „kalten“, „ambivalenten“ oder sogar „katastrophalen Mutter“ muß nicht zwangsläufig später zu einem Fall von Schizophrenie, Alkoholismus, Promiskuität oder Zwangsneurose werden. Nichts in der Psyche ist so festgelegt. Aber der Mutterleib ist die erste Welt des Menschen. Wie er diese erlebt – als freundlich oder feindlich – erzeugt in seiner Persönlichkeit, im Charakter bestimmte Prädispositionen. Der Mutterleib formt buchstäblich die Erwartungen des Kindes. Wenn er eine warme und liebevolle Umgebung bot, wird das Kind ähnliches von der Welt draußen erwarten. Das wiederum erzeugt eine Neigung zu Vertrauen,

Offenheit, Extravertiertheit und Selbstvertrauen. Die Welt ist sein Zuhause, so wie früher der Mutterleib. War diese Umgebung jedoch feindlich, nimmt das Kind an, daß auch die Welt draußen sich wenig gastfreundlich zeigen wird. Es wird zu Argwohn, Mißtrauen und Introvertiertheit neigen, sich schwerer tun, Kontakte zu knüpfen und sich durchzusetzen. Der Schlüssel zu allem liegt natürlich in der Hand der Mutter.

Solche Prädispositionen sind sogar meßbar. Sie wurden in verschiedenen Untersuchungen nachgewiesen. Die Schüchternheit der bereits erwähnten Kleinkinder, die schon in utero als ängstlich eingestuft worden waren, ist ein Beispiel für pränatale Merkmale, die späteres Verhalten voraussagen. Ein noch besseres Beispiel liefert eine Langzeitstudie mit Jugendlichen, die einige Jahre später am selben Institut, dem Fels Research Institute in Yellow Springs, durchgeführt wurde. Wie erwartet fanden die Forscher keine hundertprozentige Korrelation zwischen dem Verhalten der Kinder in utero und ihrem späteren Verhalten als Teenager. Aber die Beziehung, die sich zeigte, war signifikant und aufregend genug.

Das Kriterium bei dieser Untersuchung war die Herztätigkeit, die ebenso wie die Bewegungen ein guter Indikator der fetalen Persönlichkeit ist. Wird sie aufgezeichnet, kann man feststellen, wie ein bestimmtes Kind auf Belastungen und Ängste reagiert (in diesem Fall ein lautes Geräusch, das in der Nähe der Mutter erzeugt wurde), und daraus etwas über seine Persönlichkeit erfahren. Die Ergebnisse der Fels-Untersuchung sind nicht nur bedeutsam, weil sie uns beweisen, daß jedes Ungeborene – genau wie wir – eine individuelle Reaktionsweise auf Belastungen hat, sondern auch weil diese Reaktionen uns etwas Wichtiges über die spätere Persönlichkeit des Kindes sagen.

Nehmen wir zum Beispiel die Kinder, die ich „low-reactors" [mit schwacher Reaktion] nenne, die Feten also, die – nach ihrer unverändert regelmäßigen Herztätigkeit zu urteilen – durch den Lärm sehr wenig berührt wurden. Fünfzehn Jahre später waren diese jungen Leute immer noch durch unerwartete Ereignisse kaum zu beunruhigen oder aus der Fassung zu bringen.

Auch jetzt noch behielten sie Kontrolle über ihre Emotionen und ihr Verhalten. Auf andere Weise wurde diese Korrelation auch bei den Teenagern gefunden, die, gemessen an den Schwankungen in ihrer Herztätigkeit, emotional auf den Lärm in utero reagiert hatten. Insgesamt verhielten sie sich immer noch emotionaler. Dieser Unterschied zeigte sich sogar im kognitiven Stil oder in den Denkweisen der beiden Gruppen. Bekam ein stark-reagierender Jugendlicher in der Untersuchung ein Bild vorgelegt, war die Wahrscheinlichkeit hoch, daß er eine emotionale (und noch wichtiger: eine kreative) Interpretation geben würde. Er beschrieb nicht nur, was in dem Bild zu sehen war, sondern auch, wie die Menschen darauf sich seiner Meinung nach fühlten, ob sie traurig, glücklich, besorgt oder sorglos waren. Die „low-reactors" dagegen neigten zu konkreteren Beschreibungen. Sie beschrieben, was sie unmittelbar sahen. In ihren Interpretationen war wenig Phantasie oder Gespür.

Im nächsten Kapitel werden wir uns mit den pränatalen Kräften befassen, die dazu beitragen, diese Unterschiede zu formen.

Drittes Kapitel
Das vorgeburtliche Selbst

Vorläufer der Fels-Untersuchung über Jugendliche war eine ungewöhnliche Veröffentlichung Ende 1944. Unter dem Titel „Der Krieg und die Mutter-Fetus-Beziehung“ enthält sie die vorangegangenen Beobachtungen des Autors Dr. Lester W. Sontag über bestimmte mütterliche Angstzustände und ihren ungewöhnlichen Einfluß auf die Entwicklung der fetalen Persönlichkeit. Diese besonderen Ängste drehten sich alle darum, daß die Ehemänner dieser Frauen in Gefahr waren, und es war nicht einfach so, daß die Frauen gestörte Babys bekamen; Dr. Sontag hatte den Eindruck, daß die Störungen der Kinder physiologisch bedingt waren. Jetzt im Krieg, da die in Friedenszeiten nur gelegentlich auftauchende Sorge jeder Frau um ihren Mann für viele hunderttausend Soldatenfrauen zum täglichen Leben gehörte, machte sich Dr. Sontag Gedanken über das Wohlbefinden der Ungeborenen dieser Frauen. Er hatte den Verdacht, daß die großen Ängste der Mütter die seelischen Steuermechanismen der Kinder in utero verändern könnten und daß viele dieser Babys sich deshalb anders, vielleicht unausgeglichener verhalten würden als Kinder, die in besseren Zeiten geboren werden.

Dr. Sontags Veröffentlichung erscheint heute ihrer Zeit weit voraus. Er sah richtig voraus, daß die durch Streß – etwa durch Angst um den Mann – vermehrte Hormonproduktion der Mutter die biologische Anfälligkeit eines Kindes für seelisches Leid erhöht. Die Probleme des Kindes sind dann nicht nur psychische, sondern auch physiologische Folgen der Angst. Gewöhnlich sind beide Faktoren gleich wichtig für die psychische Grundstimmung und Verfassung. Aber ich vermute, daß das Kind in diesen Fällen seelisch labiler war, weil sein Organismus in utero in hohem Maße durch die übermäßige Ausschüttung mütterlicher Neurohormone angegriffen war. Ein solches Kind wächst und entwickelt sich sein Leben lang weiter, aber seine Fähigkeit, zu wachsen und sich zu verändern, ist biologisch gehemmt durch seine pränatalen Erfahrungen. Wegen seiner inneren Grenzen wird es ihm manchmal schwerer fallen, so gut zu funktionieren wie andere Menschen.

Dr. Sontag nannte dies Phänomen „Somato-Psychik“. Und er definierte es als die Art und Weise, „wie grundlegende physiologische Prozesse die Struktur der Persönlichkeit, die Wahrnehmungen und die Leistungsfähigkeit eines Individuums beeinflussen“. Damit ist die „Somato-Psychik“ das Spiegelbild der Psychosomatik. Statt einer Persönlichkeitsstruktur, die im Körper Magengeschwüre und Bluthochdruck begünstigt, haben wir hier einen Organismus, der die Persönlichkeit anfällig macht für seelische Störungen wie Angst und Depressionen. Alles, was wir heute über die verschlungenen neurohormonalen Verbindungen[1] zwischen Mutter und Kind wissen, erhärtet die spekulativen Ansichten, die Dr. Sontag vor mehr als dreißig Jahren vertrat.

Physiologisch gesehen haben Mutter und Kind nicht dasselbe Gehirn und nicht dasselbe autonome [vegetative] Nervensystem. Das Gehirn und das autonome Nervensystem steuern die Wahrnehmungen, den Fluß und die Wirkung der Emotionen. Mutter und Kind haben beide ihr eigenes neurologisches System und ihren eigenen Blutkreislauf. Deshalb sind die neurohormonalen Verbindungsglieder lebenswichtig, sie sind einer der wenigen Wege, über die Mutter und Kind emotionale Zwiesprache halten können. Meistens ist es die Mutter, die den Dialog beginnt. Sobald das Gehirn eine Handlung oder einen Gedanken registriert, verwandelt es diese augenblicklich in eine Emotion und ordnet dem Körper an, eine Reihe angemessener Reaktionen auszuführen. Diese Umwandlung findet in der Großhirnrinde statt, in der äußeren Schicht des Gehirns. Direkt darunter, im Hypothalamus, werden die Wahrnehmung

1 Ich beziehe mich hier auf Substanzen wie Adrenalin, Noradrenalin, Serotonin, Oxytocin usw., die in den Körperdrüsen erzeugt werden und auf das Ungeborene einwirken können, wenn sie durch die Plazentaschranke gelangen.

oder der Gedanke emotional getönt und mit einem adäquaten Satz körperlicher Empfindungen versehen. Dieser Vorgang funktioniert auch in der umgekehrten Reihenfolge. Die Empfindung – zum Beispiel Schmerz im Arm – wird zuerst im Hypothalamus in eine Emotion übersetzt, beispielsweise in Angst, und eine tausendstel Sekunde später in der Großhirnrinde in einen Gedanken: „Mein Arm ist gebrochen."

Alle Empfindungen, die für uns Zustände wie Angst, Depression oder Aufregung begleiten, gehen vom Hypothalamus aus. Aber die eigentlichen physischen Veränderungen, die durch die Emotionen hervorgerufen werden, entstehen in den zwei vom Hypothalamus beherrschten Zentren – im Drüsensystem und im autonomen Nervensystem. Wenn eine Schwangere plötzlich Angst bekommt, signalisiert der Hypothalamus dem autonomen Nervensystem, daß sich der Herzschlag beschleunigen und die Pupillen sich erweitern sollen, daß die Handinnenflächen feucht werden und der Blutdruck sich erhöht. Gleichzeitig wird dem Drüsensystem aufgetragen, die Hormonproduktion anzukurbeln. Wenn die Neurohormone dann den Kreislauf überfluten, verändern sie die biochemischen Vorgänge im Körper der Frau und schließlich auch im Ungeborenen. Ich habe Angst als Beispiel gewählt. Aber der gleiche Prozeß kann auch durch jedes andere Gefühl in Gang gesetzt werden, sofern es intensiv genug ist und lange genug anhält, um die normalen biologischen Rhythmen eines Kindes zu verändern.

Auf diese Weise kann eine emotionale Anfälligkeit für Angst geschaffen werden. Das ist ein eher seelischer als körperlicher Prozeß, und wir werden ihn später noch genauer betrachten. Es sei hier nur betont, daß ein im Mutterleib mit Angst bombardiertes Kind dazu konditioniert werden kann, selber ängstlich zu werden. Noch gravierender ist es, wenn durch Veränderungen der emotionalen Schaltstellen des Körpers eine physische Anfälligkeit für Angst entsteht. Wann das Gehirn oder das Nervensystem des Fetus am empfindlichsten für die Überflutung mit mütterlichen Streßhormonen ist, wissen wir nicht. Wir wissen auch nicht genau, welche Veränderungen diese Hormone auslösen. Allerdings lassen neuere Untersuchungen vermuten, daß der Hypothalamus des Fetus und seine Außenposten im Körper ganz besonders anfällig sind.

Das ist sehr beunruhigend, weil der Hypothalamus der „Gefühlsregler" unseres Körpers ist. Wenn er bei einem Kind zu hoch oder zu niedrig eingestellt ist, können er oder die von ihm abhängigen Mechanismen – wie die Drüsensekretion oder das autonome Nervensystem – nicht reibungslos funktionieren. Es gibt direkte und indirekte Beweise für die Anfälligkeit des Hypothalamus. Zu den indirekten zählt die Arbeit eines Forscherteams der Columbia University, bei der die Auswirkungen von Hunger, nicht Streß, auf das Ungeborene untersucht wurden. Bedeutsam ist diese Untersuchung für uns, weil sie zeigt, daß in kritischen Phasen der Schwangerschaft äußere Ereignisse die Entwicklung des Hypothalamus beeinflussen (unter anderem reguliert der Hypothalamus unser Hungergefühl). Das Team untersuchte die Krankengeschichte von Holländerinnen und ihren Söhnen, die einer Hungersnot ausgesetzt gewesen waren.[2] In dieser Gruppe waren häufig schwere Übergewichtsprobleme anzutreffen. In welchem Maße, hing weitgehend davon ab, in welchem Entwicklungsstadium die Ungeborenen (jetzt erwachsene Männer) von der Hungersnot betroffen waren. Schwere Hungersnot in den ersten vier bis fünf Monaten der Schwangerschaft scheint die schlimmsten Folgen zu haben. Männer, die in dieser Lebensphase unterernährt worden waren, hatten sehr häufig Übergewicht. Die Forscher schlossen daraus, daß Unterernährung in dieser Phase den Aufbau des Hypothalamus, der die Nahrungsaufnahme steuert, angreift.

Einen direkten Beweis für den Einfluß von Streß auf die Entwicklung des Hypothalamus liefert eine neuere finnische Untersuchung. Alle Versuchspersonen hatten ihren Vater verloren, entweder noch in utero oder kurz nach der Geburt. Genau dieser Unterschied interessierte die Ärzte Dr. Matti Huttunen und Dr. Pekka Niskanen. Natürlich ist der Tod des

2 Ende 1944 verhängten die Deutschen ein strenges Embargo über einige Teile Hollands, was dort zu Hungersnöten führte. Die Untersuchung stützt sich auf die Einberufungspapiere von Männern, die in dieser Zeit der Hungersnot gezeugt und ausgetragen wurden.

Ehemannes eine sehr starke Belastung für die Frau, und es ist klar, daß sich diese Belastung auf das Kind überträgt. Den Wissenschaftlern ging es dabei um die Frage, wann diese Wirkung stärker ist, vor oder nach der Geburt. Ein Blick auf die Lebensgeschichte ihrer Versuchspersonen lieferte die Antwort: Die Rate der psychischen Störungen, vor allem Schizophrenie, war höher bei jenen, die ihren Vater schon in utero verloren hatten. Für die Wissenschaftler schien dies Ergebnis über eine rein psychologische Erklärung hinauszugehen. In ihren Augen war die überdurchschnittliche Häufigkeit seelischer Störungen in der einen Gruppe ein Hinweis auf eine biologische Fehlfunktion. Die Untersucher kamen zu dem Schluß, daß die Integration des Hypothalamus, des körperlichen Gefühlszentrums, durch die Probleme der Mütter ungünstig beeinflußt worden war.

Man darf jedoch nicht vergessen, daß beide Untersuchungen die Folgen von sehr ausgeprägtem Streß erfaßten. Hungersnot oder der Tod des Partners sind keine häufigen Erfahrungen für schwangere Frauen. Was eine Schwangere normalerweise an Streß und Angst erlebt, ist meist weniger schlimm, und das gleiche gilt für die Auswirkungen auf das Kind. Schwächere Streßfaktoren können dazu führen, daß das Kind später schlecht ißt, viel schreit, sich auffällig verhält und zu Durchfällen neigt. Ein solches Kind nennt man meist Bauchweh-Kind. Ich vermute, daß diese Verhaltensweisen mit kleineren, durch Streß ausgelösten Störungen im Hypothalamus oder noch wahrscheinlicher im autonomen Nervensystem zusammenhängen.

Einfach ausgedrückt: Unser autonomes Nervensystem sorgt dafür, daß unser Innenleben reibungslos und effizient funktioniert, ohne bewußte Anstrengung unsererseits. Wenn ich anfange zu rennen oder schwere körperliche Arbeit verrichte, sorgt mein autonomes Nervensystem automatisch dafür, daß mein Atemrhythmus sich anpaßt. Wenn ich ein heißes Zimmer betrete oder bei kaltem Wetter draußen bin, nimmt es die notwendigen Angleichungen der Körpertemperatur vor. Es reguliert auch die Verdauungs- und Ausscheidungsvorgänge des Körpers. Daher gibt es leicht Magen-Darm-Probleme, wenn aus irgendeinem Grund das autonome Nervensystem oder sein Schaltzentrum, der Hypothalamus, nicht richtig funktioniert. Und daher glaube ich, daß die vielen scheinbar unerklärlichen Fälle von Magen-Darm-Problemen nach der Geburt Folgen solcher Störungen sind. Dr. Sontag ist ähnlicher Meinung. Vor einigen Jahren schrieb er in einer Veröffentlichung, daß ein reizbares oder überaktives autonomes Nervensystem sehr leicht Störungen der gastrointestinalen Motilität, des Tonus und der Funktion von Magen und Darm auslösen kann. Oder mit mehr Nachdruck in einer anderen Veröffentlichung: „Weil die Nervosität des Kindes die Kontrolle des Verdauungstraktes in Mitleidenschaft zieht, hat das Kind häufig Stuhlgang, erbricht leichter und ist ganz allgemein unruhiger!"

Diese Bedingungen können, müssen aber nicht Ernährungsprobleme mit sich bringen, oft aber führen sie zu Verhaltensstörungen. Ein Kind mit empfindlichem, überlastetem autonomen Nervensystem ist häufig überspannt, unruhig, zappelig, hyperaktiv. Im vorgeburtlichen Leben entspricht das der überdurchschnittlichen fetalen Aktivität, die man in der Vorgeschichte von schüchternen, ängstlichen Kleinkindern häufiger findet als bei anderen Kindern. Wegen der ständigen Aktivität in utero kommen diese Babys oft mit etwas Untergewicht zur Welt. Darüber hinaus zeigt sich in Untersuchungen über Schulleistungen gehäuft eine Korrelation zwischen niedrigem Geburtsgewicht und schlechterem Lesevermögen.

Lesen setzt wie alle schulischen Fähigkeiten ein gewisses Maß an Intelligenz voraus, aber ebenso eine bestimmte Ausdauer. Man darf annehmen, daß die Kinder mit niedrigem Geburtsgewicht sich später auch deshalb schwerer beim Lesenlernen tun, weil sie zu unruhig und unkonzentriert sind, um längere Zeit stillzusitzen. Ihre Schulprobleme spiegeln also ihre Verhaltensprobleme wider. Dieser Zusammenhang wurde sehr deutlich in der British National Child Development Study, einem großangelegten staatlich geförderten Untersuchungsprojekt. Kinder mit einem niedrigen Geburtsgewicht hatten in dieser Untersuchung nicht nur mehr Probleme beim Lesenlernen als ihre Altersgenossen, sie wurden auch häufiger von ihren Lehrern als „problematisch“ oder „schwierig“ bezeichnet. Noch signifikanter war, daß, während solche Faktoren wie das Geschlecht, die Stellung in der Geschwisterreihe, das Rauchen der Mutter oder ihr Alter bei der Schwangerschaft entweder mit dem Lesevermögen oder mit Verhaltensproblemen korrelierten, das Geburtsgewicht mit beiden dieser untersuchten Größen korrelierte.

Selbst unter der Gefahr zu großer Vereinfachung könnte man alle diese Ergebnisse auf den folgenden Nenner bringen: Eine übermäßige mütterliche Produktion von Neurohormonen erzeugt beim Kind ein überempfindliches, überbelastetes Nervensystem, und das wiederum führt zu einem niedrigen Geburtsgewicht und/oder zu Schwierigkeiten beim Lesenlernen und/oder zu Verhaltensauffälligkeiten.

Auf einer mehr spekulativen Ebene könnte man folgendes hinzufügen: Wird das ungeborene Kind mit den Hormonen Östrogen und/oder Progesteron überflutet, entsteht ein Ungleichgewicht in seinem Nervensystem und seinem Gehirn, und das wiederum führt zu konstitutionsbedingten Persönlichkeitsstörungen. Im letzteren Fall zeigen sich die Probleme aber nicht in der Hyperaktivität, sondern im Geschlechtsrollenverhalten. Diese Behauptung ist jedoch spekulativ, auch wenn es Hinweise für ihre Richtigkeit aus neueren Untersuchungen gibt.

Im Blut einer Schwangeren sind sowohl Östrogen als auch Progesteron enthalten. In welcher Menge hängt von einem komplexen Zusammenspiel verschiedener Signale zwischen dem zentralen und dem autonomen Nervensystem ab. Diese Signale und damit der Östrogen- und Progesteronspiegel werden von den Gedanken, Gefühlen, Worten oder Handlungen der Mutter gesteuert. Kurz, wie alle anderen Hormone sind auch diese im Endeffekt von den Emotionen abhängig. Das ist eine seit langem bekannte Tatsache, aber jetzt hat sie durch eine Untersuchung der State University of New York (SUNY) eine völlig neue Bedeutung bekommen.

Bis in die frühen siebziger Jahre, bevor die Hormonbehandlung in den Vereinigten Staaten als zu gefährlich verboten wurde, behandelte man eine drohende Fehlgeburt üblicherweise mit Östrogen oder einer Kombination von Östrogen und Progesteron. Das Verbot bezog sich auf die körperlichen Gefahren dieser Substanzen, aber der SUNY-Report zeigt, daß es auch psychologische Risiken gibt. Man fand heraus, daß Schwangere, die mit einem oder beiden Hormonen behandelt worden waren, Kinder mit deutlich verstärkten weiblichen Zügen bekamen. Das zeigte sich am stärksten bei den Mädchen, die ebenso wie andere Mädchen ausgesprochen weibliche Vorlieben hatten, zum Beispiel Freude an schönen Kleidern, aber anders als andere Mädchen überhaupt kein Interesse an den sogenannten männlichen Dingen, wie Baseball, zeigten. Die als Babys den Hormonen ausgesetzten Jungen wurden zwar auch femininer und weniger athletisch, aber im Verhalten unterschieden sie sich weniger von anderen Jungen. Ein weiteres interessantes Ergebnis bei den Jungen bezog sich auf die Hormondosierung: Jungen, die einer Kombination von Östrogenen und Progesteron ausgesetzt gewesen waren, hatten mehr weibliche Züge als Jungen, deren Mütter nur Östrogen eingenommen hatten. Alle diese Frauen hatten, wegen des Fehlgeburtrisikos, sehr viel größere Hormonmengen bekommen, als normalerweise im Organismus der Frau vorhanden sind.

Diese Ergebnisse sind also ein Beweis dafür: Ist ein Ungeborenes einer übermäßig hohen Menge bestimmter mütterlicher Hormone ausgesetzt, führt das zu bestimmten Persönlichkeitsveränderungen. Im hier zitierten Beispiel wurden die Hormone von außen zugeführt, in den meisten Fällen produziert die Mutter sie selbst. Glücklicherweise verurteilt eine physiologische Prägung das Kind nicht unweigerlich zu einer einzigen, schmalspurigen Persönlichkeitsentwicklung. Der Prozeß, den ich hier beschrieben habe, betrifft die neurologischen Kreisläufe, und diese sind höchst anfällig für Störungen, also für Über- oder Unterbelastung und große Schwankungen. Es besteht kein Zweifel, daß Urgefühle wie Liebe oder Ablehnung ein Kind schon früh prägen. Aber während sein Gehirn heranreift, wandeln sich die zunächst primitiven Empfindungen und Gefühle in komplexe Gedanken-Gefühls-Verbindungen, und später werden daraus sogar noch abstrakte Ideen. Nach unseren zuverlässigsten Untersuchungen zeigen sich die ersten Regungen des fetalen Bewußtseins erst spät im zweiten Schwangerschaftsdrittel. Schwerster Streß im dritten oder vierten Monat wird die neurologische Entwicklung des Kindes in Mitleidenschaft ziehen, aber vor dem sechsten Monat sind die Folgen zwar nicht nur, aber doch weitgehend körperlicher Natur. Vor diesem Zeitpunkt wird Streß nur wenig mit kognitiven Inhalten erfüllt, weil das Gehirn des Kindes noch nicht reif genug ist, um die Botschaften der Mutter in Emotionen umzusetzen. Eine Emotion bedeutet nicht nur, daß etwas empfunden wird, sondern auch, daß die Empfindung verstanden wird. Wut zum Beispiel ist ein archaisches Gefühl. Nur wenn es in den höher entwickelten Gehirnzentren eine Tönung und einen Sinn bekommt, wird daraus eine komplexe Emotion. Um Emotionen zu erzeugen, muß das Kind bis zu einem gewissen Grad fähig sein, ein Gefühl wahrzunehmen, die Wahrnehmung mit Sinn zu erfüllen und eine passende Reaktion hervorzubringen. Kurz, damit aus einer Empfindung eine Emotion wird, ist ein Wahrnehmungsprozeß nötig. Das wiederum setzt die Fähigkeit für relativ weit entwickelte, geistig-seelische Überlegungen voraus, eine Fähigkeit, die das Kind nicht vor dem sechsten Monat im Mutterleib erlangt. Erst wenn es sich seines „Selbst" deutlicher bewußt wird und in der Lage ist, Empfindungen in Emotionen zu übersetzen, wird das Kind zunehmend durch den rein emotionalen Inhalt der mütterlichen Botschaften geprägt.

Mit wachsender Fähigkeit, zu differenzieren und zu unterscheiden, verfeinert sich seine eigene emotionale Entwicklung. Es ist wie ein Computer, den man ständig neu programmiert. Zuerst beherrscht es nur ganz einfache emotionale Gleichungen. Mit zunehmendem Erfahrungsschatz und wachsendem Erinnerungsvermögen erlangt es nach und nach die Fähigkeit, subtile und scharfsinnige Verbindungen herzustellen. Im dritten Monat in utero gehen so komplexe mütterliche Botschaften wie Gefühlskälte oder Gefühlszwiespalt weitgehend an ihm vorbei, obwohl es auf einem primitiven Niveau so etwas wie Unbehagen verspüren mag. Am Tag der Geburt jedoch ist das Kind reif genug, um auf die mütterlichen Gefühle sehr exakt zu reagieren und um körperliche, emotionale und kognitive Antworten hervorzubringen. In den bereits erwähnten Untersuchungen zeigt sich die Verzweiflung der abgelehnten Kinder ganz deutlich in der überdurchschnittlich hohen Rate körperlicher Probleme und Verhaltensstörungen; die Zufriedenheit der akzeptierten Kinder wird in ihrer relativen Ausgeglichenheit deutlich; und die innerliche Zerrissenheit der Babys kalter und ambivalenter Mütter drückt sich in ihren halben Antworten aus – sie sind insgesamt weder wirklich krank, noch richtig gesund.

Jeder Schüler lernt in Biologie, daß sich das Leben vom Einfachen zum Komplexen fortentwickelt. So wie das Kind sich körperlich in neun Monaten von einem winzigen, undifferenzierten Protoplasmaklecks in ein genau definiertes Wesen entwickelt, ausgestattet mit einem komplexen Gehirn, Nervensystem und einem differenzierten Organismus, so wächst es auch emotional von einem gefühllosen Wesen zu einem Geschöpf, das sehr verwickelte und nuancierte Gefühle und Emotionen aufnehmen und verarbeiten kann.

Ein anderes Wort für diesen Prozeß ist Ich-Entwicklung. Das „Ich" ist die Summe dessen, was wir als Individuen von uns selbst denken und fühlen; unsere Stärken, Triebe, Wünsche, Anfälligkeiten und Unsicherheiten, all das trägt dazu bei, das ausgeprägte „Ich" in uns zu formen. Sobald ein Kind fähig ist, zu fühlen und sich zu erinnern – also sobald es durch Erfahrungen geprägt werden kann –, bildet sich sein Ich.

Wie schon erwähnt, nahm Freud an, daß das Ich sich zwischen dem zweiten und vierten Lebensjahr zu entwickeln beginnt. Für das Wissen seiner Zeit war das keine unvernünftige Ansicht. Heute wissen wir mehr über die ersten Monate des Lebens – über die Psyche, den Organismus, das Nervensystem des Ungeborenen –, als Freud jemals hätte ahnen können. Aber unverständlicherweise ist nur wenig von diesen neuen Erkenntnissen in die gängigen Theorien von der Ich-Entwicklung eingeflossen. Daher wird es sicher noch zehn bis zwanzig Jahre dauern, ehe das Wissen von der vorgeburtlichen Ich-Entwicklung zum psychologischen Allgemeingut gehört. Die Mechanismen dieses Prozesses sind heute weitgehend bekannt, wir müssen sie nur noch auf die pränatale Zeit anwenden.

Irgendwann im zweiten Schwangerschaftsdrittel ist der Fetus so weit entwickelt, daß – meiner Ansicht nach – in dieser Zeit auch sein Ich zu funktionieren beginnt. Sein Nervensystem ist jetzt in der Lage, Empfindungen an die höheren Gehirnzentren weiterzuleiten. Diese noch weitgehend körperlichen Botschaften fördern die neurologische Entwicklung des Kindes, ohne die spätere komplexere Aufgaben nicht möglich sind. Nehmen wir als Beispiel an, daß ein hektischer Tag der Mutter auch das Kind ermüdet hat. Diese Ermüdung löst bei ihm Unbehagen aus, ein primitives Gefühl, durch das auch das Nervensystem des Ungeborenen ins Spiel kommt. Der Versuch des Fetus, dieses Gefühl zu verstehen, bezieht dann auch noch das Gehirn mit ein. Haben erst einmal ausreichend viele solcher Ereignisse stattgefunden, sind die Wahrnehmungszentren im Gehirn schließlich trainiert genug, um auch subtilere und komplexere Botschaften der Mutter zu verarbeiten. (Übung macht eben auch aus Ungeborenen Meister!)

Wie dieser Prozeß im Mutterleib beginnt, möchte ich am Beispiel einer sehr häufigen mütterlichen Emotion – Angst – und ihrem Beitrag zur Ich-Entwicklung zeigen.

In Maßen ist Angst günstig für den Fetus. Sie stört sein Gefühl, mit der Umwelt eins zu sein, und macht ihm daher seine Getrenntheit, sein Anders-Sein bewußt. Sie treibt ihn auch zu einer Handlung an. Durch lärmende Botschaften aufgeregt, betrübt oder verwirrt zu werden, ist eine unbehagliche Erfahrung. Das Kind strampelt, windet sich, beginnt allmählich Wege zu finden, wie es der Angst aus dem Wege gehen kann – kurz gesagt, es beginnt, eine Serie von Abwehrmechanismen aufzubauen. Mit der Zeit verfeinern sich seine Erfahrungen von Angst und seine Möglichkeiten, damit umzugehen. Was als stumpfes, unbehagliches Gefühl begann, entwickelt sich über Monate hinweg zu etwas ganz anderem. Es wird eine Emotion, bekommt einen deutlichen Ursprung (die Mutter), bringt das Kind dazu, über die Absichten dieses Ursprungs nachzudenken und zwingt es, sich Wege auszudenken, um mit diesen Absichten umzugehen, und erzeugt ein Bündel von Erinnerungen, auf die es sich später beziehen kann.

Die Fundamente für Zorn werden auf ähnliche Weise gelegt, auch wenn die Wurzeln dieses Gefühls andere sind. Wir kennen bei den Neugeborenen einen spezifischen Wutschrei, und eine Möglichkeit, ihn auszulösen, ist, seine Bewegungsfreiheit einzuschränken. Halten Sie einmal seinen Arm oder sein Bein fest, und es wird wütend schreien. Mit großer Sicherheit reagiert es auch vor der Geburt ähnlich. Wenn die Mutter einmal zufällig in einer für das Kind unbequemen Haltung sitzt oder liegt, wird es zornig. Unangenehme Geräusche, wie etwa Schreie des Vaters, lösen die gleiche Reaktion aus. Ebenso wie für die Angst gilt auch hier, daß Wut in kleinen Mengen die fetale Entwicklung begünstigt, weil sie die Entwicklung rudimentärer, intellektueller Gehirnverbindungen beschleunigt. Wird das Baby festgehalten, lernt es etwas über Ursache und Wirkung – die Art, wie seine Mutter sitzt oder liegt, verursacht ihm Krämpfe und macht es zornig –, das ist der Vorläufer einer menschlichen Gedankenkette.

Einige Formen der Depression können ebenfalls in utero beginnen. Gewöhnlich werden sie durch einen großen Verlust erzeugt. Wenn die Mutter, aus welchen Gründen auch immer – weil sie krank oder mit ihren Gedanken woanders ist –, dem Ungeborenen ihre Liebe und Unterstützung entzieht, stürzt dieser Verlust das Kind in eine Depression. Die Spätfolgen sind Apathie beim Neugeborenen ebenso wie Konzentrationsmangel beim Sechzehnjährigen. So wie andere emotionale Muster, die in utero entstehen, kann auch die Depression das Kind für den Rest seines Lebens quälen. Das ist der Grund, warum die Behandlung von Depressionen bei Säuglingen seit kurzem ein Hauptanliegen der Psychiatrie geworden ist. Andererseits tragen Gefühle wie Depression, Zorn und Angst zur Entwicklung des Bewußtseins und des Selbstgefühls bei. Der holländische Psychiater Lietaert Peerbolte hat für diesen Vorgang eine elegante Formulierung geprägt: „Sehen ist die Unterbrechung der Sicht.“ Eine bestrickende und besonders treffende Metapher, da der normale Zustand des Kindes im Mutterleib so wie das reine Sehvermögen leer und unfokussiert ist. In Peerboltes Formulierung ist „Sehen“ das, was passiert, wenn eine äußere Störung plötzlich in die Abgeklärtheit des

Fetus eindringt. In diesen Augenblicken ist das Kind wie ein Wanderer, der gerade eine Landschaft betrachtet, als sein Blick unerwartet auf einen schönen Kirchturm in der Ferne fällt. So, wie der Anblick des Kirchturms dann die Aufmerksamkeit des Wanderers auf sich zieht, ein bestimmtes Gefühl in ihm auslöst und eine Erinnerung hinterläßt, genauso vertreibt ein äußeres Ereignis das Kind aus seiner inneren Leere, bündelt seine Aufmerksamkeit, löst eine emotionale Reaktion aus und hinterläßt wie alle ungewöhnlichen und außergewöhnlichen Zwischenfälle eine Gedächtnisspur. Wenn die Zahl solcher Augenblicke und Erinnerungen ein bestimmtes Niveau erreicht, verbinden sich diese zu Ich-Bewußtsein, ähnlich wie Wassermoleküle sich in Eiskristalle verwandeln, wenn die Temperatur unter den Gefrierpunkt fällt.

Wie jede gute Theorie erhellt auch diese viele, scheinbar unzusammenhängende Faktoren der Ich-Entwicklung. Dr. Peerboltes gedankliche Konstruktion erklärt nicht nur, wie sich das Ich in utero heranbildet, sondern auch welche Rolle mütterliche Emotionen bei der Formung dieses Ich spielen. Liebende, fürsorgliche Mütter bekommen selbstbewußtere Kinder, weil das bewußte Ich dieser Kinder aus Liebe und Wärme geschnitzt wurde. Umgekehrt haben unglückliche, deprimierte Mütter oder Mütter mit zwiespältigen Gefühlen häufiger neurotische Kinder, weil das Ich ihrer Nachkommen in Augenblicken von Angst und Schrecken geformt wurde. Es ist nicht erstaunlich, wenn aus diesen Kindern ohne eine entsprechende Korrektur oft ängstliche und labile Erwachsene werden.

Dr. Claus Bick, ein westdeutscher Arzt und Pionier der Hypnotherapie, hatte vor kurzem einen Mann in Behandlung, auf den diese Beschreibung hundertprozentig paßt. Der Mann klagte über schwere, von Hitzewallungen begleitete Angstzustände. Um den Grund dafür herauszufinden, versetzte Dr. Bick den Patienten in Trance. Langsam ging der Mann durch die Monate im Mutterleib zurück, erinnerte sich an bestimmte Ereignisse, die er in einer ruhigen, normalen Lautstärke beschrieb, bis er in seiner Erinnerung zum siebten Monat kam. Nun sprach er mit gepreßter Stimme und geriet in Panik.

Offensichtlich war er bei jener Erfahrung angelangt, die der Prototyp seines Problems war. Er verspürte entsetzliche Hitze und Angst. Was war der Grund? Die Mutter des Patienten lieferte einige Wochen später die Antwort: In einer langen, angstvollen Unterredung gab sie zu, im siebten Monat eine Abtreibung durch heiße Bäder versucht zu haben.

Was wir vom Verhalten des Ungeborenen in utero wissen, paßt ebenfalls zu Dr. Peerboltes Formel: Es wird deshalb allmählich kontrollierter und raffinierter, weil es zunehmend von einem bewußten Ich geleitet wird, das sich auf ein wachsendes Reservoir von Erinnerungen stützt und sich dessen bedient. In gewisser Hinsicht entstehen alle emotionalen Konflikte aus bewußten oder häufiger unbewußten Erinnerungen. Dr. Bicks Patient zum Beispiel erinnerte sich nicht an die Ursache seiner Angstzustände, aber sein darin wurzelndes Entsetzen war deshalb nicht minder echt. Mehr als zwei Jahrzehnte später wurde sein Verhalten immer noch durch die versunkene, aber mächtige pränatale Erinnerung bestimmt. Wir alle besitzen verlorene Erinnerungen, die von ihrem Versteck aus – in unserem Unterbewußtsein – einen starken Einfluß auf unser Leben nehmen können.

Vor einigen Jahren bewies der kanadische Gehirnchirurg Wilder Penfield genau das mit einer Reihe gewagter klinischer Versuche. Durch die Applikation einer speziellen elektrischen Sonde auf die Gehirnoberfläche[3] konnte er einen Menschen gefühlsmäßig eine Situation oder ein Ereignis wiedererleben lassen, das dieser seit langem vergessen hatte. In seinem Bericht über diese Versuche schreibt Dr. Penfield, daß der Patient „nicht nur die exakten photographischen oder phonographischen Reproduktionen vergangener Szenen oder Ereignisse erlebt . . . er fühlt sogar die Emotion, welche die Situation damals in ihm auslöste . . . was er damals sah, hörte, fühlte und verstand“. Das ist der Grund, warum längst vergessene Anblicke, Niederlagen und Konflikte weiter an uns zerren. Sogar unsere am allertiefsten vergrabenen Erinnerungen

3 Da das Gehirn schmerzunempfindlich ist, konnte Dr. Penfield an Patienten bei vollem Bewußtsein arbeiten. Im Verlauf eines chirurgischen Eingriffs stimulierte er unterschiedliche Bereiche des Gehirns mit der elektrischen Sonde.

haben ein emotionales Echo, das uns auf verwirrende und oft beunruhigende Weise beeinflußt.

Eine Geschichte, die ich von Dr. G. Maier, einem deutschen Kollegen, hörte, kann das gut veranschaulichen. Ein sanfter, unsicherer Patient, den ich hier Fred nennen möchte, erinnerte sich eines Tages, als er unter Drogeneinfluß stand, an eine bestürzende Szene. Mitten während der Sitzung begann er einen geschlossenen Raum zu beschreiben. Er sagte, daß er sich dort schon einige Zeit aufgehalten und gut unterhalten habe, aber jetzt verändere sich die Stimmung im Raum. Leute umringten ihn und zeigten anklagend mit dem Finger auf ihn. Er wurde zornig und ängstlich und wußte nicht, was er tun sollte. Weder der Arzt noch der Patient konnten mit dieser seltsamen Geschichte etwas anfangen. Aber Freds Neugier war erwacht, und er erzählte einige Tage danach seiner Mutter davon. Das Geheimnis wurde damit gelüftet. Freds Erzählung war eine geringfügig – wirklich nur geringfügig – verzerrte pränatale Erinnerung. Die Szene war seiner Mutter zugestoßen, als sie mit ihm schwanger war, und der Zwischenfall war in jeder Beziehung so angsterregend und demütigend, wie Fred ihn erlebt hatte. Sie war bei einer Party in einem Zimmer voller Leute, als es zu einer verletzenden Auseinandersetzung kam. Als bekannt wurde, daß Freds Mutter ein uneheliches Kind erwartete, umringten einige ihrer „Freunde" sie und begannen, sie vor den anderen Gästen wegen ihrer „Unanständigkeit" zurechtzuweisen.

Wir wissen jetzt also schon eine Menge darüber, wie Ereignisse und Situationen unsere Persönlichkeit formen. Wir wissen, daß Liebe und Fürsorglichkeit wesentliche Voraussetzungen sind für die Entwicklung eines starken Ich, während Angst und Streß der Mutter es anscheinend in jeder Hinsicht bedrohen. Wir wissen jedoch nicht, welche spezifischen pränatalen Ereignisse welche spezifischen Persönlichkeitsmerkmale hervorbringen. Nehmen wir zum Beispiel den Tod des Ehepartners. Alle verfügbaren klinischen Beweise aus individuellen Fallgeschichten zeigen, daß dieses Ereignis die Persönlichkeit des Ungeborenen in hohem Maße beeinflußt. Und doch wurden die Langzeitfolgen dieses Verlusts nie überprüft, mit Ausnahme in der finnischen Untersuchung, auf die ich schon in diesem Kapitel zu sprechen kam. Die Emotionen der Mutter, wie Angst, Furcht und Gefühlszwiespalt sind viele hundert Mal Gegenstand von Untersuchungen gewesen, aber die Untersuchungen hören immer bei der Geburt oder einige Wochen danach auf. Die wenigen großen – meist mit Unterstützung der Regierung durchgeführten – Untersuchungen über die Langzeitwirkungen vorgeburtlicher und geburtlicher Erfahrungen auf die späteren Schulleistungen waren auch nie tiefgehend genug, um von großer Hilfe zu sein. In Wirklichkeit sagen uns diese Untersuchungen sehr wenig darüber, warum manche Kinder besser in der Schule sind als andere, oder welche Ereignisse und Situationen jenes emotional gefestigte Ich hervorbringen, das so wesentlich für gute Leistungen in der Schule und im Leben ist. Und vor allem sagen sie uns nicht, inwieweit vorgeburtliche Erfahrungen oder Geburtserlebnisse die Stabilität dieses Ich bilden oder untergraben.

Vielleicht werden wir eines Tages diese Informationen bekommen. Bis dahin können wir einiges aus den Resultaten einer Pilotstudie entnehmen, die ich 1979 durchführte. Obwohl mein Arbeitsansatz bescheiden war und sich auf eine hochselektierte Bevölkerungsgruppe beschränkte – auf Menschen, die sich in einer tiefenpsychologischen Therapie befanden –, sagen diese Ergebnisse doch auf bedeutsame Weise zukünftiges Verhalten voraus.

Ich baute die Untersuchung auf zwei grundsätzliche Kategorien auf, auf die pränatalen Ereignisse und die Geburtserfahrungen (die gesondert im nächsten Kapitel behandelt werden), und um die Interpretation zu erleichtern, unterteilte ich diese zwei Kategorien noch einmal in zwei kleinere: objektive Ereignisse und subjektive Gefühle. Das ermöglichte die Unterscheidung zwischen dem, wovon die Versuchspersonen sich beeinflußt glaubten, und dem, was sie nun tatsächlich beeinflußte.

Wie bei einer Gruppe von Menschen, die sich in Therapie befinden, zu erwarten, war die pränatale und geburtliche Vorgeschichte meiner Versuchspersonen stark belastet. 66 Prozent sagten von ihrer Mutter, sie habe während der Schwangerschaft stark unter Streß gestanden. 47 Prozent gaben an, sie sei ernstlich unglücklich gewesen. Immerhin sagten noch 55 Prozent, daß ihre Mutter sich auf die Geburt gefreut hätte, im Gegensatz zu 45 Prozent, die von einer negativen Haltung der Mutter berichteten. Die Angaben über die Väter unterschieden sich nur geringfügig. 51 Prozent sagten, ihr Vater habe sich ein Kind gewünscht, 49 Prozent, er habe sich keines gewünscht. Doppelt so viele Väter wollten lieber einen Sohn als eine Tochter. Da die meisten meiner Versuchspersonen in den vierziger und fünfziger Jahren geboren waren – auf dem Höhepunkt der Flaschenmilch-Welle –, waren nur wenige von ihnen gestillt worden. Nur 16 Prozent waren nach der Geburt angelegt worden.

Die Ergebnisse über die subjektiven Erfahrungen waren aufschlußreicher. Frieden war das am häufigsten genannte intrauterine Gefühl (43 Prozent), aber dicht gefolgt von Angst (41 Prozent). Die Quote traumatischer Geburtserinnerungen war hoch. Über 60 Prozent sagten, daß sie während der Geburt Erstickungsgefühle hatten, und weit über 40 Prozent berichteten von Kopf-, Nacken- oder Schulterschmerzen. Ich glaube, daß diese Zahlen wegen der ungewöhnlichen Auswahl der Versuchspersonen ein etwas verzerrtes Bild geben. Bei einer normalen Gruppe von Menschen wäre die Quote traumatischer vorgeburtlicher und geburtlicher Erfahrungen sicher niedriger. Aber ein Vorteil bei der Untersuchung einer Therapiegruppe ist der Vergrößerungsglaseffekt, durch den die Korrelationen schärfer und leichter zu beobachten sind. Zum Beispiel bezeichneten sich 75 Prozent der Versuchspersonen selbst als introvertiert, und 65 Prozent beschrieben sich als zur Zeit ärgerlich, deprimiert oder ängstlich.

Diese letzteren Zahlen bringen uns zum Herzen der Untersuchung – zur Analyse der pränatalen Erfahrungen, die an der Wurzel ihrer Unzufriedenheit lagen. Der bei weitem wichtigste Faktor war die Haltung der Mutter. Die Untersuchungsergebnisse zeigen, daß ein Mensch eine sehr viel höhere Chance hat, ein emotional stabiler Erwachsener zu werden, wenn seine Mutter sich auf die Geburt freut. Auch zwischen der Einstellung der Mutter zur Schwangerschaft und dem späteren

Sexualverhalten des Kindes bestand eine ausgeprägte Korrelation. Allgemein gesprochen, je positiver die Mutter zum Kinderkriegen eingestellt war, desto größer die Wahrscheinlichkeit, daß der Sohn oder die Tochter später gesunde, reife sexuelle Neigungen hatte.

Die ausgesprochen günstigste Konstellation für die Persönlichkeitsentwicklung war aber, wenn die Mutter eine positive Einstellung zur Schwangerschaft hatte *und* das Kind vom erwünschten Geschlecht war. Sowohl bei den Männern als auch bei den Frauen führte dies Zusammentreffen zu weniger Depressionen, weniger irrationalen Wutanfällen und einer besseren sexuellen Anpassung. Es ist bezeichnend für unsere Kultur, daß bei einem Mann, der eigentlich ein Mädchen werden sollte, die Langzeitfolgen weniger ausgeprägt waren, als bei einer Frau, deren Eltern sich eigentlich einen Jungen gewünscht hatten.

Wie viele andere Untersuchungen zeigt auch meine eine starke Korrelation zwischen dem Rauchen der Mutter und neurotischen Verhaltensweisen beim Kind, obgleich ich bezweifle, daß Rauchen per se der Grund für die enge Verbindung der beiden Variablen ist. Eine Schwangere müßte schon schrecklich viele Zigaretten rauchen, um eine organisch bedingte Neurose bei ihrem Kind zu verursachen. Wahrscheinlich drückt diese Zahl in Wirklichkeit die starke emotionale Belastung der Mutter aus. Die meisten Menschen rauchen, wenn sie ängstlich oder bedrückt sind. Bei einer Schwangeren aber übertragen sich diese Gefühle natürlich auf ihr Ungeborenes. Die gleiche negative Korrelation zeigte sich beim Alkohol, und obwohl die Wirkung von Alkohol aufs Kind bei weitem verheerender ist als die von Nikotin, glaube ich auch hier, daß die Zahlen in Wirklichkeit die Haltung der Mutter erfassen. Die Frau trinkt, weil sie Probleme hat, und – wie bei den Zigaretten – sind es auch hier die negativen Gefühle, die ihr Kind schädigen.

Zweifellos war die Korrelation zwischen den subjektiven Empfindungen im Mutterleib und dem erwachsenen Sexualverhalten eines der faszinierendsten Ergebnisse der Untersuchung. Wir stellten fest, daß Menschen, die sich erinnerten, in utero große Angst gelitten zu haben, deutlich unsicherer in ihrer Sexualität waren und mehr zu sexuellen Problemen neigten, während Menschen, die sich des Mutterleibs als eines friedlichen und guten Orts erinnerten, sexuell besser angepaßt waren. Ich glaube, der Grund dafür ist, daß die sexuellen Neigungen eines Menschen ausdrücken, was er in utero von sich selbst zu denken gelernt hat. Wenn diese Theorie stimmt, erfaßt die Studie nicht so sehr das Sexualverhalten als vielmehr die Dinge, die es geprägt haben. Es ist anzunehmen, daß jemand, der sich allgemein als unternehmungslustig und ausgeglichen beschreibt, sich auch in seiner Sexualität so erleben wird, während ein Mensch, dessen Selbstgefühl von Ärger und Rachegelüsten getönt ist, diese Züge auch in sein Sexualleben einbringen wird.

Wenn ich hier scheinbar übertrieben auf den negativen mütterlichen Gefühlen und Gedanken herumreite, dann nur, weil diese negativen Emotionen erschöpfender untersucht wurden als so positive wie etwa Liebe. Ich befürchte, daß wir Ärzte manchmal ein übertriebenes Interesse an morbiden und pathologischen Phänomenen haben, auf Kosten der gesunden und lebensbejahenden. Es ist an der Zeit, hier die Gewichte zu verlagern. Meine Untersuchung entdeckte auch einige Aspekte der mütterlichen Gefühle – zum Beispiel Kinderwunsch und die Tatsache, ein Kind des erwünschten Geschlechts zu bekommen –, die positive seelische Vorteile erzeugen. Ganz sicher gibt es noch viele, viele andere, und im nächsten Kapitel werden wir sehen, wie das Kind von ihnen profitiert.

Viertes Kapitel
Bonding

Vor einigen Jahren stieß ich auf die bemerkenswerten Arbeiten des Schweizer Kinderarztes Stirnimann. Sein Forschungsgebiet – das Schlafverhalten von Neugeborenen – war nicht neu, in wissenschaftlichen Bibliotheken gibt es darüber Dutzende von Arbeiten. Der einzige Unterschied zu den anderen Untersuchungen ist, daß Stirnimann die Erklärungen nicht wie die anderen Forscher nach der Geburt sucht, sondern zeitlich einen Schritt zurückgeht – in die vorgeburtliche Phase.

Dieser einfallsreiche neue Ansatz machte einen gewaltigen Unterschied. Stirnimanns Ergebnisse zeigen, daß es für die Schlaf-Wach-Rhythmen von Neugeborenen eine einfache Ursache gibt, und daß sie nichts mit den Fütter- und Pflegezeiten oder mit irgendeinem anderen nachgeburtlichen Ereignis zu tun haben. Sie werden schon Monate früher, in utero, durch die Mutter angelegt. In seiner Untersuchung bewies Stirnimann diese Tatsache auf beispielhaft einfache Weise. Er wählte zwei Gruppen von Schwangeren mit unterschiedlichen Schlafgewohnheiten – Morgenmenschen und Abendmenschen. Nach der Entbindung beobachtete er die Schlafgewohnheiten der Babys dieser Frauen. Wie erwartet waren die Kinder der Frühaufsteher alle ebenfalls morgens früher munter; die Babys der anderen Frauen schliefen abends ebenfalls später ein.

Dies fast perfekte Beispiel für vorgeburtliches *bonding* – das ist der einzig richtige Ausdruck dafür – begeisterte mich. Durch den Schritt rückwärts hatte Stirnimann zeigen können, daß schon Ungeborene ihre Rhythmen so präzise mit der Mutter synchronisieren können wie neugeborene Babys.

Wir wissen natürlich wie lebenswichtig das *bonding* für ein Neugeborenes ist. Babys, denen es gelingt, sich mit der Mutter zu synchronisieren, haben bessere Chancen zu überleben. Aber der Vorgang der Synchronisation ist sehr komplex, und es hat mich immer gewundert, daß so viele Mütter und Babys ihn fehlerlos und auf Anhieb schaffen.

Neuere Untersuchungen lassen vermuten, daß einige der mütterlichen Reaktionen dabei biologisch gesteuert sind. Aber selbst mit dieser biologischen Unterstützung – wie können zwei sich angeblich völlig fremde Menschen ein so ausgefeiltes und zeitlich bis ins Detail festgelegtes Zusammenspiel vollbringen, ohne wenigstens einmal vorher geübt zu haben?

Stirnimanns Untersuchung zeigt, daß Mutter und Kind schon Monate vor der Geburt beginnen, ihre Rhythmen und Reaktionen miteinander zu verzahnen. Das läßt nur einen Schluß zu: Das *bonding* nach der Geburt ist nicht, wie bisher angenommen, ein einzelnes und isoliertes Phänomen, sondern die Fortsetzung eines Bindungs-Prozesses, der schon lange davor, in der Schwangerschaft, begonnen hat.

Der angesehene Kinderarzt T. Berry Brazelton von der Harvard University vermutete schon früher auf einem Symposium über das *bonding,* daß die mütterlichen und kindlichen Verhaltensweisen sich nach der Geburt sofort verzahnen und daß Mutter und Baby sich dabei wahrscheinlich eines Kommunikations-Systems bedienen, das schon in der Schwangerschaft entstanden ist. Seine Theorie wurde einige Jahre später durch die Entdeckung von Biologen der City University in New York weitgehend untermauert. Natürlich handelt es sich dabei um ein Ergebnis der Tier-, nicht der Menschenforschung. Aber das intrauterine Kommunikations-System, das dort zwischen Mutterhennen und ungeborenen Küken entdeckt wurde, funktioniert wie jenes, das T. Berry Brazelton beim Menschen angenommen hatte. Es baut sich auf eine Reihe ziemlich spezifischer Schlüsselreize auf, und es begünstigt die nachgeburtliche Anpassung von Mutter und Kind genauso, wie Brazelton angenommen hatte. Die Wissenschaftler fanden heraus, daß von der Mutter ausgebrütete Küken besser auf Rufe reagierten und sich besser in ihrer neuen Umwelt zurechtfanden als künstlich gebrütete Küken.[1]

1 Ungeborene Küken haben spezielle Lust- und Unlustrufe, die von der Mutter

Man darf annehmen, daß ein ähnliches, wenn auch viel höher entwickeltes System in uns wirksam ist, wenn es schon auf dieser relativ niederen evolutionären Stufe anzutreffen ist. Mehrere Untersuchungen am Menschen unterstützen diese Annahme. Alle diese neuen Forschungen lassen vor uns das Bild eines vorgeburtlichen *bonding*-Systems entstehen, das mindestens so komplex, nuanciert und ausgefeilt ist, wie die Matrix der nachgeburtlichen Bindung. Tatsächlich sind beide Bindungsprozesse Teile desselben lebendigen Kontinuums: Was nach der Geburt geschieht, ist eine Weiterentwicklung dessen, was schon vorher war, und hängt davon ab.

Diese Erkenntnis erklärt auch die überraschenden Fähigkeiten des Kindes nach der Geburt. Es kann die Küsse, Liebkosungen, Blicke und anderen Signale der Mutter deshalb so gut beantworten, weil es sie schon so lange kennt. Die Körper- und Augensprache der Mutter zu verstehen, ist gar nicht so schwer, wenn man schon im Mutterleib geübt hat, die Gefühle und Gedanken der Mutter zu lesen.

Die Untersuchungen von Frau Dr. Lukesch und Dr. Rottmann haben die fast beängstigenden Fertigkeiten der Neugeborenen auf diesem Gebiet gezeigt. Ein noch beeindruckenderes Beispiel für die Kommunikation zwischen Müttern und Ungeborenen lieferte ein Referat, das der angesehene österreichische Geburtshelfer Emil Reinold unlängst auf einem Treffen der Internationalen Gesellschaft für Pränatale Psychologie hielt. Das Thema war die fetale Reaktion auf mütterliche Emotionen, gleichzeitig zeigte das Referat, wie das Ungeborene aktiv zum intrauterinen *bonding* beiträgt.

So wie Stirnimanns Versuch war auch dieser verblüffend einfach angelegt. Schwangere Frauen sollten sich für 20 oder 30 Minuten mit dem Gesicht nach unten unter das Ultraschallgerät legen. Dr. Reinold sagte den Frauen absichtlich nicht, daß sich ein Ungeborenes in dieser Haltung meistens auch entspannt und nicht bewegt. Sobald das ungeborene Kind ruhig geworden war, erfuhr die Mutter, auf dem Monitor seien

spezifisch beantwortet werden. Zum Beispiel löst ein Notruf des Kükens bei der Mutter einen tröstenden Laut oder eine Bewegung aus, die das Küken sofort beruhigen.

keine fetalen Bewegungen zu sehen. Wie erwartet und beabsichtigt, löste das bei ihr einen großen Schrecken aus. Dr. Reinold wollte sehen, wie schnell sich die Angst der Mutter dem Kind mitteilt und wie es darauf reagiert. In allen Fällen kam die Reaktion sehr rasch: Nach nur wenigen Sekunden begann das Ultraschallbild zu flimmern. Keines der Kinder war in akuter Gefahr. Aber sobald sie die Angst der Mutter fühlten, begannen sie mächtig zu strampeln.

Wahrscheinlich wurde ihre Reaktion zum Teil durch den Anstieg von Adrenalin im Blut der Mutter verursacht, aber nur zum Teil. Auf einer anderen Ebene reagierten die Kinder auch empathisch auf die Angst der Mutter.

Ein Kind, das ich hier Kristina nennen möchte, ist ein noch anschaulicheres Beispiel für vorgeburtliches *bonding.* Ich erfuhr von ihr über einen Jugendfreund, Dr. Peter Fedor-Freybergh, jetzt Professor für Gynäkologie und Geburtshilfe an der Universität Uppsala in Schweden, ein Wissenschaftler von europäischem Rang.

Alles hatte gut begonnen. Bei der Geburt war Kristina kräftig und gesund. Dann geschah etwas Seltsames. Während des *bonding* nach der Geburt suchen Babys unweigerlich die Brust der Mutter. Kristina aber lehnte die Brust ihrer Mutter aus unerfindlichen Gründen ab. Jedesmal, wenn sie gestillt werden sollte, wandte sie sich ab. Zuerst glaubte Peter, das Baby sei krank. Als er dann hörte, daß es in der Neugeborenenabteilung gierig eine ganze Flasche Fertigmilch getrunken hatte, dachte er an ein vorübergehend abweichendes Verhalten. Aber als Kristina am nächsten Tag zur Mutter gebracht wurde, lehnte sie die Brust erneut ab, und das wiederholte sich auch an den folgenden Tagen.

Beunruhigt, aber auch neugierig geworden, dachte Peter sich ein kleines Experiment aus. Er erzählte einer anderen Patientin von Kristinas seltsamem Verhalten, und sie willigte ein, das Baby zu stillen. Als die schläfrige Kristina dann von einer Schwester in die Arme dieser Frau gelegt wurde, verschmähte sie die Brust nicht, sondern griff danach und begann, mit aller Macht zu saugen. Überrascht erzählte Peter Kristinas Mutter am nächsten Tag, was geschehen war. „Warum reagiert Ihr

Kind so?“ fragte er. Die Mutter wußte es nicht. „Waren Sie krank in der Schwangerschaft?“ Sie verneinte. Peter fragte sie dann ohne Umschweife: „Wollen Sie eigentlich das Kind?“ Die Frau schaute zu ihm hoch und antwortete: „Nein, ich wollte abtreiben. Aber mein Mann wollte das Kind. Deshalb habe ich es bekommen.“

Das war neu für Peter, aber offensichtlich nicht für Kristina. Schon seit langem hatte sie die Ablehnung der Mutter schmerzlich gefühlt. Jetzt, nach der Geburt, weigerte sie sich, die Mutter anzunehmen, weil die Mutter sie ihrerseits vorher abgelehnt hatte. Kristina war im Mutterleib seelisch im Stich gelassen worden, und jetzt, nur vier Tage alt und in jeder Hinsicht hilflos, war sie fest entschlossen, die Mutter im Stich zu lassen. Mit Zeit, Liebe und Geduld wird Kristinas Mutter die Zuneigung des Kindes wahrscheinlich zurückgewinnen. Aber diese Zuneigung wäre eben schon vorhanden gewesen, wenn es zwischen beiden schon vor der Geburt zu einer Bindung gekommen wäre.

Das vorgeburtliche *bonding* hat fast dieselben Folgen wie das nachgeburtliche, auch wenn es zu einem anderen Zeitpunkt und unter anderen Bedingungen stattfindet. Die Gefühlsmuster, die vor der Geburt entstehen, sind langfristig und formen die Mutter-Kind-Beziehung ebenso entscheidend wie jene nach der Geburt. Beide spielen sich auch in einem spezifischen zeitlichen Rahmen ab: Die beste Zeit für das extrauterine *bonding* sind die ersten Stunden und Tage nach der Geburt; für das intrauterine *bonding* sind es die drei letzten Schwangerschaftsmonate, vor allem die letzten acht Wochen, wenn das Kind körperlich und geistig reif genug ist, um relativ differenzierte Botschaften zu senden und zu empfangen.

Die Rolle der Mutter ist bei beiden Prozessen ähnlich: Sie bestimmt das Tempo, gibt die Reize und formt die Reaktionen des Kindes. Aber das Kind bestimmt, ob ihm ihre Angebote sinnvoll erscheinen. Schon ein drei bis vier Monate altes Ungeborenes folgt seiner Mutter nicht bedingungslos. Verwirrende, widersprüchliche, gleichgültige oder feindliche Regungen beachtet es nicht, oder aber es reagiert darauf konfus.

Zusammengefaßt: Das vorgeburtliche *bonding* geschieht nicht automatisch. Es erfordert Zeit, Liebe und Verständnis. Sind diese drei Bedingungen gegeben, lassen sich viele der seelischen Störungen ausgleichen, denen wir alle im Alltag ausgesetzt sind.

Das ungeborene Kind ist bemerkenswert flexibel; wenn es sein muß, kommt es sogar mit wenig ausgeprägten mütterlichen Gefühlen aus. Aber es kann sich nicht ganz ohne Hilfe binden. Wenn die Mutter sich seelisch verschließt, ist das Kind hilflos. Das ist der Grund, warum schwere psychische Erkrankungen – wie beispielsweise Schizophrenie – das *bonding* unmöglich machen. Und das ist auch der Grund, warum bei den Kindern schizophrener Mütter die Rate seelischer und körperlicher Störungen so hoch ist.

Eine äußere Tragödie hat manchmal ähnliche Auswirkungen auf eine an sich seelisch gesunde Frau[2]. Wie bei Schizophrenie kann auch in diesem Fall das *bonding* behindert oder unmöglich sein. Dem Kind fehlt ein liebevoller Mensch, an den es sich binden kann, die Gedanken und Gefühle der Mutter sind – aus verständlichen Gründen – zu sehr mit anderem beschäftigt.

Zwei solcher wahrhaft tragischer Fälle wurden vor einigen Jahren von Dr. Sontag beschrieben. Da er beide Frauen kontinuierlich von Beginn der frühen Schwangerschaft an beobachtet hatte, war er in der seltenen Lage, die unmittelbaren Folgen für das Ungeborene und die langfristigen nach der Geburt zu untersuchen.

„In einem Fall“, schrieb er, „suchte die junge, mit dem ersten Kind schwangere Frau Hilfe in unserem Institut, weil ihr Mann einen psychotischen Schub erlitten hatte und drohte, sie umzubringen. Wir hatten die Herztöne und die Bewegungen des Ungeborenen dieser Frau seit Beginn der Schwangerschaft wöchentlich aufgezeichnet. Die Frau hatte panische Angst allein und wußte nicht, an wen sie sich wenden sollte. Wir gaben ihr für die Nacht ein Zimmer und ein Bett im Institut.

2 Schlimme Ereignisse wie der Verlust des Hauses oder der Tod eines nahestehenden Menschen können die seelischen Kräfte der Frau so sehr erschöpfen, daß sie nicht mehr emotional für ihr Kind dasein kann. Das Baby fühlt so etwas natürlich.

Nach einigen Minuten klagte sie über heftige, schmerzhafte Bewegungen ihres Kindes. Als wir die fetale Aktivität daraufhin aufzeichneten, war sie zehnmal stärker als bei allen vorherigen wöchentlichen Kontrollen.

In dem anderen Fall verlor eine Frau, deren Schwangerschaft wir ebenfalls überwacht hatten, ihren Mann durch einen Autounfall. Auch hier steigerte sich die Aktivität des Fetus um ein Zehnfaches."

Oberflächlich betrachtet reagierten diese Kinder empathisch auf die Angst der Mutter, so wie die Ungeborenen in Dr. Reinolds Untersuchung, aber diese Ähnlichkeit ist irreführend. Was Dr. Sontag aufzeichnete, war nicht eine empathische Reaktion, sondern das totale Entsetzen eines Kindes, dessen Organismus von den Angsthormonen der Mutter überflutet worden war. Die Tatsache, daß beide Babys untergewichtig auf die Welt kamen, Koliken hatten, empfindlich waren und sehr viel schrien, zeigt, daß sie ein schweres Trauma erlitten hatten, da diese Probleme fast immer mit schweren seelischen Aufregungen in utero verknüpft sind. Regelmäßige Nachuntersuchungen dieser Kinder hätten, meiner Vermutung nach, gezeigt, daß diese nachgeburtlichen Störungen weniger mit den physischen Auswirkungen der Hormone zu tun hatten als mit der Tatsache, daß sich die gesamte seelische Einstellung der Mutter zu ihrem Kind durch die persönliche Tragödie verändert hatte. Das Ungeborene ist meist weniger durch die unmittelbare physisch-hormonale Reaktion der Mutter gefährdet als durch die langfristige, seelische. Wenn sie sich in ihren eigenen Schmerz und Verlust vergräbt, wird das Kind vermutlich schwer darunter leiden. Hält sie die Verbindung zwischen sich und dem Kind mit tröstenden Botschaften aufrecht, kann das Baby weiter gedeihen. Ein starkes vorgeburtliches Mutter-Kind-Band ist – wie schon gesagt – der beste Schutz gegen die Unsicherheiten und Gefahren der Außenwelt, und die Schutzwirkung hält über die vorgeburtliche Zeit hinaus an. In hohem Maß bestimmt dieses Band auch das zukünftige Verhältnis zwischen Mutter und Kind. Für beide hängt alles Spätere davon ab, was jetzt passiert. Deshalb ist es lebensnotwendig, daß der Kontakt zwischen ihnen nicht abreißt.

Zwischen Mutter und Kind gibt es drei unabhängige Verbindungswege. Mit nur ein oder zwei Ausnahmen können alle drei Systeme Botschaften vom Kind zur Mutter und umgekehrt befördern. Das erste, das physiologische, ist als einziges meßbar und in gewissem Sinne unverzichtbar. Sogar eine Mutter, die ihr Kind ablehnt, bleibt in biologischem Kontakt mit ihm, auch wenn dieser sich vielleicht darauf beschränkt, das Baby mit Nährstoffen zu versorgen. Natürlich kommt es darauf an, wie Mutter und Kind diese physiologische Verbindung nutzen.

Der zweite, über die Verhaltensweise führende Weg zwischen Mutter und Kind läßt sich am leichtesten von allen dreien beobachten und erklären. Hunderte von Untersuchungen belegen zum Beispiel, daß ein Ungeborenes strampelt, wenn es sich unwohl fühlt, Angst hat, erschreckt oder verwirrt ist. Kürzlich wurde nun entdeckt, daß auch die Mutter sich dem Kind durch ganz bestimmte Verhaltensweisen mitteilt. Eine der verbreitetsten ist das Streicheln des Bauches – diese tröstende Geste kann man bei Schwangeren auf der ganzen Welt beobachten.

Die dritte Verbindung, in vielerlei Hinsicht die am schwersten beschreibbare, nenne ich die empathische Kommunikation. Sie enthält mit Sicherheit Elemente der beiden anderen Verbindungen, ist aber tiefer und umfassender. Liebe ist ein gutes Beispiel dafür. Wie kann ein sechs Monate alter Fetus wissen, daß er geliebt wird? Weil die Mutter den Bauch streichelt, weil sie sich vernünftig ernährt, weil sie auf die Botschaften des Kindes eingeht? Das alles ist sicher richtig, aber nicht die ganze Wahrheit.

Die Schreifrequenz neugeborener Babys ist ein zweites Beispiel für empathische Kommunikation. Wie kommt es, daß chinesische Babys sogar von den ersten Lebensstunden an ruhiger sind als amerikanische Neugeborene? Das Verhalten sagt natürlich viel über die jeweilige Kultur aus, in die das Kind hineingeboren wird, aber wie kann ein nur drei Stunden oder auch drei Tage altes Kind wissen, welches Verhalten von ihm in seinem Kulturkreis erwartet wird? Das ist, glaube ich, nur durch empathische Kommunikation möglich.

Noch ein anderes Beispiel dafür findet man in den bäuerlichen Gegenden Afrikas, wo die Mütter ihre Kinder in einer Schlinge auf dem Rücken tragen oder auf die Hüfte binden. In dieser Haltung kann das Baby die Mutter leicht mit seinen Ausscheidungen beschmutzen. Aber das passiert einer afrikanischen Mutter so gut wie nie. Irgendwie fühlt sie die Bedürfnisse des Babys früh genug, um es vom Rücken zu nehmen und abzuhalten. Dies intuitive Wissen gilt dort keineswegs als ungewöhnlich. Im Gegenteil, wird eine Frau doch einmal vom Kind beschmutzt, wenn die Geburt schon mehr als sieben Tage zurückliegt, schimpft man sie laut und deutlich eine schlechte Mutter.

Die Menschen in bäuerlichen Gesellschaften haben fast immer mehr Intuition als Stadtmenschen. Wahrscheinlich, weil sie eher bereit sind, ihren Sinnen zu trauen. Die Rationalisierung und Mechanisierung des Lebens, die sich in den letzten Jahrhunderten in Europa und Amerika ausgebreitet haben, scheinen dies Vertrauen zu zerstören. Die Rätsel der Natur beunruhigen uns. Was wir nicht erklären können, ignorieren wir lieber. Das soll nicht heißen, daß die geburtshilflichen Zustände bei uns früher und in Afrika heute paradiesisch wären. Die Neugeborenen-Sterblichkeit war bei uns und ist auch heute noch in Afrika viel zu hoch. Ideal wäre eine Mischung der ungewöhnlich hohen mütterlichen Sensibilität in vorindustriellen Gesellschaften mit unserem eigenen hohen medizinischen Standard. In der Frage des *bonding* nach der Geburt haben wir bereits einige Fortschritte in diese Richtung gemacht. Jetzt können wir den nächsten Schritt mit dem intrauterinen *bonding* tun.

Das setzt jedoch noch weitere Untersuchungen auf diesem Gebiet und ein neues und verständnisvolles Bewußtsein voraus. Gynäkologen, Pädiater, Psychiater, Krankenschwestern, Hebammen, Beamte – alle Menschen, die mit Schwangeren zu tun haben, können lernen, verständnis- und liebevoller zu werden und zurückhaltender mit der medizinisch-technischen Behandlung von in Wahrheit seelischen Problemen. Aber letztlich liegt es doch bei der Frau selbst, ob das *bonding* vor und nach der Geburt gelingt. Sie muß aufmerksamer werden für die Botschaften des Kindes und für ihre eigenen an das Kind.

Das setzt Wissen voraus: Wissen von den Wegen, über die Mutter und Ungeborenes kommunizieren, und von den Botschaften, die ausgetauscht werden. Es verlangt auch die Bereitschaft zuzuhören. Das Kind hat eine Menge zu sagen und verdient es, daß man ihm zuhört.

Kommunikation über das Verhalten

DAS KIND

Strampeln ist seine am leichtesten feststellbare Art sich mitzuteilen, und vieles – Angst, aber auch ein lärmender Vater – können es augenblicklich zum Strampeln bringen. Jedenfalls entdeckte das die Audiologin Michele Clements, als der skeptische Ehemannn einer ihrer Patientinnen überraschend in ihrem Labor auftauchte. Die Frau hatte ihrem Mann von Frau Dr. Clements' Forschung erzählt, aber er konnte nicht glauben, daß sein ungeborenes Kind schon hören kann. Da ihre Zahlen ihn nicht überzeugen konnten, schlug Frau Dr. Clements ein Experiment vor. Der Mann sollte den Kopf auf den Bauch seiner Frau pressen und laut schreien. Das Ergebnis war ein Paradebeispiel für Verhaltens-Kommunikation (und gleichzeitig eine eindrucksvolle Darbietung fetalen Temperaments). Als der Mann schrie, brach plötzlich ein kleiner „Vulkan“ auf der Bauchdecke der Frau aus – höchst verärgert hatte das Kind auf die laute Störung mit einem wütenden Fußtritt geantwortet.

Auch der harte pulsierende Rhythmus der Rockmusik erzeugt beim Fetus eine empathische Reaktion. Ungeborene mögen diese Art von Musik nicht, eine von Dr. Clements Patientinnen mußte ein Rockkonzert verlassen, weil das Kind zu heftig strampelte. Noch unruhiger wird das Kind, wenn die Eltern sich laut und ärgerlich streiten. Häufig beginnt es dann, augenblicklich zu strampeln.

Strampeln kann auch ein Hinweis auf eine fetale Notlage sein. Eine junge Frau, ich nenne sie Diana, ist überzeugt, daß ihr Kind aus diesem Grund so heftig zu strampeln anfing. In den ersten sieben Monaten der Schwangerschaft war das Kind relativ ruhig gewesen und hatte sich nicht mehr als andere Ungeborene bewegt. Dann, an einem Tag in der 28. Woche, fühlte Diana einen scharfen Stich im Leib. Zuerst beachtete sie das nicht weiter. Sie war den ganzen Tag auf den Beinen gewesen und dachte, die viele Rennerei habe das Kind angestrengt. Aber gegen Abend strampelte das Baby dann so heftig, daß sie es nicht länger ignorieren konnte. Beunruhigt rief sie ihren Arzt an und vereinbarte einen Termin für den nächsten Tag.

Der Arzt diagnostizierte am nächsten Morgen eine Plazenta praevia[3]. Das kann natürlich ein Zufall gewesen sein, obwohl das weitere Verhalten des Kindes etwas anderes andeutet. Diana ist überzeugt, daß ihr Baby gestrampelt hat, um seine Not mitzuteilen, denn sobald die Diagnose gestellt war und mit einer entsprechenden Behandlung begonnen wurde, beruhigte sich das Kind und verhielt sich bis zur Geburt friedlich.

Auch die Emotionen der Mutter – Ärger, Angst und Furcht – erzeugen wildes Strampeln. Ein gutes Beispiel dafür sind die unglücklichen Babys, die in Dr. Sontags Untersuchung unter dem starken Streß der Mutter litten. In solchen Fällen ist meist eine Kombination von „äußeren" und „inneren" Einflüssen wirksam. Die Angsthormone der Mutter überfluten den Organismus des Kindes und stimmen es traurig und angstvoll. Aber auch ihr Verhalten und ihre Gefühle sind beunruhigend. Fast alles, was die Mutter traurig stimmt, betrübt auch das Kind, und fast ebenso schnell. Wenn sich der Herzschlag der Mutter aus Angst beschleunigt, verdoppelt sich auch der des Kindes nur Sekundenbruchteile später.

DIE MUTTER

Viele der mütterlichen Verhaltensweisen, die sich dem ungeborenen Kind mitteilen, sind subtil und scheinbar so alltäglich, daß man ihre Auswirkungen auf das vorgeburtliche *bonding* leicht übersehen könnte.

Zum Beispiel beziehen viele junge Paare in der Schwanger-

3 Plazenta praevia: Die Plazenta sitzt so tief im Uterus, daß sie sich vorzeitig lösen kann und das Ungeborene damit in Lebensgefahr bringt.

schaft eine neue Wohnung. In einer Untersuchung gaben 79 Prozent der jungen Frauen an, daß sie wegen Familienzuwachses einen Wohnungswechsel planten. Natürlich sind nicht die Umzüge das Problem, sondern die Störungen und Aufregungen, die damit einhergehen.

In einer Pilot-Untersuchung zeigte Dr. Michael Cohen, daß der Streß beim Umzug in eine neue Gegend während der Schwangerschaft die Mutter-Kind-Bindung nach der Geburt verzögern kann. Glücklicherweise kann eine Frau, die das weiß, ausgleichen, indem sie bewußt für Ruhe und für besonders viel seelische Unterstützung sorgt, und nicht zuletzt, indem sie dem ungeborenen Kind erklärt, was eigentlich los ist.

Auch einige andere von Dr. Cohens Ergebnissen haben – allerdings indirekt – mit dem *bonding* zu tun. Wenn eine Schwangere sich hin und wieder Sorgen über ihr Aussehen macht oder sich häßlich findet, wenn sie unter Stimmungsschwankungen leidet oder nicht fähig ist, sich auf die Ankunft des Kindes vorzubereiten, wird das Baby deshalb noch nicht aktiv oder direkt geschädigt. Aber all das zusammen während der ganzen Dauer der Schwangerschaft kann ein Anzeichen dafür sein, daß die Mutter ihr Baby unbewußt ablehnt – und das hat natürlich Folgen für das *bonding*.

Auch wenn eine Frau ihren Beruf wegen der Schwangerschaft aufgibt und darüber traurig ist, kann sich diese subtile Veränderung unbewußt aufs Kind übertragen. Nach einer Untersuchung hören etwa 75 Prozent der Schwangeren[4] auf zu arbeiten oder legen eine vorübergehende Pause ein. Für sich genommen ist das weder gut noch schlecht. Aber Gefahr droht, wenn die Frau wegen des plötzlichen Verlusts ihrer finanziellen und persönlichen Unabhängigkeit ärgerlich, unzufrieden oder frustriert ist. Ein Kind kann sich nicht an eine Mutter binden, die vor Angst oder Frust innerlich kocht, auch wenn es das noch so sehr versucht. Das Kind bekommt sogar mit, wie seine Mutter sich bewegt und wie sie läuft. Wenn sie beim Einkaufen oder Arbeiten herumrennt, bewegt sie sich anders

4 In Deutschland gibt es den gesetzlichen Mutterschutz – die Frauen werden von der Arbeit beurlaubt, müssen aber nicht kündigen. (Anm. d. Übers.)

als bei einem gemächlichen Spaziergang. Und das Ungeborene fühlt den Unterschied, so wie es auch wenige Monate später spürt, ob es im Wagen gefahren oder auf den Knien geschaukelt wird. In Maßen ist Unruhe völlig harmlos für das Kind, es hält eine ganze Menge aus. Gefährlich aber wird es, wenn das Kind ständig bis an seine Grenzen belastet wird.

Die empathische Kommunikation

DAS KIND

Träume sind keine zufälligen oder willkürlichen Ereignisse. Sie haben einen Sinn, und in der Schwangerschaft sollen sie, meines Erachtens, eine Art empathischen Kontakts zur Mutter herstellen. Wie das Kind es schafft, sich in die Träume der Mutter einzubringen, weiß ich nicht. Aber ich weiß, daß werdende Mütter, die in der Schwangerschaft Angstträume hatten, später leichter und schneller gebären. Neueste Forschungen zeigen, daß Träumen eine der am weitesten verbreiteten und heilsamsten Möglichkeiten ist, sich mit den Ängsten der Schwangerschaft auseinanderzusetzen. In der Fachliteratur sind Dutzende von Fällen belegt, in denen die Träume der Schwangeren sich später bewahrheiteten. Aus Gesprächen mit Kollegen weiß ich, daß es Hunderte oder vielleicht sogar Tausende solcher „Zufälle" gibt, die nur nicht bekannt werden, weil die Frau oder der Arzt Angst haben, als abergläubisch oder unwissenschaftlich zu gelten.

Schwangerschaftsträume folgen den Gesetzen des Traumes. Stets gibt es darin eine untergründige Logik. Wie unterschiedlich der Trauminhalt auch sein mag, wieder und wieder tauchen die gleichen Themen und Muster darin auf. Die Frau träumt von ihrem Kind fast immer in einer beängstigenden oder bedrängenden Situation.

In der Nacht, bevor eine meiner Patientinnen eine spontane Fehlgeburt erlitt, wachte sie mehrmals durch ihren eigenen Schrei auf „Ich will heraus, laßt mich heraus". Sie ist überzeugt, daß ihr Kind durch sie gesprochen hat. Ein Kollege erzählte mir den Traum einer Patientin, in dem das Baby ebenfalls verzweifelt versuchte, eine Botschaft zu übermitteln. Zu Beginn des letzten Schwangerschaftsdrittels träumte die Frau, daß die Wehen einsetzten. Ihre Schwangerschaft war bis dahin in jeder Hinsicht, seelisch und körperlich, völlig komplikationslos verlaufen, und nichts in ihrer medizinischen oder psychischen Vorgeschichte deutete auf ein Frühgeburtsrisiko hin. Aber der Traum beunruhigte sie. Sicher, daß er einen tieferen Sinn hatte, begann sie, sich „für alle Fälle“ auf die Entbindung vorzubereiten. Zwei Wochen später bekam sie ihr Kind.

Gegenwärtig kann man über den Mechanismus der Schwangerschaftsträume nur Vermutungen anstellen. Ich glaube, daß sie eine Art außersinnlicher Botschaften vom Kinde sind. In der letzten Zeit haben viele ernstzunehmende Wissenschaftler diesem Phänomen ihre Aufmerksamkeit gewidmet. In der Duke University befaßte sich ein spezielles Team für außersinnliche Forschung mehrere Jahrzehnte damit. Und die American Association for the Advancement of Science, eine der erlauchtesten und angesehensten wissenschaftlichen Vereinigungen der Welt, hat die potentielle Bedeutung der außersinnlichen Kommunikation erkannt und einige Forschungsprojekte entsprechend gefördert.

DIE MUTTER

Was wir über die empathische Kommunikation von der Mutter zum Kind wissen, erhärtet ebenfalls die Hypothese von der außersinnlichen Kommunikation. Fast jede Emotion der Frau scheint sich dem Kind mitzuteilen. Sogar eindeutig biologisch bedingte Gefühle wie Angst und Furcht berühren das Ungeborene in einer Weise, die weit über das Physiologische hinausgeht.

Das stimmt noch mehr für Gefühle, die anscheinend keinerlei biologische Verankerung haben, wie beispielsweise Liebe und Gelassenheit. Was wir vom menschlichen Körper wissen, kann nicht erklären, warum diese Gefühle sich auf das Ungeborene übertragen. Und doch beweist eine Untersuchung nach der anderen, daß glückliche, gelassene Frauen mit größerer Wahrscheinlichkeit aufgeweckte und unternehmungslustige Babys haben. Noch anschaulicher wird das bei der Ambivalenz, einem höchst subtilen und komplexen Gefühl, das – wie wir gesehen haben – dem Ungeborenen schaden kann. Mit großer Sicherheit entspricht diesem Gefühl kein bestimmter organischer Zustand. Oft ist es so gedämpft, daß die Frau sich gar nicht seiner bewußt ist. In meinen Augen ist die einzige logische Erklärung für solche Ergebnisse das, was ich die empathische Kommunikation nenne. Offensichtlich hat das Kind so feine Antennen, daß es sogar schon den leisesten Anflug eines Gefühls registriert. Ein trauriges Beispiel dafür sind die Statistiken über spontane Fehlgeburten, ihre Häufigkeit sagt uns eine Menge über die Natur der empathischen Kommunikation. Die Untersuchungen über Ambivalenz oder Gefühlskälte der Mutter und die Fehlgeburtstatistik sind, zusammen betrachtet, ein gutes Beispiel für empathisch übermittelte mütterliche Emotionen. Etwa ein Drittel aller spontanen Fehlgeburten haben keine medizinische Ursache, die Frau ist bei guter Gesundheit und durchaus in der Lage, ein Kind auszutragen. Sie leidet jedoch unter einem seelischen Problem, meistens unter Angst in irgendeiner Form.

Bei der Überprüfung vierhundert spontaner Fehlgeburten kam ein Wissenschaftler zu dem Schluß, daß die Angst vor der Verantwortung und die Furcht, ein behindertes Kind zu bekommen, die Wahrscheinlichkeit einer Fehlgeburt erhöhen. Zwei andere Wissenschaftler kamen zum selben Ergebnis. Der einzige Unterschied bei ihrer Untersuchung war, daß die Frauen hier befürchteten, von ihrem Partner oder ihren Freunden, ihrer Familie oder vom Arzt im Stich gelassen zu werden. Angst hat natürlich eine biologische Basis, und es ist gut möglich, daß die mütterlichen Neurohormone, die durch Angst gebildet werden, stärker auf das Kind wirken als bisher angenommen. Aber trotzdem werden rein physiologische Erkenntnisse sicher nie zufriedenstellend alle spontanen Fehlgeburten erklären können.

Die physiologische Kommunikation

DAS KIND

Bis vor kurzem wurde angenommen, daß die Aufgabe, die Schwangerschaft physiologisch aufrecht zu erhalten, allein bei der Mutter liegt. Neues Forschungsmaterial läßt nun vermuten, daß auch das Kind eine wichtige Rolle dabei spielt. Nach Dr. Liley sorgt das Kind für das endokrine [hormonale] Gelingen der Schwangerschaft, und es löst die vielen Veränderungen im Körper der Mutter aus, die seine vorgeburtliche Versorgung und Ernährung ermöglichen[5]. Das Kind sorgt also schon in diesem Stadium bis zu einem gewissen Grad selbständig für sein Wohlbefinden. Diese Tatsache wirft interessante Fragen auf. Es ist also denkbar, daß die ungewöhnlich hohe Rate von körperlichen und geistigen Schäden bei den Babys von verzweifelten oder gefühlskalten Müttern nicht allein die Folge schädlicher Hormone sind, sondern daß der Fetus in manchen Fällen seine physiologische Mithilfe zur Schwangerschaft verweigert, sich also selbst schädigt, weil er sich in einer feindseligen Umgebung fühlt.

DIE MUTTER

Die Hormone, die bei Angst und Streß ausgeschüttet werden, sind die sichtbarste Form der physiologischen Kommunikation zwischen Mutter und Kind. Befürchtungen um das Kind, die Schwangerschaft und den Mann oder Gefühle von Unzulänglichkeit und Unsicherheit haben die stärkste Wirkung auf das Kind. *Aber nur intensive und langfristige mütterliche Angstzustände können schädlich sein.* Eine Frau, die sich gelegentlich über Rechnungen oder ihr Gewicht Sorgen macht, bringt ihr Kind bestimmt nicht in Gefahr. Wenn solche kleinen Sorgen überhaupt Hormone erzeugen, sind sie sicher zu gering-

5 Neuere Untersuchungen zeigen, daß die Plazenta Östrogen, Progesteron, HCG und noch andere Hormone produziert, die alle die Schwangerschaft erhalten. Die Plazenta ist aber ein Organ des Kindes. Durch die Produktion dieser Hormone trägt es also aktiv zu seinem Überleben bei.

fügig, um dem Kind etwas anzuhaben. Was das Ungeborene jedoch nicht verträgt, ist die ständige Attacke von Angsthormonen. Darin liegt auch nicht nur eine Gefahr für das vorgeburtliche *bonding*. Wie bereits im vorigen Kapitel beschrieben, kann eine solche Bedrohung den „Seelen-Thermostat" des Kindes gefährlich hoch einstellen.

Rauchen, übermäßiges Trinken, die Einnahme von Medikamenten, ungesundes oder unmäßiges Essen stellen ebenfalls eine bestimmte Art physiologischer Kommunikation seitens der Mutter dar. (In psychologischer Sicht sind sie ein indirekter Ausdruck von Angst.) Die gefährlichen Veränderungen, die solche Substanzen im Mutterleib bewirken, ängstigen das Kind, und diese Angst ist berechtigt.

Alkohol ist ein solcher Fall. Er kann das Kind verkrüppeln oder sogar töten. Schon im alten Rom oder Griechenland wußte man, daß Frauen, die viel trinken, häufiger mißgebildete oder kranke Kinder bekommen. Aber erst in den letzten Jahren hat man die Ursache dafür herausgefunden. Alkohol gelangt so mühelos durch die Plazenta zum Kind wie fast alles, was die Mutter zu sich nimmt. Die Wirkung hängt von der Menge und vom Alter des Kindes ab. Es ist am sichersten, gar nicht in der Schwangerschaft zu trinken. Wenn eine Frau aber trinkt, sollte sich ihr Konsum auf allerhöchstens ein bis zwei Gläser beschränken. Alles, was darüber liegt, kann zur Alkohol-Embryopathie führen. Bis heute durchschaut man noch nicht ganz den Mechanismus dieser gefährlichen Störung, aber eines ist ziemlich sicher: Je mehr eine Frau trinkt, desto größer ist die Gefahr, daß das Kind geistig behindert oder hypermotorisch ist, daß es Herzgeräusche oder eine Gesichtsmißbildung hat, wie einen zu kleinen Kopf oder zu tief angesetzte Ohren.

Nach Ansicht der Experten des U.S. National Institute of Alcohol Abuse and Alcoholism [Institut zur Untersuchung von Alkoholmißbrauch und Alkoholismus] können bereits drei oder vier Gläser Bier am Tag einen oder mehrere dieser Defekte beim Kind zur Folge haben, sechs oder mehr Gläser am Tag sogar die gesamte schreckliche Skala von Mißbildungen der Embryopathie. Eine Frau, die täglich etwa sechs Gläser hochprozentigen Alkohols trinkt, spielt Russisch Roulette mit ihrem Kind. Bei dieser Menge steht die Wahrscheinlichkeit, daß es mit einer ernsten Mißbildung geboren wird, fünfzig zu fünfzig.

Fast ebenso kritisch wie das Quantum ist der Zeitpunkt, wann die Frau trinkt. Nach Meinung von Experten gibt es vor allem zwei Phasen in der Schwangerschaft, in denen Alkohol besonders gefährlich ist. Die erste ist die 12. bis 18. Woche, eine besonders kritische Phase der Gehirnentwicklung, die zweite ist die 24. bis 36. Woche.

Zigaretten bedeuten eine weitere Hauptgefahr für das Kind. Beim Rauchen sinkt der Sauerstoffgehalt im mütterlichen Blut. Ohne ausreichende Sauerstoffversorgung kann sich das Wachstum des fetalen Gewebes verlangsamen. Eine Frau, die eine oder zwei Zigaretten täglich raucht, gefährdet das Baby wahrscheinlich noch nicht, obwohl es auch beim Rauchen das Sicherste ist, ganz darauf zu verzichten. Aber zwei Pakete täglich bedeuten bestimmt eine Gefahr. Neue Untersuchungen zeigen, daß die Babys starker Raucherinnen – Frauen, die vierzig oder mehr Zigaretten täglich rauchen – kleiner sind und schwächer als die Kinder von Frauen, die nicht rauchen. Im Alter von sieben Jahren haben diese Kinder häufiger Leseschwierigkeiten und seelische Störungen als andere Gleichaltrige. Es gibt jetzt deutliche Hinweise dafür, daß die fetale Entwicklung sogar betroffen ist, wenn der Vater raucht. Westdeutsche Wissenschaftler haben kürzlich herausgefunden, daß bei den ungeborenen Kindern von Rauchern die pränatale Sterblichkeit erhöht ist. Die Ursachen dafür sind unklar. Der Toxikologe Helmut Griem vertritt die Meinung, daß Nikotin subtile, aber potentiell verheerende, Veränderungen im männlichen Sperma verursacht.

Die Untersuchungen über die Wirkung von Koffein auf das Kind sind nicht so überzeugend wie die über Alkohol oder Nikotin. Die wenigen Untersuchungen über diese Frage haben keine eindeutigen Beweise erbracht. Eine Ausnahme stellt jedoch eine Studie der University of Washington dar. Dort wurde eine deutliche Korrelation festgestellt zwischen bestimmten angeborenen Anomalien und Koffein (in Kaffee, Coca-Cola, Kakao und Tee). Bei den Kindern von Frauen, die besonders viel Koffein konsumierten, wurden gehäuft ein zu schwacher Muskeltonus und unterdurchschnittliche Aktivität festgestellt. Sind das vorübergehende Folgen oder kündigen sie eine ernsthafte, langfristige Gesundheitsstörung an? Die Leiterin des Forschungsteams, Dr. Ann Stressiguth, sagt, daß diese Frage erst nach weiteren Untersuchungen beantwortet werden kann. Solange dies nicht geklärt ist, ist es klüger für eine Schwangere, koffeinfreien Kaffee zu trinken und zurückhaltend bei Cola oder Kakao zu sein.

In jedem Fall ist das auch für sie besser, denn Koffein begünstigt Bluthochdruck, und nach neuesten Untersuchungen besteht sogar eine mögliche Korrelation zu Brustkrebs. Wenn eine Frau allerdings so abhängig ist von Zigaretten oder Kaffee, daß der Verzicht sie übermäßig belasten würde, ist es besser, den Konsum nur einzuschränken. Die Risiken von Medikamenten in der Schwangerschaft sind weitgehend bekannt, daher werde ich nicht weiter darauf eingehen. Es genügt zu sagen, daß das Ungeborene in der frühen Schwangerschaft am empfindlichsten für ihre toxische Wirkung ist. Sogar alltägliche, rezeptfreie Mittel wie etwa Aspirin können dann schädlich sein.

Es sieht jetzt vielleicht so aus, daß alles, was die werdende Mutter tut – wenn sie bei Kopfweh ein Aspirin nimmt, einmal angespannt ist oder negative Gedanken hat –, sich auf die Beziehung zu ihrem Kind auswirkt. Das ist nicht der Fall. Die Aussagen in diesem Kapitel müssen in der richtigen Relation gesehen werden. Gelegentliche negative Gefühle oder Hektik beeinträchtigen das vorgeburtliche *bonding* nicht. Das ungeborene Kind ist viel zu robust, um sich durch ein paar Rückschläge aus der Fassung bringen zu lassen. Gefahr besteht, wenn es sich von der Mutter zurückgewiesen fühlt und wenn seine seelischen und körperlichen Bedürfnisse permanent mißachtet werden. Seine Ansprüche sind nicht übertrieben. Alles, was es will, ist ein wenig Liebe und Beachtung. Und wenn es die bekommt, geschieht alles andere – auch das *bonding* – ganz von selbst.

Fünftes Kapitel
Die Geburtserfahrung

„Bitte, könnte jemand das Licht ausschalten“, bat eine freundlich aussehende Frau auf deutsch. Dem daraufhin einsetzenden Flüstern und Füßescharren nach zu urteilen, waren die anderen Anwesenden im Kantonsspital in Basel offenbar ebenso darauf erpicht, daß der Film endlich anlief, wie ich.

Technisch gesehen war er nicht gerade perfekt. Die Bilder waren aus unerklärlichen Gründen mal scharf und mal unscharf, und man mußte sich anstrengen, um zu verstehen, was gesprochen wurde. Doch all das spielte irgendwie keine Rolle. Die Regisseurin hatte einfach die Kamera auf frischgebackene Mütter und ihre Kinder gerichtet und festgehalten, wie sie zum ersten Mal einander ansahen, und dabei ein kleines, wirklich bewegendes Meisterwerk vollbracht.

Als ich später über diesen Film nachdachte, wurde mir klar, daß er nicht nur ein großartiges Dokument über das Geburtserlebnis war, sondern auch sehr treffend unsere Einstellung zur Geburt veranschaulichte. Während der meisten Zeit der fünfundvierzigminütigen Spieldauer befaßte sich der Film mit den Müttern und ihren Reaktionen. Die Kamera verweilte auf ihren Gesichtern, während sie ihre eben geborenen Kinder liebkosten, streichelten und besänftigten. Die Babys in diesem Film hatten alle blitzblanke Äuglein und waren wach, trotzdem waren sie immer nur kurz im Bild. Sie spielten eindeutig nur Nebenrollen in diesem besonderen Schauspiel; die eigentlichen Stars waren ihre Mütter.

Diese Sicht ist kaum einmalig und nur auf diesen Film beschränkt. Indem sie die Geburt zum größten Teil aus der Perspektive der Mutter zeigte, reflektierte die Kamera lediglich, was in den meisten Menschen vorgeht, wenn sie an Geburt denken. Wir sehen diese durch die Augen der Mutter; ihre

Freude ruft unsere Anteilnahme hervor. Wir gehen davon aus, daß das Kind nichts empfindet – daß es eine unbeschriebene Randfigur bei diesem feierlichen Ereignis ist. Das aber entspricht ganz einfach nicht der Wahrheit. Für seine Mutter und seinen Vater mag seine Geburt unvergeßlich bleiben, die Erfüllung eines lebenslangen Wunschtraumes, aber für das Kind selbst ist sie etwas viel Folgenschwereres – ein Erlebnis, das seine Persönlichkeit unauslöschlich prägt. Wie es geboren wird ob die Geburt schmerzhaft oder leicht, sanft oder mit Gewalt verbunden ist –, bestimmt weitgehend, was für ein Mensch aus ihm wird und mit welchen Augen dieser seine Umgebung sieht. Ob er fünf, zehn, vierzig oder siebzig Jahre als wird, ein Teil seiner selbst wird die Welt immer mit den Augen des Neugeborenen sehen, das er einmal war. Darum hat Freud die Wonnegefühle und den Schmerz, von denen die Geburt begleitet wird, Urgefühle genannt. Ihrem Sog kann sich niemand von uns ganz entziehen.

Um die Gründe dafür zu verstehen, versuchen Sie einmal, die Geburt aus der Sicht des Babys zu sehen. Gegen Ende seines neunten Monats im Mutterleib ist es sich seines Universums in hohem Grade bewußt; was es davon zu spüren bekommt, hört und sieht, ist ebenso Teil seiner selbst wie seine Arme und Beine. Das ist nicht mystisch gemeint. Da es nie mehr als flüchtig zwischen sich und seiner Umgebung unterscheiden mußte, ist das Kind sich dessen nicht bewußt, daß da ein Unterschied besteht. Es ist in ureigenstem Sinne eins mit seiner Welt und diese eins mit ihm. Es hat von seiner Mutter und durch sie von der Welt Botschaften empfangen. Diese werden *vorübergehend* seine Ruhe stören (und die Grundlage für sein Gefühlsleben zu legen beginnen). Außer in seltenen Ausnahmefällen werden sich kurze beunruhigende Mitteilungen von „widersprüchlichen Gefühlen“ und „Angst“ seitens einer Mutter, die sich ansonsten zu ihm hingezogen fühlt, aber kaum auf die innere Einstellung des Ungeborenen zu sich selbst und seiner Mutter auswirken.

Die Geburt hingegen ist die erste psychische und physische Schockerfahrung, die das Kind durchmacht, und es wird diese nie ganz vergessen. Es erlebt Augenblicke unglaublicher sinnlicher Wonnen – Augenblicke, in denen jeder Zentimeter seines Körpers von warmen mütterlichen Säften umspült und von mütterlichen Muskeln massiert wird. Diese Momente lösen sich jedoch ab mit anderen voll großer Schmerzen und Angst. Selbst unter den besten Voraussetzungen erschüttert die Geburt den Körper des Kindes in erdbebenartigen Ausmaßen.

Im einen Moment schwimmt es noch glückselig in einem See warmen Fruchtwassers, im nächsten wird es in den Geburtskanal gestoßen und einer Zerreißprobe ausgesetzt, die viele Stunden dauern kann. Am schlimmsten während des größten Teiles der Zeit sind die Kontraktionen der Mutter, die mit der Gewalt eines Sturmbocks auf ihn einhämmern. Wenn das übertrieben klingt, denken Sie nur daran, wie heftig das Neugeborene schreit, wenn Sie ihm die Hand mit nur einem Bruchteil der Kraft einer Wehenkontraktion auf die Stirn drücken. Wie sich die volle Wucht einer Kontraktion anfühlt, kann man nur ahnen; kürzlich durchgeführte Röntgenuntersuchungen haben jedoch gezeigt, daß das Kind bei jedem Wehenanprall wild mit Armen und Beinen um sich schlägt, als ob es sich unter Todesqualen windet.

Fast genauso schrecklich ist das Ende dieser Zerreißprobe. Wenn das Kind sich endlich dem Scheidenausgang nähert, wird sein noch sehr zerbrechlicher Schädel vielleicht von zwei Stahlzangen umfaßt, die seinen sechs, sieben oder acht Pfund schweren Körper mit einer Wucht herauszerren, als würde ein Vierzig-Pfund-Gewicht an seinem Nacken ziehen. Oder seine Schädeldecke wird aufgeschlitzt und eine winzige Elektrode zur Aufzeichnung der Herztöne in die Wunde eingeführt. Selbst wenn es von diesen beiden Gefahren verschont bleibt, wird es sich bald in einem kalten, lauten, grell erleuchteten Raum wiederfinden, umringt von lauter Fremden, die nach ihm greifen, es einer gründlichen Untersuchung unterziehen und an ihm zerren.

Mittlerweile vermerkt sein Geist jedes Gefühl, jede Gebärde und jede Bewegung. Nichts entgeht jetzt seiner Aufmerksamkeit. Selbst die winzigsten Details hinterlassen unauslöschliche Erinnerungsspuren, obwohl das Kind selten in der Lage sein wird, sich später spontan an diese Dinge zurückzuerinnern. Fast keiner kann das. Die Geburt hat eine Art Gedächtnisverlust zur Folge, der aller Wahrscheinlichkeit nach durch das von der Mutter während der Wehen und der Geburt produzierte Oxytocin bewirkt wird (das wichtigste Körperhormon, das die Uteruskontraktionen und die Milchbildung steuert). Neuere Untersuchungen (auf die ich in Kapitel 10 noch näher eingehen werde) haben gezeigt, daß Oxytocin bei gebärenden Tieren eine Amnesie hervorruft; es ist daher sehr wohl möglich diesem Hormon zuzuschreiben, daß sich so viele Geburtserinnerungen unserem bewußten Gedächtnis entziehen.

Wir wissen selbstverständlich, daß es Geburtserinnerungen gibt, und auch, daß sich diese zurückrufen lassen, wenn man dem Gedächtnis richtig nachhilft. Dr. Penfields Untersuchungen haben das bewiesen, aber er hat sich in seiner Arbeit mit Erinnerung ganz allgemein befaßt. Dr. David B. Cheek hingegen hat sein Hauptaugenmerk auf Geburtserinnerungen gerichtet. In einem bemerkenswerten klinischen Experiment zum Beispiel, das er vor ein paar Jahren durchführte, nahm er vier junge Männer und Frauen, die er in den Jahren seiner Geburtshelfertätigkeit in Chico, Kalifornien, entbunden hatte, hypnotisierte sie und bat sie zu beschreiben, in welcher Lage sich bei ihrer Geburt Kopf und Schultern befanden. Für die Kopf-Schulter-Lage als Maßstab für die Verläßlichkeit des Gedächtnisses entschied sich Dr. Cheek deswegen, weil seine Versuchspersonen die Antwort auf diese Fragen nicht im voraus kennen konnten. Informationen solcher Art werden außer im Geburtsbericht des Arztes fast nie je erwähnt, und die Geburtsberichte dieser jungen Leute waren seit mehr als zwei Jahrzehnten in Dr. Cheeks Archiv verschlossen gewesen.

Die Berichte lieferten die erhärtenden Beweise für die Tests. Was die Patienten unter Hypnose aussagten, fand Dr. Cheek später in seinen Unterlagen bestätigt (er hatte sie vorsichtshalber nicht vorher eingesehen – aus Angst, seine Versuchspersonen sonst zu beeinflussen). Die Männer und Frauen lieferten alle eine genaue Beschreibung, in welcher Winkellage sich bei ihrer Geburt Kopf und Schultern befanden und auch wie sie entbunden wurden.

Was Dr. Cheeks Arbeit so bedeutsam macht, sind die weiterreichenden Folgerungen, zu denen sie Anlaß gibt. Wenn ein Mensch sogar etwas so Unerhebliches wie die Lage seines Kopfes bei der Geburt weiß, wie ist es dann um seine traumatischeren Geburtserfahrungen bestellt? Vor allem etwa mit seiner Erinnerung daran, wie er im Geburtskanal festsaß oder wie er sekundenlang keine Luft bekam oder wie er Wochen, ja vielleicht Monate vor der Zeit zur Welt kam?

Die Arbeit von Dr. Cheek und von anderen Wissenschaftlern macht es jetzt möglich, diese Fragen einigermaßen genau zu beantworten. Man kann sogar die verschiedenen „Geburtsrisiken" und ihre psychologischen Folgen in Tabellen und Diagrammen ablesen. Aufgrund von Tieruntersuchungen und klinischen Tests habe ich fünf Hauptkategorien geburtsbedingter psychologischer Gefährdungen festgestellt, und obwohl diese Kategorien noch provisorischer Natur sind, habe ich in ihnen doch die neuesten Erkenntnisse und Zahlen berücksichtigt.

Ganz zuunterst, in der Kategorie der geringsten psychologischen Gefährdungen, sind einfache, unkomplizierte Vaginalgeburten. Mir selbst liegen empirische Beweise dafür vor, daß eine große Mehrheit der vaginal geborenen Menschen extravertiert, optimistisch und vertrauensvoll sind, es gibt aber nicht eine einzige Untersuchung, auf die ich verweisen könnte mit den Worten: „Da, das ist der Beweis für das, was ich sage." Die Berichte, die es gibt – die meisten davon sind über Untersuchungen an Tieren –, lassen jedoch erkennen, daß eine unkomplizierte Vaginalgeburt für die Gefühlsentwicklung von großem Vorteil ist.

In einer Anfang der siebziger Jahre vom National Institute of Neurological Disease and Blindness [Nationalinstitut für Nervenkrankeiten und Blindheit] durchgeführten Untersuchung haben Forscher festgestellt, daß vaginal geborene Affen (die Reaktion der Affen auf Geburtserfahrungen kommen denen der Menschen am nächsten) in den ersten fünf Tagen nach der Geburt aktiver, ansprechbarer waren und schneller lernten als per Kaiserschnitt entbundene Affen (deren Mütter nur eine örtliche Betäubung bekommen hatten, weil man die benebelnde Wirkung stärkerer Drogen ausschalten wollte). Wie die per Kaiserschnitt geborenen Affen zwei, drei oder fünf Jahre später im Vergleich mit den vaginal geborenen abschneiden würden, ist eine andere Sache. Viele kleinere, geburtsbedingte Schäden geben sich mit der Zeit. Bei meinen eigenen Patienten habe ich jedoch etwas festgestellt, was vielleicht eine Langzeitwirkung einer Kaiserschnittgeburt ist: ein heftiges Verlangen nach jeglicher Art von Körperkontakt. Das läßt sich wahrscheinlich damit erklären, daß eine Kaiserschnittgeburt das Baby der sinnlichen Erlebnisse einer Vaginalgeburt beraubt – und zwar sowohl der unerträglichen Schmerzen als auch der Momente höchster Wonne. Diese sinnlichen Gefühle sind Vorläufer des Sexuallebens der Erwachsenen, und ein chirurgisch entbundener Mensch wird vielleicht nie über diesen Erlebnisverlust hinwegkommen. Aus diesem Grunde wären Kaiserschnittgeburten in dem Risikodiagramm etwas höher zu plazieren.

Noch ein Stück über ihnen – ungefähr zwischen einem Drittel und der Hälfte des Weges zum oberen Diagrammrand – würde ich Steißgeburten ansiedeln. Die meisten Babys, die in Steißlage geboren wurden, leben danach ganz normal; Untersuchungen haben jedoch gezeigt, daß sie später in der Kindheit etwas anfälliger für Lernstörungen sind. Bei einem Vergleich der schulischen Laufbahnen von 1698 Kindern in Indianapolis stellten die Forscher fest, daß 25 Prozent der Steißgeburten-Kinder wenigstens einmal sitzenblieben (während die Durchschnittszahl der Sitzenbleiber an der Schule 15 Prozent betrug), und 10 Prozent von ihnen brauchten Nachhilfeunterricht (während es im Vergleich dazu in der ganzen Schule nur 4 Prozent waren).

Ungefähr auf derselben Höhe wie Steißgeburten würde ich kleinere Komplikationen mit der Nabelschnur, wie Verknotungen oder Umschlingungen, die sich schnell von alleine korrigieren, einordnen. Weder das eine noch das andere ist lebensbedrohlich, aber beides kann ein paar schreckliche Sekunden lang die Atmung des Kindes beeinträchtigen. Aus diesem Grunde hinterlassen sie, glaube ich, langfristige psychologische Merkmale, die meistens ganz spezieller Natur sind. Babys zum Beispiel, denen sich bei der Geburt durch einen unglücklichen Zufall die Nabelschnur um den Hals gelegt hat, haben als Kinder und Erwachsene häufiger irgendwelche Halsprobleme wie beispielsweise Schluckschwierigkeiten oder Sprachfehler.

Ein solcher Fall war ein von mir behandelter Mann, der seit seinem sechsten Lebensjahr schwer stotterte. Schon sehr früh während der Therapie wurde klar, daß sein Vater eine Schlüsselposition in diesem Puzzle einnahm. Als Junge war dieser Patient von seinem Vater unbarmherzig wegen seiner Sprachstörungen kritisiert worden, was diese natürlich noch verschlimmerte. Im Laufe der Therapie stellte sich jedoch nach und nach heraus, daß dieses Kritisieren nur ein wesentlicher Faktor unter mehreren war; in der Geschichte des Mannes tauchten immer wieder Halsprobleme auf. In einer Sitzung erinnerte er sich, im Alter zwischen drei und fünf Jahren eine Reihe schmerzhafter Mandelentzündungen gehabt zu haben, in einer anderen, daß sich bei seiner Geburt die Nabelschnur um seinen Hals verschlungen hatte.

Da sein Geburtsbericht nicht verfügbar war, konnte ich die Richtigkeit dieser Erinnerung nicht nachprüfen. Aber in den Wochen nach dieser Geburtserinnerung fand diese eine ganz andere, viel wesentlichere Art der Bestätigung: Der Mann hörte allmählich auf zu stottern.

Noch höher als Nabelschnurprobleme, ungefähr zwischen halber- und Dreiviertelhöhe oben im Diagramm sind Frühgeburten anzusetzen. Wie schwer diese Fälle sind, ist sehr unterschiedlich. Findet eine Geburt nur ein paar Tage zu früh statt, wird das kaum Folgen haben; ein paar Wochen sind folgenschwerer, und eine vorzeitige Geburt von ein paar Monaten kann für das Kind physisch und psychisch verheerend sein. Das „harmloseste", was ich bei meinen vor der Zeit geborenen Patienten festgestellt habe, ist, daß sie sich ständig gehetzt und gequält fühlen. Dieses Gefühl, niemals aufholen und Schritt halten zu können, ist, glaube ich, eine direkte Folge ihrer verfrühten Geburt. Sie haben ihr Leben als Gejagte begonnen und kommen sich auch jetzt, viele Jahre später, noch als solche vor.

Bei anderen – wie bei einem Jungen, den ich hier Ricky Burke nennen möchte – hinterläßt eine Frühgeburt tiefere psychologische Narben. Rickys Fall wurde mir auf Umwegen bekannt. Eine der lokalen Rundfunkstationen Torontos bat eine Kollegin von mir, die Therapeutin Sandra Collier aus unserem Therapiezentrum, eine zweiteilige Radiosendung über Träume, Alpträume und ihre Bedeutung zu machen. Sandra hatte über dieses Gebiet schon ziemlich viel gearbeitet – vor allem über die Beziehung zwischen Träumen und vergessenen Geburtserinnerungen – und erwähnte das gegen Ende der ersten Sendung. Es war einer jener merkwürdigen Zufälle: Jemand hört eine fremde Stimme im Radio, und plötzlich ist das eigene Leben und das der ganzen Familie verändert.

In diesem Fall war Kathleen Burke die Zuhörerin, und als sie Sandras Erörterungen hörte, wie unbewußte Geburtserinnerungen in Träumen zum Ausdruck kommen können, fing sie an, über ihren Sohn Ricky und seine Geburt nachzudenken. Seit ein paar Jahren quälten Ricky schreckliche Angstträume. Kaum war er eingeschlafen, schlug er Nacht für Nacht fluchend um sich, wobei sein Vokabular weit über die Grenzen eines Neunjährigen hinausging. Aber noch eigenartiger war das anschließende Gebrüll: Ricky fing an laut zu schreien. Manchmal sprach er auch von einem sonderbaren Licht und schien – so kam es seiner Mutter vor – eine Fremdsprache zu sprechen. Die Burkes waren mit Ricky schon bei mehreren Ärzten gewesen, aber keiner hatte ihm helfen können; entweder bezeichneten sie seinen Zustand als nicht diagnostizierbar, oder sie verschrieben ihm irgendwelche Medikamente, die nichts nützten.

Nachdem sie Sandras Radiosendung gehört hatte, fing Mrs. Burke jedoch an, über die Umstände der Geburt ihres Sohnes nachzudenken. Sie hatte sehr schlimme Wehen gehabt; Ricky war eine Frühgeburt und kam fast tot auf die Welt. Während sie sich auf jene Nacht konzentrierte, tauchten nach und nach andere Erinnerungsfetzen wieder auf – die Ärzte waren übermüdet und hatten geflucht, und man hatte einen Priester herbeigerufen, damit er Ricky die letzte Ölung gab. Plötzlich war alles klar: Rickys Alpträume waren Geburtserinnerungen. Seine Flüche waren die, welche er bei den Ärzten gehört hatte; seine Sprache war das Latein des Pastors. Es war alles ganz einleuchtend, sagte Mrs. Burke, als sie Sandra während ihrer zweiten Sendung anrief, um ihr von Ricky zu erzählen.

Es mag einem vielleicht merkwürdig vorkommen, wenn man sagt, daß Ricky Burke „Glück hatte“, aber wenn man bedenkt, wie schwierig seine Geburt war, hatte er tatsächlich Glück, daß er noch so gnädig davonkam. Eine Risikogeburt wie die von Ricky gehört ins oberste Viertel der Tabelle. In diese Kategorie gehören lebensbedrohliche Frühgeburten (zum Beispiel mindestens zwei Monate zu früh), Nabelschnurkomplikationen, die für das Kind beinahe tödlich waren; eine Plazenta praevia, die bei der Geburt den Ausgang aus der Gebärmutter blockieren kann; und eine Eklampsie, eine potentiell gefährliche Form mütterlichen Bluthochdrucks.

Die psychologischen Probleme, die mit solchen Störungen zusammenhängen, sind gleichfalls ernster Natur – Schizophrenien, Psychosen und starkes asoziales und kriminelles Verhalten. In der wissenschaftlichen Literatur gibt es tatsächlich überwältigend viele Beweise dafür, daß physiologische Komplikationen bei der Geburt das betroffene Individuum für eine große Skala von Schäden anfällig machen, von psychischen Störungen bis hin zu organischen Gehirnschäden. Bei einer Untersuchung von 33 schizophrenen Jugendlichen beispielsweise haben Forscher eine 40-Prozent-Rate von Geburtskomplikationen verschiedenster Art festgestellt. Bei ihren geistig gesunden Brüdern und Schwestern hingegen betrug diese Rate nur zehn Prozent.

Noch dramatischer sind die Ergebnisse einer besonders gründlichen Untersuchung von Dr.Sarnoff A. Mednick, dem Leiter des Psykologisk-Institut in Kopenhagen. Anfang der sechziger Jahre begann Dr.Mednick sich mit einer Gruppe von 170 Jugendlichen zu befassen, die als schizophreniegefährdet galten, weil ihre Mütter an dieser Krankheit litten. Dr. Mednick wollte wissen, wieviele die Krankheit tatsächlich bekommen würden und, noch wichtiger, warum.

Die Antwort auf den ersten Teil der Frage kannte er bereits nach wenigen Jahren. Bei 20 jungen Männern und Frauen hatte man bis dahin eine Schizophrenie diagnostiziert. Bei seiner Suche nach Anhaltspunkten dafür, warum sich bei die sen jungen Leuten die Krankheit entwickelt hatte, stellte Dr. Mednick in ihren Lebensläufen einige Übereinstimmungen fest, die er für bedeutsam hielt. Viele Mütter dieser Schizophrenen waren früher schon einmal wegen ihrer Krankheit in einer Heilanstalt gewesen. Außerdem fiel ihm auf, daß ein großer Teil der 20 Erkrankten früh in ihrer Schullaufbahn von ihren Lehrern als Störenfriede bezeichnet worden war. Aber was ihm vor allem ins Auge sprang, war die Ähnlichkeit der Geburtsverläufe bei den 20 Betroffenen. In 70 Prozent aller Fälle hatte es bei ihrer Geburt oder während der Schwangerschaft ihrer Mütter eine Komplikation oder sogar mehrere gegeben. Als er sich im Vergleich dazu die Unterlagen der Jugendlichen ansah, die nicht schizophren geworden waren, errechnete Dr. Mednick eine ganz andere, aber auf ihre Weise ebenso aussagekräftige Zahl: In nur 15 Prozent der Fälle hatte es während der Schwangerschaft oder der Geburt irgendwelche Komplikationen gegeben.

Ebenso dramatisch sind die Ergebnisse einer weiteren Untersuchung von Dr. Mednick. Diesmal befaßte er sich mit Schwerverbrechern. Und wieder stieß er auf einen gemeinsamen Nenner, und wieder bei der Geburt: Von den 16 gewalttätigsten Verbrechern hatten 15 eine äußerst schwere Geburt gehabt.

Das Tragische ist nicht nur, daß es solche Geburten gibt, sondern daß man in vielen Fällen – vielleicht sogar in der Mehrzahl – verhindern könnte, daß es dazu kommt; und in den Fällen, wo sich das nicht vorsorglich verhüten ließe, wäre es doch möglich, die Auswirkungen wesentlich zu mildern. Manchmal ließe sich das durch einen erhöhten Einsatz der raffinierten medizinisch-technologischen Betreuung erreichen, auf die sich die moderne Geburtshilfe spezialisiert hat, manchmal durch eine Verringerung dieser Mittel. Und in allen diesen Fällen wäre es ganz besonders wichtig, dem Gemütszustand der Frau, die in den Kreißsaal geschoben werden soll, mehr Beachtung zu schenken.

Wie sie sich in diesem Moment fühlt, hat enormen Einfluß darauf, wie sie gebiert. Wenn sie entspannt und zuversichtlich ist und sich auf die Geburt ihres Kindes freut, sind die Chancen gut, daß die Entbindung leicht und mühelos sein wird. Wenn Zweifel und Sorgen sie plagen und ihr die Aussicht, Mutter zu werden, widerstrebt, wächst das Komplikationsrisiko entsprechend.

Wir wissen das nicht nur aufgrund von Geburtsberichten, sondern auch gewissermaßen aus den Aussagen der Beteiligten, nämlich der Geborenen. In den Stunden unmittelbar vor der Geburt ist sich das Kind, unter anderem, der Gefühle seiner Mutter sehr genau bewußt, und oftmals kommen seine Erinnerungen an diese mütterlichen Emotionen Jahrzehnte später spontan oder in einer Therapie zum Vorschein.

Eine höchst eindrucksvolle Schilderung dieser Art gab mir eines Tages eine Frau mittleren Alters, die seit ungefähr einem Jahr zu mir kam. Hierzu kam es eines Nachmittags gegen Ende einer Sitzung, die uns beide emotional erschöpft hatte. Die Frau sprach gerade von etwas ganz anderem, als sie plötzlich mitten im Satz innehielt und sich ihr Gesichtsausdruck veränderte. Bevor ich auch nur fragen konnte, was los war, begann sie plötzlich zu erzählen, wie verängstigt ihre Mutter bei ihrer Geburt war und wie sie selbst das Gefühl gehabt hatte, daß ihre Mutter sich aufgrund ihrer Furcht in einen schützenden Kokon zurückzog. „Ich wußte, daß sie mir nicht helfen würde, geboren zu werden", sagte die Frau, „und ich hatte Angst, weil ich alles allein machen mußte." Eine andere Patientin, eine etwas jüngere Frau, die per Kaiserschnitt zur Welt kam, hatte ebenso dramatische Erinnerungen an ihre Geburt. Sie wußte noch, wie verschreckt ihre Mutter war, als der Chirurg sich anschickte, den Einschnitt vorzunehmen. „Ich konnte spüren, wie entsetzt sie war, als das Messer ihren Bauch aufzuschlitzen begann."

Problematisch an diesen Geschichten – von einem streng wissenschaftlichen Standpunkt aus – ist, daß sie oft sehr schwer zu überprüfen sind. Entweder ist die Mutter des Patienten nicht zu erreichen, oder sie kann oder will sich aus diesem oder jenem Grunde nicht an die einzelnen Umstände der Geburt erinnern. Es gibt jedoch viel unumstößliches Beweismaterial dafür, daß sowohl positive Gefühle wie Zuversicht und freudige Erwartung als auch negative Empfindungen wie tiefverwurzelte Angst sich auf den Geburtsverlauf auswirken können.

Bei einer Untersuchung der University of Michigan hat man herausgefunden, daß verängstigte Frauen viel länger in den Wehen lagen als innerlich gelassene Schwangere. Noch genauer ist eine Untersuchung der University of Cincinnati. Hier befaßten sich die Forscher nicht nur mit Angst per se, sondern mit verschiedenen Ängsten und Streßarten und damit, wie sie sich jeweils auf die Wehendauer und die Gebärmutterkontraktionen auswirkten. Insgesamt wurden zehn psychische Faktoren getestet; diejenigen, welche die längsten Wehen beziehungsweise die unergiebigsten Kontraktionen zur Folge hatten, waren: „Einstellung zur Mutterschaft", „Beziehung zur Mutter" und „ständige Ängste, Sorgen und Befürchtungen". Mit anderen Worten: Die Frauen mit den leichtesten Geburten hatten am wenigsten widersprüchliche Empfindungen, was das Mutterwerden anging, die wenigsten Konflikte mit ihren eigenen Müttern und waren überhaupt am wenigsten ängstlich. Ein anderes, sehr beruhigendes Resultat dieser Untersuchung ist, wie geringfügig sich normale Ängste auf die Wehendauer und die Uteruskontraktionen auswirken.

Viele Untersuchungen haben auch ergeben, daß ernstlich beunruhigte Frauen häufiger komplizierte Geburten haben als andere. Vor mehreren Jahren wurde an der Brown University eine Untersuchung mit fünfzig Frauen durchgeführt, von denen die Forscher die eine Hälfte als normal eingestuft hatte (das heißt, daß sie der Geburt mit Vorfreude entgegensahen), während die anderen sich vorher Sorgen machten. Nachdem die Frauen geboren hatten, unterzog eine Gruppe von Geburtshelfern, die an der Untersuchung nicht beteiligt war, den Geburtsbericht jeder einzelnen Frau einer genauen Prüfung; die Ergebnisse, die sie den Forschern meldeten, waren beunruhigend.

Alle sorgengepeinigten Mütter hatten wenigstens eine Komplikation bei der Entbindung gehabt, von ziemlich geringfügigen – ein Kind mit einer Nasenprellung – bis hin zu schweren: mehreren Früh- und zwei Totgeburten. Die Zahlen bei den als „normal" eingestuften Frauen waren auf ihre Weise ebenso aufsehenerregend: Nicht eine von ihnen hatte bei der Entbindung Komplikationen oder Probleme gehabt.

Das heißt natürlich nicht, daß es einem Kind unbedingt schaden muß, wenn eine Mutter sich ernstlich überfordert fühlt. Trotzdem: Wer weiß, wieviel körperliche und psychische Leiden einfach dadurch zu verhindern wären, daß wir – und mit „wir" meine ich medizinische Experten wie Geburtshelfer, Psychiater, Hebammen und Krankenschwestern – endlich anfangen würden, der psychischen Gesundheit der Schwangeren ebensoviel Aufmerksamkeit zu schenken wie der physischen.

Eine weitere Maßnahme, durch die sich die Gefahren für den Körper wahrscheinlich und die psychischen Schäden ganz gewiß mindern ließen, ist vergleichsweise simpel. Sie verlangt lediglich, daß man zurückhaltender und klüger ist in der Anwendung von Narkotika, Zange, Herzton-Wehenschreiber für Feten, Kaiserschnitt-Operationen und den anderen komplizierten Techniken, die allmählich in der Geburtspraxis überhandgenommen haben.

In Fällen, wo Mütter oder Kind in Gefahr ist, kann diese Technologie wortwörtlich Leben oder Tod bedeuten. Dafür war sie gedacht – für Notfälle. Unglücklicherweise setzen die meisten Geburtshelfer die ihnen zur Verfügung stehende Technik routinemäßig auch bei Frauen ein, bei denen keine Notwendigkeit dafür besteht. Achtzig Prozent der amerikanischen Frauen erhalten während der Geburt wenigstens eine Art von Betäubung, dreißig Prozent aller vaginal geborenen Kinder werden mit der Zange ans Licht der Welt gezerrt, und fünfzehn Prozent aller Entbindungen werden per Kaiserschnitt durchgeführt.

In welchem Ausmaß diese und andere hochtechnisierte moderne Geburtspraktiken tatsächlich Mutter und Kind körperlich schaden, ist schwer zu sagen. Alle Fachleute stimmen im Grunde darin überein, daß eine Geburt ohne Betäubung besser und sicherer ist. Fügen Betäubungsmittel dem Kind tatsächlich körperlichen Schaden zu? Die meisten Untersuchungen sagen ja, kurzfristig tun sie es. Säuglinge, deren Mütter während der Entbindung eine Vollnarkose hatten, reagieren anfangs langsamer und haben weniger motorische Koordinationsfähigkeit. Diese Symptome können sich noch viele Jahre nach der Geburt zeigen.

Kaiserschnittgeburten sind ebenso problematisch. Im Grunde genommen sind sich alle Experten darin einig, daß eine Geburt ohne chirurgischen Eingriff besser und sicherer ist. Das hat jedoch nicht verhindert, daß die Zahl der Kaiserschnittgeburten in Amerika in den letzten zwei Jahrzehnten um 200 Prozent gestiegen ist. Ein auslösendes Moment für diesen alarmierenden Anstieg war die Einführung des Herzton-Wehenschreibers für Feten, der es möglich macht, den Herzschlag des Kindes während der Geburt fortlaufend zu überwachen. Das, sagen die Geburtshelfer, hat sie in die Lage versetzt, früher festzustellen, ob ein Baby in Gefahr ist, und ihm schneller zu Hilfe zu kommen – gewöhnlich durch einen Kaiserschnitt. Sie *behaupten,* damit und mit dem Herzmonitor für Feten Kinder retten zu können, die vor ein paar Jahren noch bei der Geburt gestorben wären – aber sie können das nicht wirklich mit Zahlen belegen. Ich stimme da mit jenen Leuten überein, die der Ansicht sind, durch diese Zunahme an Kaiserschnitten sei nur eines erreicht worden, nämlich daß eine wachsende Anzahl von Frauen und ihrer Kinder sinnlos den Risiken eines chirurgischen Eingriffs ausgesetzt werde.

Eine weitere zweischneidige Angelegenheit in der Geburtshilfe sind Zangen. Wenn man bedenkt, daß der leichteste Ausrutscher der Metallzange oder ein bißchen zuviel Druck das Gehirn des Babys für immer schädigen kann, ist es dann klug, sie bei fast einem Drittel aller Geburten zu verwenden? Immer mehr Experten meinen nein, unter anderen auch Dr. Cheek, der glaubt, daß die von Zangen verursachten Verletzungen, *die gemeldet werden,* nur einen Bruchteil der so verursachten Schäden ausmachen. Er behauptet, daß eine Vielzahl von ihnen bei der Geburt unbemerkt bleibt und später dann anders benannt wird. Als ein Beispiel dafür führt er Spannungs- und Migränekopfschmerzen an, die oft auf eine fehlerhafte Zangenanwendung zurückgeführt werden können.

Daß es zwischen Problemen dieser Art und einer Zangengeburt eine Beziehung geben könnte, kam Dr. Cheek unter ganz merkwürdigen Umständen in den Sinn. Während einer Kreuzfahrt, an der er teilnahm, litt einer der Passagiere unter schweren Kopfschmerzen. Der Mann erzählte, daß er immer an derselben Stelle Kopfschmerzen bekam – in der Stirnpartie direkt über dem rechten Auge. Der Passagier war überzeugt davon, daß sie ursächlich von einer schlimmen Augenverletzung ausgelöst worden waren, die er als Junge erlitten hatte.

Das erwies sich jedoch als falsch. Unter Hypnose beschrieb er kurz, wie es zu der Augenverletzung kam, trieb dann aber schnell weiter zum Zeitpunkt seiner Geburt, die seinem Bericht zufolge schrecklich gewesen sein muß. Er erzählte, wie seine Mutter schrie und sein Kopf dann vor entsetzlichen Schmerzen zu explodieren schien.

Als Antwort auf eine Frage sagte er, am meisten schmerze ihn die Stirn über dem rechten Auge, aber er würde auch auf der Rückseite seines Schädels einen scharfen Gegenstand spüren. Für Dr. Cheek hörte sich das ganz nach einer Zangennotgeburt an oder, genauer gesagt, nach einem mißglückten Versuch. Die Zangen – und folglich auch die Schmerzen – hätten seitlich am Kopf des Kindes, hinter den Ohren plaziert sein müssen. Daß die Zangen nicht dort angelegt wurden und ihm die Zange, die auf seine Stirn drückte, am meisten Schmerzen zufügte, schien die ursprüngliche Ursache seiner Schmerzen zu erklären.

Wäre er nicht durch Zufall am Pier der Mutter seines neuen Bekannten begegnet, hätte Dr. Cheek das Schiff nur mit einer Vermutung und einer interessanten Geschichte verlassen. Über die Geburt ihres Sohnes ausgefragt zu werden, war zweifellos das letzte, was der Frau in den Sinn gekommen wäre, als sie ihren Sohn vom Schiff abholen kam; aber als Dr. Cheek ihr erklärte, warum er das alles wissen wollte, sagte sie, daß die Geburt tatsächlich sehr schwierig gewesen sei. Sie habe die ganze Zeit große Schmerzen gehabt. Ein paar Augenblicke lang sei ihr Sohn dem Tod bedenklich nahe gewesen. Davor gerettet habe ihn – und das nur ganz knapp – die Zangennotgeburt, die der Geburtshelfer voller Verzweiflung im letzten Moment durchgeführt habe.

Natürlich ist ein Einzelfall, selbst wenn jedes kleine Detail von verschiedenen Seiten unabhängig voneinander bestätigt wurde, nicht stichhaltig. Es gibt überdies Dutzende von Faktoren von simplen Spannungen bis hin zu Gehirntumoren, die immer wiederkehrende Kopfschmerzen verursachen. Wir wissen sehr wenig darüber, wie weit verbreitet Zangenverletzungen sind, weil bisher sehr wenige Untersuchungen durchgeführt wurden über langfristige Folgen sowohl von Zangengeburten als auch von allen anderen routinemäßigen Geburtshilfepraktiken und -prozeduren wie Ultraschalluntersuchungen, Dammschnitten und anderen.

Es gibt Situationen, in denen diese Prozeduren lebenswichtig sind, das ist klar. Aber sie werden ständig angewandt, und das ist eindeutig unangebracht. Man könnte, wie Dr. Leboyer bemerkt hat, nur schwerlich eine brutalere Methode der Einführung in unsere Welt ersinnen als die, welche sich die Geburtsmediziner – wenn auch nicht mit böser Absicht – für die heutige Kindergeneration einfallen ließen. In der Mehrzahl aller Fälle werden die Babys unter grellem Licht in einem Raum voller kaltem rostfreiem Stahl geboren, in dem es von mit Handschuhen bekleideten und maskierten Fremden wimmelt. Kaum geboren, werden die Babys dann gewöhnlich ihren oftmals benommenen und betäubten Müttern entrissen und ganz unfeierlich in einem Säuglingszimmer deponiert, in dem noch mehr schreiende, verängstigte Kinder sind. Das Verblüffende ist nicht, daß dieses System jetzt angegriffen wird, sondern daß es so lange dauerte, bis Eltern und Ärzte dagegen protestierten. Vor zwanzig Jahren gab es zwar keinen Dr. Leboyer und keine Untersuchungen über Geburten und *bonding,* dennoch hätte uns der gesunde Menschenverstand allein schon sagen sollen, daß dieses System falsch und unmenschlich ist.

Alle Erkenntnisse des letzten Jahrzehnts sagen uns, daß wir uns keine schlechtere Geburtsart hätten ausdenken können. Trotzdem wird in der westlichen Welt die große Mehrheit der Kinder immer noch in einer Umgebung geboren, die für einen Computer richtig und passend wäre, für die Geburt eines menschlichen Wesens aber denkbar schlecht geeignet ist.

Ein kleines, aber bezeichnendes Beispiel für eine Praxis, die es trotz all unserer Erkenntnisse immer noch gibt, ist die Trennung von Mutter und Kind gleich nach der Geburt. Viele Geburtshelfer sind glühende Verfechter der These, daß dies nötig sei, weil Mutter und Kind nach den anstrengenden Geburtsqualen Ruhe brauchten – und zwar viel Ruhe. Aber alle Arbeiten neueren Datums über *bonding* zwischen Eltern und Kind haben gezeigt, daß das nicht stimmt – daß es nicht Schlaf oder Nahrung sind, was Mutter und Kind in diesen Minuten und Stunden am dringendsten brauchen und am sehnlichsten wünschen, sondern einander zu streicheln, sich aneinander zu schmiegen und einander zu sehen und zu hören. Das haben Hunderte von Untersuchungen in den letzten Jahren ergeben.

Lassen Sie mich an dieser Stelle für einen kurzen Augenblick zu jenem Film zurückkehren, den ich schon erwähnte. Was ich und die übrigen Zuschauer im Kantonsspital so faszinierend fanden, war, wie die Regisseurin es geschafft hatte, dieses *bonding* filmisch festzuhalten. Die Mütter und Kinder in diesem Film waren nicht betäubt oder benommen oder erschöpft. Sie waren alte Bekannte, die sich liebten und es nicht abwarten konnten, einander von Angesicht zu Angesicht zu sehen.

Mit wachen Augen und munter begannen die Babys sofort nach der Geburt nach ihren Müttern zu suchen. Sie konnten kaum weiter als ungefähr dreißig Zentimeter sehen, etwas so weit Entferntes wie das Gesicht der Mutter war für sie außer Sichtweite. Aber jedesmal, wenn die Mutter sprach, drehte ihr Kind den Kopf in die Richtung, aus der ihre Stimme kam, oder versuchte es wenigstens zu tun. Und kaum lag ein Kind auf dem Bauch seiner Mutter, begann es eifrig – mit einer Art Schwimmbewegung –, sich nach oben hin vorzuarbeiten, zu ihrer Brust hin. Das Erstaunlichste war jedoch vielleicht, wie wenig diese Kinder schrien. Bis zu dem Augenblick, als die Krankenschwester kam, um sie wegzutragen, waren sie völlig ruhig und zufrieden.

Aber noch überraschender für das Publikum war möglicherweise das Verhalten der Mütter. Wir alle waren medizinische Experten – Ärzte, Krankenschwestern, Psychologen, Psychoanalytiker – und mit dem Vorgang der Geburt vertraut; viele von uns hatten selbst Entbindungen vorgenommen. Aber ich glaube, keiner von uns hatte jemals Frauen so sichtlich mühelos wie die Frauen auf der Leinwand in ihre Mutterrolle „hineinschlüpfen“ sehen. Man konnte es an ihrer Gebärdensprache sehen und daran, was sie taten. Schon allein wie sie ihre Babys an sich drückten und liebkosten, sprach Bände über Mutterliebe. Die Regisseurin des Filmes, eine junge Deutsche namens Sigrid Austen, sagte später, mit am meisten habe sie beeindruckt, wie die Frauen mit ihren Babys gesprochen hätten. Der Ton wurde weicher, die Worte einfacher; sie benutzten sogar andere Verben als sonst. Das war alles ganz eindeutig instinktiv, denn sobald ein Arzt oder eine Krankenschwester eine Mutter ansprach, nahm sie automatisch wieder den Erwachsenentonfall an und benutze wieder schwierigere Worte.

Frau Austen sagte auch, es habe sie verblüfft, wie wenig diese Frauen am Geschlecht ihrer Kinder interessiert gewesen seien. Das ist gewöhnlich die erste Frage, die eine junge Mutter stellt, aber diese frischgebackenen Mütter waren so begeistert davon, ihre Babys anschauen und berühren zu dürfen, daß sie ganz darauf zu achten oder danach zu fragen vergaßen, ob sie einen Jungen hatten oder ein Mädchen, und das erst eine halbe Stunde nach der Geburt nachholten. Es genügte ihnen einfach, daß das Kind bei ihnen in Sicherheit war und sich wohl fühlte. Was Frau Austen noch auffiel, war, mit wieviel Selbstvertrauen die Frauen die Kinder behandelten. Manche waren erstmalig Mutter geworden, aber keine war nervös oder unsicher, wie sie ihr Kind halten sollte. Jede Frau hielt ihr Kind beim ersten Mal, als wäre es das tausendste Mal.

Wir wissen nicht, wie sehr die Kinder von dieser sanften Geburt profitiert haben, denn sie waren Darsteller des Films und nicht Teilnehmer einer klinischen Untersuchung. Aber die Resultate einiger Untersuchungen neueren Datums lassen vermuten, daß diese Babys wahrscheinlich immens davon profitiert haben. Diese Untersuchungen befaßten sich mit verschiedenen Arten von Geburtserfahrungen, und damit, wie diese sich dann auf das geistige und emotionale Wachstum des Kindes auswirkten. Dabei kam heraus, daß die Kinder, die am schnellsten lernten und die glücklichste Veranlagung zu haben schienen, drei Dinge gemeinsam hatten – eine natürliche Geburt, ein ruhiges Entbindungszimmer, und daß sie nach der Geburt noch eine Weile bei ihren Müttern bleiben konnten. Mit anderen Worten, sie hatten eine ganz ähnliche Geburt wie die Kinder in dem Film.

Aber das Bindungserlebnis ist für das Kind auf jeden Fall von Vorteil, ganz gleich, wie es geboren wurde. Die Erinnerungen des Kindes an seine erste Ur-Bindung an seine Mutter wirken sich noch Jahre später auf sein Gefühl emotionaler Sicherheit aus. Das hat sich in der bahnbrechenden Arbeit der Ärzte Dr. Marshall Klaus und Dr. John Kennell von der Case Western Reserve University in Cleveland über *bonding* gezeigt. Die von seinem Team als „*bonding*-Kinder" bezeichneten Säuglinge waren, als sie heranwuchsen, viel extravertierter und viel weniger auf fremde Hilfe angewiesen als die Kinder, die ihren Müttern gleich nach der Geburt weggenommen worden waren.

Darüber hinaus gibt es noch eine heute schon als klassisch zu bezeichnende Untersuchung über die Bindung zwischen Mutter und Kind, die zu den originellsten und einfühlsamsten Arbeiten zu diesem Thema gehört. Die Wissenschaftler, ein Ehepaar-Team der University of Wisconsin, Harry und Margaret Harlow, wollten herausfinden, was passiert, wenn man eine Gruppe von Affen gleich nach ihrer Geburt in einen Käfig mit künstlichen Ersatzmüttern setzt. Um das festzustellen, entwarfen die Harlows zwei Arten von sozusagen affenartig abgewandelten Vogelscheuchen. Die eine hatte einen Drahtrahmenkörper, einen Holzkopf und eine aus der Drahtbrust hervorstehende „Brustwarze", die Milch gab. Die andere künstliche Mutter war im Grunde genauso angelegt, nur hatten die Harlows ihren Körper mit einem Frotteehandtuch umwickelt (die Brustwarze trat durch ein Loch in dem Handtuch hervor). Dieses simple zusätzliche Attribut bedeutete für die Affen, wie sich zeigen sollte, einen himmelweiten Unterschied. Die Affenkinder, die in einem Käfig mit der Drahtmutter waren, tranken ebensoviel und nahmen genausoviel zu wie die anderen mit der Frotteemutter. Aber immer, wenn die Äffchen gleichzeitig Zugang zur Draht- und zur Frotteemutter hatten, verbrachten sie ihre ganze Zeit bei der Frotteeversion. Sie klammerten sich an sie und drückten und umarmten sie, als wäre sie eine echte Affenmutter – etwas, das sie mit der Drahtmutter nie machten. Als die Harlows eines Tages ein winziges aufziehbares Spielzeug, das viel Krach machte, über ihren normalen „Spielplatz" laufen ließen, rannten die kleinen Affen alle erschreckt sofort zu der Frotteemutter. Sie hatte sich all dieses Vertrauen und diese Zuneigung ganz allein dadurch verdient, daß sie mit Frottee umwickelt war.

Wenn sogar Affenbabys so außerordentlich empfänglich für Berührungsreize sind und so empfindlich darauf reagieren, wie sich etwas anfühlt, wie ist es dann erst bei einem drei Tage alten Kind? Was mag in seinem Kopf vorgehen, wenn es umgeben von lauter Fremden in einem unpersönlichen, lauten Säuglingszimmer liegt? Wie wird sich der Mangel an bedeutungsvollem menschlichen Kontakt in diesen kritischen Stunden auf sein späteres Leben, die Einstellung zu seiner Mutter und seinem Vater, und eines Tages zu seiner Frau und seinen Kindern, auswirken? Überlegungen dieser Art sind in vielerlei Hinsicht beunruhigend.

Sechstes Kapitel
Charakterbildung

Inzwischen sollte klar geworden sein, daß die Geburt eine der wesentlichen Erfahrungen im Leben des Menschen ist. Welche Spiele wir als Kinder spielen, welche Art von Unterhaltung wir als Erwachsene bevorzugen, ja sogar unsere sexuellen Neigungen sind auf diese oder jene Weise geburtsbedingt. Ein alltägliches Beispiel dafür: Warum kann ein Kind stundenlang auf einem Spielplatz auf einer Schaukel sitzen und langsam hin und her schwingen? Schaukeln ist keine Geschicklichkeit, die ihm von Eltern oder Lehrern beigebracht wird. Kinder fühlen sich automatisch zu Schaukeln hingezogen, weil mit dem Schwingen das sanfte Wiegen im Mutterleib nachvollzogen wird. Ein Erwachsener, der sich davon begeistern läßt, daß ein Zauberer ein Kaninchen aus einem Hut hervorzuholen vermag, reagiert auf den gleichen Impuls. Das auf mysteriöse Weise aus dem Nichts erscheinende Kaninchen erinnert ihn unbewußt an seine eigene Geburt. Dieser symbolisch nachvollzogene Akt der magischen Hervorbringung des Menschen aus dem Mutterleib ist der eigentliche Grund, warum Zauberei die menschliche Phantasie immer so beschäftigt hat.

Auch viele unserer typischen Eigenschaften lassen sich mit Geburtserlebnissen erklären. Wir alle kennen Menschen, die, ganz gleich wie ekelhaft das Wetter ist, nie Hüte, Rollkragenpullover, Schals oder andere am Hals beengende Kleidung tragen. Freunde tun solche Verhaltensweisen gewöhnlich als Verschrobenheit ab, ich aber glaube, daß die Ursachen dafür in beklemmenden Geburtserlebnissen liegen. Die meisten Kinder kommen in der Kopflage zur Welt, was heißt, daß Kopf und Hals während der Entbindung am meisten auszuhalten haben. Es ist nicht schwer zu verstehen, daß jemand, dessen Geburt besonders qualvoll war, später eine Aversion gegen Kopfbedeckungen und Halsbekleidungen aller Art entwickelt.

Derart langfristige Einflüsse hatte ich im Sinn, als ich weiter vorne erwähnte, daß wir in gewissem Grade die Welt durch die Augen des Neugeborenen sehen, das wir einmal waren. Geburt und vorgeburtliche Erfahrungen bilden die Grundlagen der menschlichen Persönlichkeit. Was und wie wir werden oder zu werden hoffen, unsere Einstellung zu uns selbst, zu unseren Eltern und unseren Freunden – all das wird beeinflußt von dem, was uns in diesen zwei kritischen Phasen widerfährt. Nachdem wir untersucht haben, wie uns die Erfahrungen im Mutterleib prägen, möchte ich jetzt der Frage nachgehen, wie sich unsere Erlebnisse während der Geburt später auswirken.

Wie nachhaltig Geburtserlebnisse uns beeinflussen, geht sehr klar aus dem zweiten Teil der Studie hervor, die ich unter meinen Patienten durchführte. Ob wir glücklicher oder trauriger, zorniger oder deprimierter sind als andere Leute, hängt – zumindest teilweise – von den Umständen unserer Geburt ab; das ergibt sich wenigstens indirekt aus der Untersuchung, auch wenn sich nur wenige definitive Zusammenhänge zwischen der Geburt selbst und solchen Gefühlen wie Zorn und Depressionen ergaben; die meisten Korrelationen gab es bei der sexuellen Veranlagung.

Unsere sexuellen Neigungen sagen ganz allgemein sehr viel über uns aus. Ein starkes Ego und eine hohe Selbsteinschätzung zum Beispiel gehen fast immer mit gesunden sexuellen Vorlieben einher; ein angeschlagenes oder schwaches Ego und Selbsthaß hingegen werden ebenso wahrscheinlich starke, manchmal gefährliche sexuelle Neigungen hervorbringen. Ein gutes Beispiel dafür ist der sich aus der Studie ergebende Zusammenhang zwischen eingeleiteten Wehen und sexuellen Perversionen. Jemand, dem es Lust bereitet, seinen Partner zu quälen, ist überhaupt unausgeglichen; eine Bestätigung dafür fand sich in der Tatsache, daß nicht nur eine Korrelation zwischen eingeleiteten Wehen und sexuellem Sadismus, sondern auch einer masochistischen Veranlagung bestand.

Gewöhnlich wird eine Geburt dadurch eingeleitet, daß der Mutter ein chemisches Derivat von Oxytocin intravenös zugeführt wird. Das führt dazu, daß der Uterus sich zusammenzieht und schließlich das Baby geboren wird. Wenn jedoch die Oxytocin-Zufuhr gestoppt wird, hören häufig die Kontraktionen auf, die Wehenzeit kann quälend lang und schmerzhaft sein.

Viele Frauen, bei denen eine Geburt eingeleitet wurde (und es ist wichtig, darauf hinzuweisen, daß meistens der Geburtshelfer vorschlägt, die Geburt einzuleiten, oder sogar darauf besteht), beschreiben diese Erfahrung als etwas, das man ihnen „zugefügt" hat. Sie empfanden es so, daß die Wehen nicht von ihnen ausgingen, sondern ihnen von außen aufgezwungen wurden. Als Folge davon hatten sie nicht das Gefühl, sie unter Kontrolle zu haben, und es war viel schwerer für sie, im Rhythmus mit ihren Wehen zu pressen. Die Mutter befand sich nicht im Einklang mit ihrem Körper und ganz und gar nicht in Harmonie mit ihrem Baby.

Das Baby, das noch gar nicht bereit ist, geboren zu werden, wird durch die Wehen aus der Gebärmutter hinausgepreßt, bekommt aber dabei nur wenig Hilfe von seiten der Mutter, wenn sie nicht gleichzeitig mit den Wehen pressen kann oder zwischen den Wehen preßt. Da die Mutter auch nicht so kräftig wie sonst pressen kann und weil eingeleitete Wehen meistens länger dauern als spontane, wird das Baby schließlich häufig mit der Zange herausgeholt.

Eine solche Geburt ist sowohl für die Mutter als auch für das Kind in höchstem Maße unbefriedigend. Ihnen beiden sind die Wehen aufgezwungen worden; beide waren körperlich nicht darauf vorbereitet. Sie waren nicht in der Lage, beim Geburtsvorgang zusammenzuarbeiten, und die Ergebnisse meiner Untersuchungen scheinen zu belegen, daß dieser Mangel an Übereinstimmung während der Geburt eine Bindung zwischen Mutter und Kinder verzögern oder erschweren kann.

Eingeleitete Wehen sind auch deshalb nicht gut, weil sie gesundheitsschädlich sein können. „Jeder Fetus reagiert anders darauf", sagt Dr. Edward Bowe, der Leiter der Entbindungsklinik im Columbia Presbyterian Medical Center in New York und einer der führenden Experten in der Pitocin-Forschung (Pitocin ist ein synthetisch hergestelltes Oxytocin, das häufig verwandt wird, um Geburten künstlich einzuleiten).

„Man weiß im voraus nie, wer es gut vertragen wird und wer Krampfwehen bekommt, während denen der Fetus einen Gehirnschaden erleiden oder sogar an Sauerstoffmangel sterben kann."

Die von Dr. Bowe beschriebenen Gefahren erklären vielleicht auch, warum es bei den Frauen in der Studie, bei denen die Geburten eingeleitet worden waren, auch mehr Schwierigkeiten bei der Entbindung gab. Und das setzte sie einer doppelten Gefahr aus, da schon eine schwierige Geburt allein – aus verschiedenen Gründen – Gesundheitsrisiken und Risiken für den Gefühls- und Sexualbereich in sich birgt.

Viele Mütter entwickeln starke sexuelle Gefühle während der Geburt; und auch ihre Kinder erleben Augenblicke intensiver Wonnegefühle, während sie den Geburtskanal passieren. Dies sind die ersten direkten körperlichen Kontakte des Kindes (denn in den letzten neun Monaten schwamm es in schützendem Fruchtwasser), und sie hinterlassen bei ihm unauslöschliche Eindrücke.

Jetzt, auf einmal, wird es am ganzen Körper gedrückt und massiert. Zum allerersten Mal erfährt es eine direkte Hautstimulierung. Gleichzeitig mit dieser Stimulierung erlebt es Schmerz. Während sich die Gebärmutter zusammenzieht, wird sein Körper starkem Druck ausgesetzt, vor allem am Kopf, am Nacken und an den Schultern.

Diese Mischung von Schmerz und Wonne wirkt sich nachhaltig auf seine sexuelle Veranlagung aus. Je mehr die Gefühle des Kindes zu Wonneempfindungen neigen, desto wahrscheinlicher wird es im allgemeinen später ein normales Sexualverhalten entwickeln.

Wenn die Ergebnisse meiner Untersuchung verläßlich Auskunft geben – und ich glaube, sie tun es –, spielen Geburtserlebnisse eine entscheidende Rolle bei der Entstehung sexueller Neigungen. Zu dem gegenseitigen Streicheln, Umarmen, Küssen und dem Geflüstere, das uns aus dem Sexualleben der Erwachsenen geläufig ist, gibt es viele Parallelen während der Geburt und dem sich daran anschließenden Verhalten.

Ein erhellendes Beispiel sind Kaiserschnittgeburten. Die Liebkosungen und Massagen, die das Baby auf seiner Reise durch den Geburtskanal erfährt, stellen eine erste Begegnung mit der Sinnlichkeit dar, und so diffus und unklar die Empfindungen auch sind, hinterläßt die Qualität des Gefühls dennoch bleibende Spuren. Das Ganze ist in einem sehr realen Sinn ein Vorläufer der Erwachsenen-Sexualität; das gleiche gilt, nur in ganz anderem Sinne, wenn diese Erfahrung völlig entfällt. Darum unterscheidet sich das Sexualverhalten (und sogar das Körpergebaren) von Menschen, die per Kaiserschnitt zur Welt kamen, oftmals so kraß von dem anderer Menschen.

Eine chirurgische Entbindung beraubt ein Kind der physischen und psychischen Wonnen, die ein vaginal geborenes Kind erlebt. In einem Operationssaal aus dem Uterus seiner Mutter herausgehoben, wird ihm keinerlei Massage oder Liebkosung zuteil. Die Geburt ruft in ihm oft einander widerstreitende Gefühle hervor. Körperlich gesehen, hat der Kaiserschnittgeborene Raumprobleme. Das Gefühl für seine Körpermaße fliegt ihm nicht spontan zu. Er scheint nicht zu wissen, wo er beginnt oder aufhört, deshalb neigt er zu Ungeschicklichkeit. Sexuell manifestieren sich die Folgen in einem übersteigerten Hunger nach Körperkontakt. Der Kaiserschnittgeborene hat Sehnsucht danach und braucht es regelrecht, daß man ihn ständig streichelt und umarmt. Bedenkt man, wie er zur Welt kam, ist nicht schwer zu verstehen, warum.

Schmerz ist das zweite wesentliche Element bei allen Geburten und bedeutet einen schweren Schock für das Kind. Nichts aus seinem Erfahrungsbereich hat es auf die Qualen und Schrecken vorbereitet, die es zu erleiden hat, während es sich durch den Geburtskanal windet. So wunderbar auch die Pausen voller Wonnegefühle sind, fühlt es sich doch tätlich bedroht. Diese folgenschwere Reise – mit ihren verwirrenden und peinigenden Kontrasterlebnissen – hinterläßt bei uns allen tiefe Spuren. In unseren langlebigsten kulturellen und religiösen Sinnbildern spiegelt sich dieser Einfluß wider: Sowohl die Unterscheidung zwischen Himmel und Hölle als auch die Vertreibung von Adam und Eva aus dem Paradies kann man als Geburtsparabeln deuten, und das gleiche gilt auch für unsere eindringlichsten Mythen. Wie wir geboren werden, kann sogar darauf Einfluß haben, wie wir sterben. In den Berichten von

Leuten, die für eine kurze Zeit klinisch tot waren, finden sich erstaunliche Ähnlichkeiten. Der Wissenschaftler und Autor Carl Sagan glaubt, daß sich in diesen Übereinstimmungen im Grunde das Geburtserlebnis allgemein widerspiegelt.

In sexueller Hinsicht schlagen sich diese Kontrasterlebnisse in zwiespältigen Gefühlen nieder. Bei Männern kommen diese anders zum Ausdruck als bei Frauen, und manche empfinden diese Widersprüchlichkeit stärker als andere, da das Verhältnis von Schmerz und Freude während der Geburt von Person zu Person unterschiedlich ist. Zugrunde liegt dem allen der Wunsch, das Glück, die Ruhe und den sicheren Hort wiederzufinden, den wir einmal im Mutterleib hatten. Bei Männern drückt sich dieses Verlangen oft in gedankenloser Promiskuität aus. Endlose sexuelle Eroberungen sind im Grunde verschleierte Versuche, in den Zustand heiterer Gelassenheit im Mutterleib zurückzukehren. Da dieses Ziel aber naturbedingt unerreichbar ist, endet jedes sexuelle Abenteuer, in das der Mann sich wie unter Zwang stürzt, notgedrungen in Enttäuschung.

Bei Frauen äußert sich dieses Bedürfnis, in den Mutterleib zurückzukehren, oberflächlich gesehen ähnlich wie Promiskuität, nimmt aber ganz andere Formen an – die des Liebkosens und Umarmens. Da beides gewöhnlich nur im Zusammenhang mit Sex zu bekommen ist, führt das bei Frauen – vor allem alleinstehenden – häufig zu Promiskuität, da sie so ihren Bedarf an Zärtlichkeit zu decken versuchen. Was die Intensität dieses Gefühls anbelangt, gibt es gewaltige Unterschiede, ebenso wie bei der Gefühlsbilanz während der Geburt. Manche Frauen verspüren diese Sehnsüchte nicht direkt; bei anderen ist dieses Verlangen, in den Arm genommen und sanft hin- und hergewiegt zu werden, beinahe greifbar. Vor ein paar Jahren beschrieb eine junge Frau dieses Verlangen dem Psychiater Marc Hollander als eine „Art Schmerz... nicht wie die Sehnsucht nach jemandem, der nicht da ist", sagte sie, „es ist ein körperliches Gefühl." Dr. Hollander befragte sie dazu während seiner Untersuchung über Frauen und Umarmungen, und seine Resultate erhellen, wie tief dieses Bedürfnis – und folglich auch der Einfluß der Geburt – geht. Von seinen neununddreißig Versuchspersonen erzählten ihm etwas mehr als die Hälfte – einundzwanzig –, daß sie Sex als Lockmittel benutzt hätten, um einen Mann dazu zu bewegen, sie in den Arm zu nehmen. Die meisten Frauen wollten in erster Linie liebkost werden; die Männer jedoch wollten Sex; um also das eine zu bekommen, mußten die Frauen notgedrungen in das andere einwilligen.

Eine zweite, ganz andere Untersuchung zeigt auf, wie weit einige Frauen zu gehen bereit sind, um ihr Verlangen nach Zärtlichkeit zu befriedigen. Bei dieser Untersuchung ging es um uneheliche Schwangerschaften. Die Frage, die geklärt werden sollte, lautete: Warum werden bestimmte Frauen immer wieder schwanger, ohne daß sie verheiratet sind? Die Forscher rechneten damit, daß sie komplizierte Gefühlsmotive zu hören bekämen, aber ein Grundmotiv, das immer wiederkehrte, war der Wunsch, in die Arme genommen zu werden. Von den zwanzig befragten Frauen – von denen alle drei oder noch mehr uneheliche Schwangerschaften hinter sich hatten – sagten acht, Sex sei der Preis, den sie gerne dafür zahlten, daß man sie in die Arme nahm. Die meisten von ihnen beschrieben Geschlechtsverkehr selbst als etwas, „das man nur in Kauf nimmt".

Ein weiteres uns allen gemeinsames Erbe der Geburt ist Wut. Es wird weit und breit als psychologisches Grundgesetz akzeptiert, daß Schmerz Zorn auslöst, und da selbst die leichtesten Geburten Schmerz mit sich bringen, bleibt es nicht aus, daß in uns allen ein Rest an Ur-Wut schlummert. Das ist völlig normal. Gefährlich wird es nur, wenn dieser Bodensatz groß ist und unausgesprochen bleibt. Dazu kann es kommen, wenn die Geburt ungewöhnlich schmerzhaft verläuft – aber auch eine relativ normale Entbindung kann in einem Säugling Wut auslösen, wenn ihm die Schmerzen bestätigen, was es schon in utero zu spüren bekommen hatte, daß nämlich die Mutter es ablehnte oder zumindest widersprüchliche Gefühle ihm gegenüber hatte. Ein solcher Fall lag vor bei Kristina, welche die Mutterbrust verweigerte. Für sie und Babys wie sie überwiegen deutlich die Schmerzen bei der Geburt. Da die Wut in ihnen oft in Ermangelung eines akzeptablen Ventils aufgestaut bleibt, richtet sich der Zorn bei ihnen sehr häufig nach innen, gegen sich selbst. Es ist psychologisch allgemein bekannt und erwiesen, daß sich mit unterdrückter Wut eine ganze Reihe von Gefühlsproblemen erklären lassen, u. a. Depressionen und psychosomatische Beschwerden wie Geschwüre.

Obwohl sich hinter Depressionen eine Vielzahl von Faktoren, inklusive körperlicher Gründe, verbergen können, spielt die Ur-Wut oftmals eine zentrale Rolle. Ein Beispiel dafür ist ein Mann, den ich Ian nennen möchte und dessen Fall kürzlich auf einer Tagung der American Psychiatric Association vorgetragen wurde. Ian litt unter chronischen Depressionen. Unter Hypnose, berichtete sein Arzt während einer Gruppendiskussion, habe Ian gesagt, er fühle sich, als werde er in einem Aufzug ständig rauf- und runterexpediert, und das mache ihn abwechselnd zornig und deprimiert. Bei einer späteren Analyse dieses Vergleichs kamen sowohl Ian als auch der Doktor zu dem Schluß, daß die rhythmische Auf-und-Ab-Bewegung des Aufzugs Geschlechtsverkehr symbolisiere. Aber Ian hatte keine weiteren Erklärungen dafür. Und er konnte auch nicht erklären, warum er schon allein beim Gedanken an diese hypnotische Erfahrung abwechselnd wütend und deprimiert war.

Bei der nächsten Sitzung lieferte Ian die Antworten auf diese Fragen. Er sei sich nicht sicher gewesen, warum, erzählte er, aber irgend etwas an dem Aufzugsvergleich – vielleicht die Wut – habe er mit seiner Mutter in Verbindung gebracht. Er hatte sich nie gut mit ihr verstanden, und während er über das Gleichnis und die damit verquickten Gefühle nachdachte, begann er zu mutmaßen, daß es da eine Beziehung zu den Empfindungen seiner Mutter gegenüber gab. Also rief er sie an und fragte sie, einer momentanen Eingebung folgend, ob sie mit seinem Vater Geschlechtsverkehr gehabt habe, als sie mit ihm schwanger gewesen sei. „Ja“, antwortete sie nach kurzem Zögern, „unmittelbar vor deiner Geburt.“ Sie legte Wert auf die Feststellung, daß das nicht ihre Schuld gewesen sei; sein Vater sei eines Nachts betrunken nach Hause gekommen und habe sie zum Geschlechtsverkehr gezwungen. Drei Stunden später, erzählte Ian, hätten bei ihr die Wehen eingesetzt. „Als ich diese Geschichte hörte", sagte Ians Psychiater, „kam ich mir ein bißchen vor wie Newton, als er den Apfel fallen sah. Plötzlich ergab alles einen Sinn." Ich glaube, selbst dem skeptischsten Psychiater wäre es ebenso ergangen. Bis zu dem Tag, an dem er dem Rätsel des Ursprungs auf die Spur kam, hatte Ian seine Wut auf den mütterlichen „Betrug", der schuld an seinen tiefen und langanhaltenden Depressionen war, verinnerlicht.

Wir wissen immer noch nicht, wie solche Urgefühle wie Wut und widersprüchliche Empfindungen sich zu psychischen Problemen bei Kindern und Erwachsenen auswachsen, aber ich habe bei meinen Patienten eine Korrelation zwischen Ernährungsstörungen (inklusive Fettleibigkeit), der Geburt und den unmittelbar darauf folgenden Ereignissen festgestellt. Abgesehen davon, daß uns Essen mit Nahrung versorgt, erfüllt es für uns und vermutlich auch für das Neugeborene viele psychologische Funktionen.

Sobald sich uns einmal das Beziehungsfeld zwischen geburtsbedingten Urgefühlen und späteren Persönlichkeitsmerkmalen bei Erwachsenen erschließt, ergeben sich immer mehr Zusammenhänge. Ich habe, wie schon gesagt, bei meinen Patienten eine Beziehung zwischen Geburtserfahrungen und Ernährungsstörungen (inklusive Fettleibigkeit) festgestellt. Fettleibige Menschen haben sich eine eigene Welt geschaffen; eine dicke Fettschicht isoliert und trennt sie schützend (wie Fruchtwasser) von der Außenwelt. Emotional gesehen, kann Fettleibigkeit vieles bedeuten – sowohl daß man die Geburt verleugnet („ich bin noch drin" [im Mutterleib]) als auch daß man sich der Geburt widersetzt („ich will nicht hinaus"). Fettleibigkeit kann auf eine gewisse Weise eine körperliche Versinnbildlichung sein; der Körper einer fettleibigen Person kann ein Symbol der Hochschwangeren sein, aber auch des noch undifferenzierten Babykörpers in deren Leib. Er kann eine (unbewußte, symbolisch verschlüsselte) physisch manifestierte Aussage sein, daß der Prozeß, der zwischen diesen beiden stattfinden sollte, irgendwie nicht abgeschlossen ist.

Nahrung ist für uns vom ersten Moment an psychologisch wichtig. Manchen dient sie als Sex- oder Liebesersatz, anderen hilft sie, mit Frustrationen fertig zu werden. Dieser Prozeß beginnt schon beim Neugeborenen. Wie oft es gefüttert wird, wie es um die Qualität seiner Nahrung bestellt ist und mit wieviel Aufmerksamkeit man das Kind füttert, all das ist bedeutungsvoll und beeinflußt seine spätere Einstellung zum Essen. Wenn eine Mutter zum Beispiel mit sich und ihrem Baby zufrieden ist, und wenn sie (bewußt oder unbewußt) angenehme Erinnerungen an ihre frühen Beziehungen zu ihrer eigenen Mutter hat, wird sie wahrscheinlich eine positive Einstellung zum Stillen haben. Als Folge davon wird ihr Kind voraussichtlich ein gesundes, ausgeglichenes Verhältnis zur Nahrung entwickeln. Stillen allein reicht jedoch nicht, um auf wunderbare Weise dieses Ergebnis hervorzubringen. Wenn es einer Frau Unbehagen bereitet, oder wenn Alkohol oder Zigaretten ihre Milch vergiften, wird das Kind vermutlich ganz andere Eindrücke gewinnen. Da es die Erfahrung macht, daß es weder der Quelle noch der Qualität der Nahrung trauen kann, wird es schließlich vielleicht Essen mit unangenehmen Gefühlen in Verbindung bringen; und das kann dazu führen, daß dieser Mensch als Erwachsener unter irgendeiner Art von Ernährungsstörung leidet.

Bestimmte Formen von Fettleibigkeit lassen sich, glaube ich, auf frühe Erfahrungen bei der Nahrungsaufnahme zurückführen. Ein Beispiel dafür ist, wenn eine Mutter unnatürlich abrupt ihr Kind entwöhnt. Da das Kind gelernt hat, Stillen mit Liebe, Sicherheit und Ruhe in Verbindung zu bringen, bedeutete das eine Quelle besonders wunderbarer Gefühlserlebnisse mit besonders stärkenden und wohltuenden Begleiterscheinungen. Wenn diese Quelle plötzlich versiegt, weil die Mutter zu krank ist oder zuviel zu tun hat, um das Baby weiterzustillen, wird dieses deutlich erkennbar schwer leiden – und vielleicht sein ganzes restliches Leben lang versuchen, diese verlorene Liebe mit Messer und Gabel zurückzuerobern.

Das ist natürlich nicht unausweichlich die Folge, da uns nie nur ein Geschehnis, gleichgültig wie schwerwiegend es ist, unwiderruflich prägt. Auf unserem Weg durchs Leben wachsen und verändern wir uns ständig. Aber Ereignisse wie die Geburt und das Abstillen, die man bisher als natürliche

Lebensvorgänge betrachtet und als „Tatsachen“ hingenommen hat, können die Persönlichkeit eines Kindes entscheidend und nachhaltig beeinflussen. Wir müssen lernen, unsere Möglichkeiten zu nutzen und das beste aus ihnen zu machen.

Siebtes Kapitel

Mit Freuden Mutter werden

In letzter Zeit ist viel negative Kritik an der Technisierung des Geburtsvorganges geübt worden, und das mit gutem Grund. Daß man aus einem entscheidenden Augenblick im menschlichen Leben mißbräuchlich eine Jubelfeier der medizinischen Technologie gemacht hat, ist unverzeihlich. Daran lassen neuere Untersuchungen und statistische Analysen keinen Zweifel. Eine der vernichtendsten Kritiken daran, wie unsere Kinder heute zur Welt gebracht werden, ist für mein Empfinden Frau Dr. Michelle Harrisons sachlich kühler Bericht über eine Geburt in einem Vorstadtkrankenhaus in New Jersey, bei der sie als Hausärztin zugegen war. Daß es der Kreißsaal in New Jersey war, ist nebensächlich; es hätte ebensogut in irgendeinem anderen Krankenhaus in Amerika – oder Frankreich, Deutschland, England, Kanada oder Italien – sein können, und eben dieser Umstand macht Frau Dr. Harrisons Schilderung so eindringlich.

„Als ich im Kreißsaal ankam", schrieb sie, „ging es der Patientin... gut, sie hatte leichte Preßwehen, stöhnte, schrie aber nicht... Sie hatte schon viele Stunden mit gutem Ergebnis allein in den Wehen gelegen, und ich dachte, sie würde mit Freude den Rest durchstehen... Ich zog mir Kittel und Handschuhe an und untersuchte sie (dann). Der Muttermund war weit geöffnet, und sie würde bald gebären. Ich deckte sie zu... Dann kam der Narkosearzt – ein junger, arroganter Mann – und nahm an ihrem Kopfende Platz. Er legte ihr eine Maske aufs Gesicht und befahl ihr, tief einzuatmen. Er versicherte ihr, es sei beinahe alles überstanden. Sie habe nur noch zwei oder drei Wehen durchzustehen. Ich fragte ihn, was er ihr gebe. Er ignorierte meine Frage... Minuten später entschied er sich dann, doch zu antworten, aber ich konnte nicht verstehen, was er vor sich hinmurmelte. Es spielte jedoch keine Rolle, weil in dem Moment der Geburtshelfer eintraf. Der Narkosearzt vertiefte ihren Schlaf, bis der Geburtshelfer sich gründlich gewaschen und seinen Kittel angezogen hatte... Dann kam der Geburtshelfer herein, meine Anwesenheit ignorierte er. Er und der Narkosearzt begannen sich zu unterhalten. Die Patientin würgte jetzt an den Schläuchen in ihrem Hals. Ihre Wehen hatten aufgehört; das Fußende des Tisches wurde jetzt höher gestellt, damit der Geburtshelfer auf die geöffneten Schamlippen blicken konnte. Dann fielen verächtliche Worte. Der Narkosearzt schimpfte, daß die Frau würgte, der Geburtshelfer, daß die Frau ihnen überhaupt keine Hilfe mehr sei – sie habe keine Preßwehen mehr, ihr Uterus ziehe sich nicht mehr zusammen. Die Zange wurde ausgepackt, angelegt, und bei noch tieferer Betäubung wurde das Baby mit den eisernen Klammern um seinen Kopf aus dem Leib seiner Mutter herausgehoben. Es war blau angelaufen und schlaff, aber nach etwas Sauerstoff und ein paar Klapsen erholte es sich schnell.

Der Geburtshelfer und der Narkosearzt unterhielten sich weiter, während die Patientin genäht wurde. Sie sprachen über ihre Partnerinnen, über Puerto Rico, Ferien, das Wetter usw. Das Ereignis der Geburt war zu einem belanglosen Männerklatsch verkommen.“

Es ist nicht wünschenswert, daß ein Kind so zur Welt kommt oder eine erwachsene Frau so behandelt wird, – das ist klar. Moderne Geburtshelfer können und müssen das besser machen. Die revolutionären Erkenntnisse in der vorgeburtlichen Psychologie haben uns in Reichweite eines neuen Geburtsrechtes für unsere Kinder gebracht – eines Geburtsrechtes, das große Bedeutung haben könnte für sie, für uns, ihre Eltern, und nicht zuletzt für die Gesellschaft. Wir besitzen die nötigen Kenntnisse und Einsichten, wir müßten sie nur anwenden.

Da alles, was eine Frau denkt, fühlt, sagt und hofft, ihr ungeborenes Kind beeinflußt, sollte man bei den Vorsorgeuntersuchungen und bei den Entbindungsalternativen, die sich ihr bieten, dieser Tatsache Rechnung tragen. Ich will nicht sagen, daß eine bestimmte Geburtsmethode die beste ist; was bei einer Frau wunderbar funktioniert, klappt bei der nächsten vielleicht überhaupt nicht. Aber die verschiedenen Methoden, die sich einer werdenden Mutter bieten, sollten ohne Ausnahme alle menschenwürdig, wirksam, sicher, sinnvoll und angemessen sein. Gebären ist ein Akt des Lebens und der Hoffnung, kein pathologischer Zustand. Deshalb müssen moderne Geburtshelfer zu ihrer ursprünglichen Aufgabe zurückkehren – dazu „das Baby in Empfang zu nehmen", ohne chirurgischen Eingriff; und dazu, Schwangere wie Menschen und nicht wie Patientinnen zu behandeln. Die Schwangere und ihre Familie sollte bei allen Entscheidungen, welche die Wehen und die Geburt betreffen, ein Mitspracherecht haben. Daß die Wünsche einer werdenden Mutter ignoriert werden, wie es so oft geschieht, ist unzumutbar. Sie hat die Gefühlsoffenbarungen der Schwangerschaft verdient und in jeglicher Hinsicht ein Recht darauf, diesen wesentlichen, integralen Bestandteil ihrer weiblichen Rolle mit Freude zu erfüllen. Es ist nicht Sache des Geburtshelfers, ihr das zu verwehren, indem er Gott spielt.

Wie jedoch aus Frau Dr. Harrisons Geschichte beunruhigend deutlich hervorgeht, sind die meisten Geburtshelfer aber nicht bereit, die Verantwortung für die Geburt mit der Mutter zu teilen. Man hat ihnen während des Medizinstudiums beigebracht, daß Geburt größtenteils ein Problem der richtigen Bedienung von Apparaturen ist, und sie sind entschlossen, es weiter als solches zu behandeln – egal was ihre Patientinnen wollen und was neue Forschungsergebnisse zeigen. Glücklicherweise gibt es ein paar Ausnahmen; noch sind es nicht viele, doch ihre Zahl wächst ständig. Ebenso die Zahl der neuen familienorientierten Vorbereitungskurse und Geburtsmethoden mit dem Ziel, Schwangerschaft und Geburt einen noch weiteren und tieferen Sinn zu geben. Trotzdem, keine dieser Methoden ist – ganz gleich was deren Anhänger sagen – für jede Frau geeignet. Geburtshelfer, Freunde und Familie können zwar beratend zur Seite stehen und helfen, die richtige Wahl zu treffen, aber letztlich muß die Frau selber ihre Entscheidung fällen; das bringt ihr nicht nur Seelenfrieden, sondern kann ihr auch die Ruhe und Ermutigung schenken, die für sie und ihr Kind gut sind.

Das heißt nicht, daß damit alle Ängste gebannt sind. Selbst die besten Geburtsvorbereitungskurse können einem nicht alle Zweifel nehmen; das ist normal, und es ist allgemein menschlich, daß eine Frau hin und wieder Ängste empfindet. Aber Befürchtungen wegen Schwangerschaftsstreifen, wegen ihrer Figur oder darüber, wie sie die Wehenschmerzen aushalten soll, können in Gesprächen mit einem Geburtshelfer, einer Hebamme, mit Freundinnen oder einer Schwangerschaftsberatung beschwichtigt werden. Schon allein das Wissen, daß andere auch diese Sorgen haben, bringt Erleichterung. Das gleiche gilt für das Vertrautsein mit den Dingen, die da kommen: Ein Kreißsaal, den man vorher besichtigt hat, wirkt dann längst nicht mehr so beklemmend, und auch die Ärzte und Krankenschwestern auf der Entbindungsstation wirken nicht mehr so einschüchternd, wenn man Gelegenheit hatte, sie vor dem großen Tag kennenzulernen.

Auch daß man die Dinge in der richtigen Perspektive zu sehen versteht, ist hilfreich – vor allem wenn es um die Auswirkungen der Schwangerschaft auf den Körper geht. Als Mutter von vier Kindern kennt die englische Schwangerschaftsberaterin und Anthropologin Sheila Kitzinger dieses Thema aus eigener Erfahrung. Trotzdem ist sie jedesmal wieder verblüfft über das, was herauskommt, wenn sie ihre schwangeren Schülerinnen auffordert, sich selbst als Schwangere zu zeichnen. Selbst die glücklichsten und unbekümmertsten werdenden Mütter sehen und zeichnen sich als plumpe, unattraktive Geschöpfe. (Daß die meisten Schwangeren ihre Situation als vorübergehend ansehen, ist ein Merkmal, das sie von der stark gefährdeten Risikomutter unterscheidet, die für immer unattraktiv zu werden glaubt. Ich werde darauf später ausführlicher eingehen.) Wie Frau Dr. Kitzinger sehr richtig darlegt, wird diese Ansicht nur von wenigen Männern geteilt. Viele Männer empfinden den Körper einer schwangeren Frau mit seinen vollen, fließenden Kurven als sexuell reizvoll, dessen sollten sich Frauen bewußt sein.

Manchmal können auch Dinge, an die man normalerweise nicht denkt – wie die Räumlichkeiten, in denen man wohnt –, Ängste verursachen. Eine Untersuchung hat gezeigt, daß

Beengtheit der Wohnverhältnisse die Einstellung zur Schwangerschaft erheblich belastet; je mehr Platz ein Mann und seine Frau zur Verfügung hatten, desto beglückender empfanden sie eine Schwangerschaft. Ehepaare, die in Häusern wohnten, hatten eine positivere Einstellung als solche, die in Apartments lebten, und so weiter. Eine Möglichkeit, damit fertig zu werden, ist wohl, daß man versucht, seine Wohnung großzügiger einzurichten. Eine andere, nicht ohne weiteres realisierbare Möglichkeit ist ein Umzug.

Auch Berufstätigkeit nimmt Einfluß darauf, wie eine Frau zu einer Schwangerschaft steht. Ich habe festgestellt, daß Frauen, wenn sie die einzigen Ernährer der Familie sind, mit einer Schwangerschaft oft am schlechtesten fertig werden. In einer von Dr. Lukesch durchgeführten Untersuchung waren diese Frauen in ihrer Haltung oft am ablehnendsten und ärgerlichsten, was verständlich ist. Ob eine Frau zu Hause arbeitet, in einem Büro oder überhaupt nicht, ist im allgemeinen jedoch ziemlich unerheblich. Was zählt, ist, wieviel Befriedigung und Nutzen eine Frau aus ihrer Arbeit zieht, denn ihre Einstellung zu sich selbst wird ihre Einstellung zu ihrem ungeborenen Kind beeinflussen.

Eine normale, gut angepaßte Frau, deren *Gefühlshaltung* zur Schwangerschaft positiv ist, wird den Übergang zur Mutterschaft ohne Schwierigkeiten schaffen, genauso wie sie alle anderen entscheidenden Übergangsstadien in ihrem Leben durchsteht. Gefährdet sind die Frauen (und deren Kinder), die schon beim Eintritt der Schwangerschaft innerlich verstört sind, und unglücklicherweise bleiben viele von ihnen unbemerkt und ohne Hilfe. Psychologische Tests gehören vielerorts leider immer noch nicht zu den Vorsorgeuntersuchungen der Schwangeren. Und leider haben Geburtshelfer, Hebammen und Schwangerschaftsberater häufig auch kein Gespür für die psychosomatischen Aspekte der Schwangerschaft. Ernährung, Gewicht, Herzschlag und Blutdruck einer werdenden Mutter werden genau kontrolliert, aber fast nie ihr psychischer Zustand. Solange es nicht unübersehbar ist, daß eine Frau sich seelisch in Not befindet, ist es unwahrscheinlich, daß man sie zur psychologischen Beratung schickt.

Daraus folgt zwangsläufig, daß viele Frauen, denen eine psychologische Beratung wesentlich helfen würde, diese nie bekommen. Wie sich diese mangelhafte Betreuung auswirkt, läßt sich feststellen – in den Ergebnissen der Streßforschung und den Untersuchungen über Schwangerschaft und Geburtskomplikationen. Fairerweise muß man jedoch sagen, daß viele Mütter, die emotional stark gefährdet sind, völlig normal wirken; und tatsächlich waren viele von ihnen normal, bis die Schwangerschaft einen bereits in ihnen angelegten, aber schlummernden psychischen Konflikt entzündete. Eine Frau, die schwanger wird, hat bereits eine bestimmte Lebensgeschichte, ein ausgeprägtes Ego und eine bereits erprobte Art, mit Schwierigkeiten fertig zu werden. Wenn ihr Ego auf irgendeine unvorhergesehene Weise bedroht wird oder ihre Art von Konfliktbewältigung unter der emotionalen Belastung der Schwangerschaft zusammenbricht, dann wird es für sie gefährlich – und dann sollte sie, sich und noch mehr ihrem Kind zuliebe, Hilfe suchen.

Die psychisch stark gefährdete Frau läßt sich gewöhnlich einer der drei folgenden Gruppen zuordnen: Die erste und wahrscheinlich größte Gruppe bilden Frauen, die in einer unbefriedigenden Partnerschaftsbeziehung leben. Eine Schwangerschaft bringt es irgendwie mit sich, daß all die unsicheren Faktoren einer Ehe mit erschreckender Deutlichkeit hervortreten. All die kleinen Sprünge und Risse, über die man vorher leicht hinwegsehen konnte, scheinen plötzlich bedeutungsschwer. Lange begrabene Zweifel werden wieder lebendig: Was für eine Mutter wird sie abgeben? Kann man sich auf ihn verlassen? Will ich Vater werden? Ehepartner stellen sich neue Fragen über sich selbst, und wenn die Antworten nicht befriedigend ausfallen, kann ihre Beziehung sich rapide verschlechtern – mit schweren Folgen für ihr ungeborenes Kind. Die beste Zeit, sich solche Fragen zu stellen, ist, *bevor* eine Schwangerschaft eintritt, aber wenn sie sich während einer Schwangerschaft ergeben, sollte das Ehepaar sofort irgendeine Art von Eheberatung suchen.

Eine andere wichtige Beziehung im Leben einer Frau, die den Schwangerschafts- und Geburtsverlauf beeinflussen kann, ist das Verhältnis zu ihrer Mutter. Die erste Lektion über Mutterschaft lernt das Kind von seiner eigenen Mutter. Sie ist das erste und einflußreichste Rollenvorbild ihrer Tochter. Wenn sie eine starke, Sicherheit vermittelnde Mutter ist, wird ihre Tochter vermutlich auch so werden. Wenn sie es nicht ist, sondern sich in ihrer Rolle nicht wohl und dieser nicht gewachsen fühlt oder ängstlich ist, läuft ihre Tochter eine größere Gefahr, genauso zu empfinden, wenn sie schwanger wird, und das kann zu schweren physischen und psychischen Problemen führen. Bei einer kürzlich in Schweden durchgeführten Untersuchung hat sich ergeben, daß „unglückliche Töchter", wie ich solche Frauen mal nennen möchte, wesentlich mehr Komplikationen während der Schwangerschaft und bei der Geburt hatten als „glückliche" Töchter.

Natürlich haben viele Frauen, die keine besonders guten Beziehungen zu ihren Müttern hatten, normale Schwangerschaften und werden selbst glückliche, zufriedene Mütter. Eine solche Vorgeschichte erhöht jedoch das Risiko einer schwierigen Geburt; aus diesem Grunde sollten Frauen ihre Konflikte zu bewältigen versuchen, bevor sie überhaupt schwanger werden.

Schließlich gibt es noch die von ungewöhnlich intensiven und krankhaften Befürchtungen und Ängsten geplagte Frau. Ihre Sorgen sind nicht unbestimmter Natur und sind nicht leicht zu beschwichtigen. In einer Untersuchung nach der anderen zeigt sich bei ihr der höchste Grad an Angst und Abhängigkeit. Sie ist völlig ihrem Mann, ihrem Geburtshelfer, ihrer Mutter und ihren Freunden ausgeliefert. Sie scheint keine noch so kleine Entscheidung allein fällen zu können. Ihre Befürchtungen sind oft völlig irrational. In erster Linie macht sie sich darüber Sorgen, wie eine Schwangerschaft ihr Aussehen verändert. Das ist keine gelegentlich verspürte Angst, die sich wieder legt, sondern fast eine fixe Idee: Jeder Schwangerschaftsstreifen ist ein Vorbote des Verderbens; sie wird nie wieder schlank und attraktiv sein; die Schwangerschaft hat ihre Schönheit für immer ruiniert. Ihre zweite Zwangsvorstellung dreht sich um die Gesundheit ihres Kindes: Ohne daß es irgendwelche medizinischen Anzeichen dafür gibt, ist sie fest davon überzeugt, daß es mit Mißbildungen oder nicht wiedergutzumachenden Schäden zur Welt kommt.

Solche Gefühle können ein breites Spektrum potentiell gefährlicher Probleme nach sich ziehen. Eine Untersuchung hat zum Beispiel ergeben, daß solche Frauen häufig Schwierigkeiten haben, nach der Geburt mit ihrem Säugling in Beziehung zu treten. Wie aus einem erst kürzlich erschienenen Bericht der University of North Carolina weiterhin hervorgeht, besteht bei ihnen auch ein erheblich höheres Risiko, daß es während der Geburt zu Komplikationen kommt. Dieselben Frauen, welche laut dieser Untersuchung die längste Wehendauer und die meisten Zangengeburten und deren Babys die niedrigsten Apgar-Werte[1] hatten, erreichten die höchsten Punktwerte bei Tests über Abhängigkeiten und Ängste, die sie selbst und ihre Babys betrafen.

Das Schlüsselwort im Zusammenhang mit diesen Ängsten ist *Intensität.* Ob man von solchen Ängsten aufgezehrt wird – und ein Therapeut kann einem helfen, mit ihnen fertig zu werden –, ist eine Sache, ob man sich berechtigte Sorgen um sich und sein Kind macht, eine andere. Ein einfühlsamer, verständnisvoller Arzt[2] kann einer Frau helfen, solche Probleme zu bewältigen. Er ist gleich nach ihrem Mann die wichtigste Figur bei ihrer Schwangerschaft. Erinnern Sie sich noch an die Kreißsaalszene, die Frau Dr. Harrison zu Beginn dieses Kapitels beschrieb? Es war kein Zufall, daß die Wehen der jungen Mutter sozusagen mit kreischenden Bremsen zum Stillstand kamen. Auf dem Entbindungstisch festgeschnallt, umgeben

1 Die Apgar-Werte basieren auf fünf Tests, die eine Minute nach der vollständigen Geburt des Kindes durchgeführt werden. Sie messen den Puls des Neugeborenen, die Atmung, den Muskeltonus, die Reflexe und die Hautfarbe (von blau bis rosig). [Jedes dieser Kriterien wird mit einer Note von 0 bis 2 taxiert. Anm. d. Übers.] Eine Gesamtnote von sieben und darüber gilt als gut, vier bis sechs als nur leidlich gut und unter drei als so schlecht, daß Wiederbelebungsmaßnahmen erforderlich sind.

2 Immer wenn hier derart allgemein von einem Arzt dic Rede ist, kann es sich natürlich ebensogut um eine Ärztin handeln. Nur der Einfachheit halber und besserer Lesbarkeit zuliebe ist im laufenden Text meistens nur von „der Arzt„ und „er“ die Rede. Das englische Wort „doctor“ ist geschlechtsneutral. (Anm. d. Übers.)

von lauter Fremden, mitten in schmerzhaften Wehen, war sie in höchstem Maße verletzlich, als ihr Geburtshelfer in den Kreißsaal kam. Hätte er sich menschlicher verhalten, wäre der Rest der Geburt so glatt verlaufen, wie Frau Dr. Harrison es vorher erwartet hatte.

Wer die Entbindung leitet, und wie die Frau zu ihm oder ihr eingestellt ist, macht sehr viel aus. Deshalb sollte man dieser Frage vorher sorgfältig nachgehen. Als erstes muß man herausfinden, wer am ehesten als Hausarzt, Geburtshelfer und/oder als Hebamme für einen in Frage kommt. Für eine Mutter, bei der es physisch bedingt zu einer Risikogeburt kommen kann, hat sich diese Frage schon beantwortet. Ihre Krankheit oder die ihres Kindes macht einen Geburtshelfer erforderlich. Eine Frau, die sich unwohl fühlt, wenn kein Arzt anwesend ist, oder das mit zweitklassiger Versorgung gleichsetzt, begibt sich ebenfalls besser in die Hände eines Arztes. Der Seelenfrieden, den seine oder ihre Anwesenheit bei ihr bewirkt, könnten für den späteren Verlauf ihrer Schwangerschaft und ihrer Entbindung wichtig sein.

Der beste Weg, einen Arzt oder eine Ärztin zu finden, der befragt, die vor kurzem ein Kind bekommen haben. Sie können einem jene kleinen, aber wesentlichen Details über Persönlichkeit und Lebensanschauungen mitteilen, die in den Informationsschriften der Krankenhäuser nicht enthalten sind. Der nächste Schritt ist ein persönliches Gespräch, und am besten sucht man mehrere Ärzte auf, bevor man seine endgültige Wahl trifft. Seien Sie offen, und lassen Sie sich nicht von der Gestalt im weißen Kittel auf der anderen Seite des Schreibtisches einschüchtern. Vergessen Sie nicht, *Sie* treffen die letzte Entscheidung – oder wenigstens sollten Sie es tun.

Fragen Sie ihn nach seiner Einstellung zur Geburt. Bringt der Arzt das Baby zur Welt oder Sie? Finden Sie auch heraus, was für Entbindungen er am liebsten durchführt – ob er bei natürlichen Geburten hilft oder nur bei eingeleiteten? Wie sieht es bei ihm (und im Krankenhaus) normalerweise in der Praxis aus, was fortlaufende Herzton-Wehenüberwachung, Ultraschalluntersuchungen, Betäubungen und Narkosen, Dammschnitte, Rasieren und das Verwenden von Einläufen angeht? Darf Ihr Mann im Kreißsaal anwesend sein? Darf Ihr Baby nach der Geburt bei Ihnen bleiben? Und wenn Ihr Kind vorzeitig oder krank zur Welt kommt, wird man Ihnen dann erlauben, es auf der pädiatrischen Intensivstation des Krankenhauses zu besuchen? Wie diese Fragen beantwortet werden, ist ebenso wichtig wie die Antworten selbst. Seine Ausdrucksweise sollte auf Sie beruhigend wirken; und noch wichtiger, Sie sollten zu ihm Vertrauen haben. Egal wie groß sein Ruf ist und er sich darauf beruft – wenn er nicht vertrauenerweckend wirkt, kommt er nicht als Geburtshelfer für Sie in Frage.

Das gleiche gilt für Hebammen. Obwohl ihre geschichtliche Vergangenheit lang und ehrfurchtgebietend ist, sind Hebammen erst seit Ende der sechziger Jahre wieder in größerer Anzahl in die medizinische Hauptströmung zurückgekehrt. Vielleicht bereitet es manchen Frauen Unbehagen, daß diese Entwicklung erst so jung ist. Aber meiner Ansicht nach hat eine Hebamme einige wichtige Vorzüge. Zum einen ist ihre Einstellung zur Geburt wahrscheinlich mitfühlender und menschlicher. Anders als bei Ärzten und Ärztinnen, deren Krankheitsorientierung sie dazu erzieht, eine Geburt als potentiell pathologischen Zustand anzusehen, lernt eine Hebamme in ihrer Ausbildung, sie als normales biologisches Ereignis zu betrachten.

Auch sie ist eine Spezialistin, aber auf dem Gebiet der natürlichen Geburt, und das läßt sich auch an den von ihr angewandten Methoden erkennen. Dammschnitte, fortlaufende Herztonüberwachung beim Fetus und all das übliche vorbereitende Drum und Dran einer programmierten Geburt entfallen gewöhnlich bei Hebammengeburten. Aufgrund ihrer Art der Orientierung ist sie Neuerungen gegenüber offener. Normalerweise ist sie mit der Bradley-Methode ebenso vertraut wie mit der Lamaze-Methode und leistet ebenso gerne in einem Wohnzimmer-Kreißsaal oder Geburtszentrum Hilfestellung wie in einem Krankenhaus-Kreißsaal. Ein weiterer Vorteil ist, daß sie leichter erreichbar ist. Sie hat mehr Zeit Fragen zu beantworten, und ist gewöhnlich echt daran interessiert, ihrer Patientin gefühlsmäßig Hilfestellung zu geben. Eine junge Frau, die ich hier Marsha nennen möchte, kann das bezeugen. Die Entbindung ihres ersten Kindes hatte ein Geburtshelfer vorgenommen, die des zweiten eine Hebamme. Mit der Hebamme, sagte Marsha, sei es ganz anders gewesen. „Gegen Ende der Wehen, während ich preßte, beugte sie sich zu mir herüber und sagte: ‚Helfen Sie, Ihr Baby herauszupressen!' Sie benutzte das Wort ‚Baby' und sagte es immer wieder von neuem. Der Arzt hatte nur gesagt: ‚Pressen Sie, pressen Sie weiter.' Bei ihm hatte es so technisch geklungen. Das Wort ‚Baby' gab dem Ganzen erst Sinn. Es machte mir klar, daß das Pressen nicht irgendeine abstrakte Übung war. Da war ein echtes Baby, das herauszukommen versuchte."

Eine Hebamme bringt für ihre Aufgabe mehr mit als Sensibilität, so wichtig diese auch ist. Um die Voraussetzungen für eine Hebammenausbildung zu erlangen, muß eine Frau erst eine staatlich geprüfte Krankenschwester sein[3] und wenigstens ein Jahr in der öffentlichen Gesundheitspflege und ein Jahr in einem Krankenhaus gearbeitet haben. Die Ausbildung selbst dauert gewöhnlich achtzehn Monate bis zu zwei Jahren; in Geburten teilnehmen. Wenn man die Entbindungen hinzurechnet, bei denen sie hilft, wenn sie erst einmal fertig ausgebildet ist, ist sie mit normal verlaufenden Schwangerschaften [und Geburten] oft vertrauter als sogar stark beanspruchte Geburtshelfer.

Eine weitere wichtige Entscheidung, die eine Frau ziemlich früh in ihrer Schwangerschaft treffen muß, betrifft die Frage, wie sie ihr Kind zur Welt bringen will. Als ich Mitte der sechziger Jahre in Harvard als Arzt im Krankenhaus wohnte, konnte man im Grunde nur zwischen zwei Arten der Entbindung wählen: der programmierten Geburt und einem Kaiserschnitt. Alle Geburten fanden im Krankenhaus statt. Für heute

3 In Deutschland werden Hebammen in Hebammenschulen, die den Universitäts-Frauenkliniken angegliedert sind, ausgebildet. Dauer der Ausbildung: zwei Jahre; angestrebt wird z. Zt. eine Ausbildung von drei Jahren. Später arbeiten sie meist als in Kliniken angestellte Hebammen. Niedergelassene Hebammen, die entweder Hausgeburten betreuen oder Belegbetten in Kliniken haben, gibt es vergleichsweise wenige. Per Gesetz muß zu jeder Entbindung eine Hebamme zugezogen werden (also nicht nur Arzt und Schwester). Die Aufgaben der Hebamme bei der Geburt – was sie darf und was nicht – sind genau festgelegt. (Anm. d. Übers.)

gilt das glücklicherweise nicht mehr. Die Frauen, die Ende der sechziger und Anfang der siebziger Jahre erwachsen wurden, hatten beim Eintritt in ihre „Schwangerschaftsjahre“ sehr konkrete Vorstellungen davon, was Sinn und Zweck einer Geburt war und wer die Hauptnutznießer dabei sein sollten. Es ist ihnen großenteils gelungen, ihre Ideen den Geburtshelfern aufzuzwingen. Heute gibt es mehrere verschiedene Wege, sich auf eine natürliche Geburt vorzubereiten, und eine große Bandbreite an Entbindungsmöglichkeiten.

Wie schon gesagt, habe ich bei körperlich gefährdeten Müttern oder Kindern nichts gegen eine medizinische Geburt oder Kaiserschnittgeburt einzuwenden. Bei normalen Entbindungen befürworte ich jedoch stark eine natürliche Geburt. Sie legt die Verantwortung wieder in die Hände derer, denen sie zukommt – der Frau und ihrem Ehemann. Was zählt, ist Menschlichkeit; es gibt da nichts von dem opernhaften Melodrama, das oftmals mit einer programmierten Geburt einhergeht. Das wichtigste ist, daß man dem Kind gestattet, auf sanfte, elegante Weise zur Welt zu kommen. Und wenn man all das bedenkt, was wir gerade erst darüber erfahren haben, wie psychologisch bedeutsam der Geburtsverlauf ist, lohnt sich eine natürliche Geburt schon allein deswegen. Ebenso wichtig wie die Art der Entbindung, für die sich eine Frau entscheidet, ist die Art und Weise, wie sie sich geistig und körperlich darauf vorbereitet, und die besten Voraussetzungen dafür bietet ein Schwangerschaftskursus. Diese Kurse informieren nicht nur über Schwangerschaft, Wehen, Geburt und Säuglingspflege, sondern bilden auch eine Art Großfamilie, in der sich angehende Eltern treffen und sich über ihre Hoffnungen, Befürchtungen und Erwartungen austauschen können. Suchen Sie sich Ihren Schwangerschaftskursus sehr sorgfältig aus. Die verschiedenen Geburtsvorbereitungsprogramme, die welche anbieten, haben alle ihre ganz eigenen, sehr genauen Vorstellungen von der Niederkunft.

Einer Frau, die einen Geburtsverlauf nach festgelegtem Muster haben will, käme zum Beispiel wahrscheinlich die Lamaze-Methode sehr entgegen. Ihre Betonung von Disziplin und Beherrschung ist sehr geeignet für die Frau, die gerne selbst bestimmt, was geschieht. Die ideale Lamaze-Frau ist eigentlich eine hervorragend trainierte Athletin, die sich selbst dazu diszipliniert hat, unter intensiver Belastung Hochleistungen zu erbringen. Dieser Vergleich hat seinen Grund. Sie trainiert mit der Verbissenheit und Hingabe einer Athletin und bereitet sich auf den Geburtstermin vor, als ginge es dabei um einen olympischen Wettkampf, den sie unbedingt gewinnen will – gewinnen, das heißt hier in ihrem Fall, daß sie ohne Medikamente auskommen, bei Bewußtsein bleiben und aktiv bei der Geburt mitwirken will. In diesen Kursen wird Betonung darauf gelegt, daß man Gefühle wie Furcht und Angst beherrschen lernt, die einem auf dem Weg zum angestrebten Ziel in die Quere kommen könnten. Die Lamaze-Frau wird darin geschult, auf eine ordentliche, disziplinierte Art und Weise mit diesen Gefühlen fertig zu werden. Sie lernt es, die Wehenschmerzen dadurch zu lindern, daß sie ihre Muskeln willentlich entspannen kann, lernt es, sich durch Atemübungen abzulenken, und lernt es, das Tempo der Geburt dadurch zu bestimmen, daß sie sich selbst seelisch und körperlich bremst.

Um ihr Ziel erreichen zu können, braucht sie die Hilfe eines anderen Menschen, vorzugsweise die ihres Mannes, der mit ihr zusammen die Kurse besucht und bei der Geburt die Funktion eines Gefühlstrainers hat. In der letzten Phase der Wehen übernimmt er zum Beispiel das Kommando darüber, wie das Baby den Geburtskanal passiert, indem er seiner Frau Anweisungen gibt, wann sie pressen und wann sie sich entspannen soll.

Während Lamaze eine Geburt zu einer Art athletischem Wettkampf macht, wird sie bei der Bradley-Methode eher zu einer großen, fröhlichen Hausparty. Die Betonung liegt darauf, daß jeder – Mutter, Vater, Baby und Arzt – seine Aufgabe erfüllt. Ein Unterrichtsfilm von Bradley, *Happy Birth-Day,* fängt diesen Geist gut ein. Er führt neben einer beeindruckenden Geräuschkulisse eine strahlende Mutter als Star und als Nebendarsteller ein paar T-Shirt-Träger vor – das T-Shirt des Arztes identifiziert diesen als „Baby Catcher“ [Baby-Fänger], auf dem des Vaters steht „Coach“ [Trainer]. In den Bradley-

Vorbereitungskursen wird mehr Betonung auf Fühlen als auf körperliche Dinge gelegt. Die Ehemänner und Frauen werden dazu ermuntert, in den Kursen ebenso offen über eheliche und sexuelle Probleme zu diskutieren wie darüber, was für Erwartungen sie damit verbinden, daß sie Eltern werden, und wie sie darüber denken, ob die neuen Rollen zu ihnen passen. Großes Gewicht wird auf Ernährung gelegt. Auch ein paar Übungen für Becken und Unterleib werden ihnen beigebracht. Aber im Gegensatz zu Lamaze steht bei Bradley kein geistiges oder körperliches Training im Vordergrund. Die treffendste Bezeichnung für seine Technik ist „entspannt". Die Frauen werden aufgefordert, während der Geburt emotional offen zu bleiben und das, was sie fühlen, zum Ausdruck zu bringen und bereitwillig anzunehmen, anstatt es verstandesmäßig zu bewältigen und zu unterdrücken.

Aus all diesen Gründen ist die Bradley-Methode einzigartig und in vielerlei Hinsicht ein idealer Weg zum Kinderkriegen. Wie die Methode von Lamaze ist jedoch auch seine nicht für jeden geeignet, einschließlich Erstgebärenden. Bei Bradley ist eine Frau bei der Geburt ziemlich auf sich allein gestellt. Da sie nicht weiß, wie sie reagieren wird, wenn sie erst einmal wirklich in den Wehen liegt, wird eine Erstgebärende diesen Mangel an Struktur vielleicht etwas beängstigend finden. Eine geeignetere Kandidatin ist eine Frau, die sich bei der Niederkunft ihre eigenen Ziele setzen möchte, die aber auch schon ein Kind bekommen und genug Vertrauen in ihre eigenen Reaktionen bei der Geburt hat, um die Freiheit, die Bradley bietet, zu ihrem eigenen Vorteil nutzen zu können.

Die letzte und älteste Methode einer natürlichen Geburt ist die Dick-Read-Technik. Diese Ende der vierziger Jahre eingeführte und seitdem erheblich abgewandelte Technik ist immer noch die einfachste, und sie ist am wenigsten von einer Ideologie geprägt. Äußerst erdverbunden wie sie ist, hat sie nichts von dem Elan der Lamaze-Methode und nichts von der Offenheit und Lockerheit bei Bradley. Anhänger der Dick-Read-Technik stufen sich gerne als praktisch ein, betonen stark den Wert von Aufklärung und die dadurch bedingte Fähigkeit, Ängste und Spannungen zu überwinden, die einen Großteil der

Geburtsschmerzen verursachen. In Dick-Read-Kursen erlernt man bestimmte praktische Fähigkeiten, etwa Atemübungen, aber an erster Stelle steht Aufklärung. Die Frauen lernen, was sie bei der Niederkunft zu erwarten haben, wie sie sich selbst helfen können und die Hilfe anderer anzunehmen. Nachdruck wird bei Dick-Read auch darauf gelegt, was nach der Geburt kommt; oftmals erfahren die Ehepaare genausoviel über die Probleme und Anforderungen des Elterndaseins wie über den Geburtsvorgang. Was hier einem geboten wird, ist, kurz gesagt, eine pragmatische, vernünftige und wertfreie Vorbereitung auf die Geburt, da bei Dick-Read nicht ganz so viel persönliches Engagement verlangt wird wie bei den anderen Vorbereitungsprogrammen. Für Frauen, die sich gerne unter wertungsfreien, undogmatischen Voraussetzungen mit dem Gedanken einer natürlichen Geburt befassen würden, wäre ein solcher Kursus, glaube ich, zunächst das Richtige.

So verschieden diese Methoden auch sein mögen, eines haben Lamaze und Bradley mit Dick-Read gemeinsam: daß sie offen lassen, wie die Geburt stattfindet. Die Frau kann sich für die Leboyer-Methode entscheiden oder das, was heute als „sanfte konventionelle Geburt“ bezeichnet wird, eine Mischform, bei der sich Aspekte der natürlichen Geburt mit solchen einer medizinisch-technischen Geburt verbinden. Beide Geburtsarten vertragen sich mit allen drei Vorbereitungswegen, allerdings ist die Leboyer-Methode wohl beliebter – wenn auch nicht bei den Geburtshelfern – und bestimmt bekannter als die andere. Es kommt mir so vor, als wäre in den letzten Jahren in jeder Zeitschrift, die ich in die Hand genommen habe, ein Bericht darüber zu finden gewesen, wie sehr diese Methode die Geburt verändert hat.

Typisch für die Leboyer-Geburt ist, kurz gesagt, dämmerige Beleuchtung, direkter Hautkontakt zwischen Mutter und Neugeborenem, späteres Durchtrennen der Nabelschnur sowie Massieren und Baden des Säuglings. Leboyer-Begeisterte behaupten, daß diese Art „sanfter Behandlung“ dem Kind den Übergang in die Welt so angenehm und bereichernd wie möglich macht. Ich stimme dem zwar zu, glaube aber, daß das nicht so sehr auf Leboyers „Spezialeffekten“ beruht als darauf, daß die Entbindung natürlich und sanft verläuft, daß die Mutter davon begeistert ist und daß sie und ihr Kind sofort danach in Beziehung zueinander treten dürfen.

Wie sich in einer kürzlich in Kanada durchgeführten Untersuchung gezeigt hat, können sie diese drei Faktoren auch bei anderen Arten natürlicher Geburt ergeben. Nach der Veröffentlichung von Dr. Leboyers Buch *Der sanfte Weg ins Leben* konnte sich der Geburtshelfer Murray Enkin plötzlich nicht mehr vor Anfragen von Patientinnen retten, die nach der Leboyer-Methode entbunden werden wollten. Zu dem Zeitpunkt war diese Methode jedoch noch nicht wissenschaftlich erforscht. Deshalb beschloß er, mit Hilfe einiger Kollegen und Patientinnen (die er danach aussuchte, daß bei ihnen komplikationslose Geburten zu erwarten waren) eine eigene Untersuchung durchzuführen.

Eine Gruppe von Patientinnen, die er willkürlich aussuchte, sollte nach der Leboyer-Methode gebären. Eine andere Gruppe gebar auf eine sanfte konventionelle Weise, die man am treffendsten als Leboyer-Methode ohne allen Firlefanz charakterisieren könnte: Das Baby wird auf natürliche Weise und ohne Anwendung von Medikamenten geboren, aber die Beleuchtung ist nicht gedämpft, die Nabelschnur wird etwas früher durchtrennt, und das Baby wird auch nicht gebadet oder massiert; und es hat auch nicht sofort Hautkontakt mit der Mutter. Als er die Ergebnisse überprüfte, stellte Dr. Enkin fest, daß bei den beiden Gruppen bis auf eine bemerkenswerte Ausnahme letztlich keine signifikanten Unterschiede festzustellen waren. Die Frauen in den beiden Gruppen hatten ungefähr gleich viel Komplikationen und baten beinahe gleich oft um eine Betäubung, die den Wehenschmerz linderte. Die eine Ausnahme bildeten die viel kürzere Eröffnungszeit bei den Leboyer-Müttern – eine Tatsache, die Dr. Enkin jedoch nicht der Entbindungsmethode zuschreibt, sondern darauf zurückführt, wie begeistert die Frauen davon waren.

Auch bei ihren Babys gab es keine bedeutenden Unterschiede. Anfangs waren die Leboyer-Babys etwas aktiver und lebhafter, aber am dritten Tag hatte die andere Gruppe bereits aufgeholt. Und noch wesentlicher ist, daß Dr. Enkin keinerlei

Beweis für die Behauptung fand, daß die Leboyer-Methode auf den Säugling beruhigender wirkt. Trotz des Badens und Massierens schrien die Leboyer-Babys genauso leicht wie die anderen. Seine Schlußfolgerung, daß beide Entbindungsmethoden gleich sicher und erfolgreich sind, scheint mir völlig berechtigt, ebenso seine Behauptung, das einzige, was zähle, sei, daß die Geburt den Bedürfnissen jedes Ehepaares und jedes Babys genau angepaßt werde.

Das beinhaltet mehr, als daß man sich nur für eine bestimmte Geburtsmethode entscheidet. *„Wo"* eine Frau ihr Kind zu bekommen beschließt, kann ebenso von Belang sein wie die von ihr gewählte Entbindungsart. Die Umgebung sollte wohltuend und entspannend auf sie wirken, dem Geburtsakt angemessen sein und auch Sicherheit bieten. Immer mehr Frauen glauben, daß ein Krankenhauskreißsaal zwar die letzten beiden Forderungen erfüllt, aber nicht die ersten. Diese Frauen haben sich mit alternativen Geburtsstätten beschäftigt. Eine der beliebtesten *„und"* umstrittensten Alternativen ist das Zuhause.

Für Befürworter der Hausgeburt gehört die Geburt rechtmäßig nach Hause. Und ich stimme ihnen zu, daß eine Hausgeburt echte Vorteile hat. Durch den tagtäglichen Umgang mit Geburt – und Tod – hatten unsere Vorfahren ein viel gesünderes Urteil über die Rhythmen und Offenbarungen des Lebens als wir. Das Problem ist: sind Hausgeburten sicher? In ein paar Jahren, wenn sich mehr Erfahrungswerte angesammelt haben, werden wir eine klarere Vorstellung davon haben, aber zur Zeit liegen uns so wenige verläßliche Daten über deren Sicherheit vor, daß ich, so gerne ich auch eine Hausgeburt empfehlen würde, Bedenken trage, das zu tun. Die bisherigen Untersuchungen sind unbefriedigend – so zum Beispiel eine kürzlich in Oregon durchgeführte Studie. Auf den ersten Blick scheint das Ergebnis eindeutig Gründe zur Ablehnung von Hausgeburten zu liefern. Bei dieser Untersuchung kam heraus, daß die Sterblichkeit der Säuglinge bei Hausgeburten fast doppelt so hoch war wie bei im Krankenhaus durchgeführten Entbindungen. Bei näherer Betrachtung zeigt sich jedoch, daß die Untersuchung voller Fehler steckt. Eine große Anzahl der Hausgeburten fand anscheinend ohne jeden Beistand statt, und selbst die glühendsten Anhänger dieser Bewegung sind gegen Geburten ohne Beistand. Zum anderen befaßte sich die Untersuchung nur mit „gemeldeten" Hausgeburten, und alle Anzeichen sprechen dafür, daß viele solcher Geburten nicht gemeldet werden. Trotzdem, was die Zahlen aussagen, ist so eindeutig, daß man das nicht so ohne weiteres abtun sollte.

Zwei Alternativen, welche die medizinische Sicherheit im Krankenhaus mit der entspannten Atmosphäre zu Hause miteinander zu verbinden versuchen, sind Wohnzimmer-Kreißsäle in Krankenhäusern und Entbindungsheimen und Geburtszentren. Die Wohnzimmer-Kreißsäle in Krankenhäusern sind gewöhnlich private oder halbprivate Zimmer mit Gardinen und einem Farbanstrich, die dem Raum etwas Wärme geben sollen. So freundlich, wie sie in den Krankenhausbroschüren geschildert werden, sind sie umständehalber nie, aber dennoch, die Vorteile einer Geburt in einer solchen Umgebung sind augenfällig. Einer dieser Vorteile ist, daß nicht das Krankenhaus, sondern das Ehepaar die Regeln bestimmt. Solange es sich in vernünftigen Grenzen bewegt, darf an der Geburt teilnehmen, wen es dabei haben will, und es sind praktisch keine Grenzen gesetzt, wie lange das Baby nach der Geburt bleiben darf. Viele Frauen finden, daß schon allein diese Tatsache ungeheuer viel ausmacht.

„Was mich bei der Geburt meines ersten Babys am meisten störte", erzählte mir eine Frau, „war, daß es sofort hastig fortgetragen wurde. Ich war noch hellwach und hätte es gerne ein bißchen gehalten. Aber sie rollten mich sofort in mein Zimmer zurück, in dem kein Licht brannte (meine Zimmergenossin versuchte zu schlafen und wollte kein Licht), und nachdem mein Mann hinausgegangen war, um zu telefonieren, war da niemand, mit dem ich hätte sprechen können. Da saß ich also, dreißig Minuten nachdem ich ein Baby bekommen hatte, allein in einem dunklen Zimmer, und der einzige Trost, den ich hatte, waren ein paar Bonbons, die ich mitgebracht hatte. Ich fühlte mich scheußlich."

Auf Empfehlung ihrer Hebamme hin entschied sich diese Frau dafür, ihr nächstes Kind in einem Wohnzimmer-Kreißsaal zu bekommen. „Beim zweiten Mal war alles viel friedlicher und erfreulicher", erinnerte sie sich. „Um mich herum waren keine Apparaturen, mein Mann durfte mir Gesellschaft leisten, und ich behielt das Baby nach der Entbindung für ein paar Stunden bei mir." Sie fand sogar, daß ihre Wehen anders waren. „Es ging viel leichter: Ich konnte überhaupt nicht fassen, wie großartig ich mich danach fühlte. Nach der ersten Entbindung war ich einen ganzen Monat lang physisch und psychisch ein Wrack."

Unabhängige Entbindungsheime gibt es noch nicht so häufig wie Wohnzimmer-Kreißsäle, aber in den letzten paar Jahren ist ihre Zahl sehr schnell gewachsen, und ich glaube, daß sie das auch weiterhin tun wird. Von all diesen Alternativen scheinen mir diese Zentren am ehesten ideale Voraussetzungen für eine Geburt zu bieten – warme, häusliche Atmosphäre, verbunden mit guter medizinischer Versorgung. In einem der bekanntesten Geburtszentren, dem Childbearing Center in New York City, stehen einer Frau zum Beispiel ein Wohnzimmer, eine Küche, ein Garten und zwei Schlafzimmer – eines für sich selbst und eines für jemanden, der ihr Beistand leistet – zur Verfügung.

In diesen Geburtszentren gibt es gewöhnlich minimal wenige Vorschriften und störende Einmischungen. Direkte Familienangehörige dürfen bei der Geburt dabei sein, und der Säugling darf normalerweise nach der Geburt für ein bis zwei Stunden bei der Mutter bleiben. Medizinisch gesehen können diese Zentren es nicht mit einem großen Krankenhaus aufnehmen. Aufgenommen werden nur „risikoarme" Mütter (um das Risiko eines Notfalls möglichst niedrig zu halten), und das Personal besteht größtenteils aus Hebammenschwestern, welche weitgehend die medizinische Versorgung gewährleisten und auch die Entbindungen vornehmen. In solchen Zentren wohnt gewöhnlich ein Geburtshelfer im Haus, der sich um Notfälle kümmert, und ein Kinderarzt, der das Baby nach der Geburt untersucht.

Das angestrebte Ziel ist sowohl hier als auch bei den anderen in diesem Kapitel abgehandelten Geburtsstätten und -methoden, die Geburt der medizinischen Technologie zu entreißen und dahin zurückzuverlegen, wo sie rechtmäßig hingehört: in die Familie. Ich glaube, daß Mutter und Kind und letztlich wir alle davon profitieren werden.

Achtes Kapitel
Die lebenswichtige Bindung

Ihre Wehen setzten ein, als sie eines Abends im April den Abendbrottisch zu decken begann. Zuerst war der Schmerz so gering – mehr ein vages Ziehen als ein Schmerz –, daß sie glaubte, sie bilde sich das nur ein. Bis zum Geburtstermin war es noch ein ganzer Monat, es hätte also leicht ein falscher Alarm sein können. Aber als sie drei Stunden später in den Kreißsaal geschoben wurde, wußte sie, daß von einem falschen Alarm keine Rede sein konnte. Die Schmerzanfälle kamen jetzt in Fünf-Sekunden-Intervallen. Sie war bereits im Begriff zu gebären, es war also keine Zeit mehr für ein Betäubungsmittel, das ihre Schmerzen lindern könnte. Die Geburt mußte ohne Narkose stattfinden.

So hatte sie das Ganze nicht geplant, und als eine Frau, die bei unvorhergesehenen Ereignissen normalerweise außer Fassung geriet, hätte sie zutiefst verstört sein müssen. Aber ihr Kind zur Welt kommen zu sehen, beeindruckte sie zutiefst. In den Stunden und Tagen danach war sie froh und erleichtert. Es ging ihr besser als je zuvor, und sie fühlte sich Ann – wie das Baby genannt wurde – viel enger verbunden als ihrem ersten Kind. Ihr Kind halten und hätscheln zu können – wozu sie bei ihrem Erstgeborenen zu benommen gewesen war –, war für ihr seelisches Gleichgewicht ausschlaggebend gewesen.

„Mrs. B.", wie Dr. Lewis Mehl diese Frau in einer seiner Abhandlungen nannte, ist nicht erfunden, ebensowenig ihre Geschichte und ihre Empfindungen und Gedanken, die, wie sie glaubte, auf purer Einbildung beruhten. Ein Kind in den Armen zu halten, es zu streicheln und mit ihm in Verbindung zu treten, ist von entscheidender Bedeutung. Selbst wenn sie nach der Geburt nur eine Stunde zusammen sind, kann das

Mutter und Kind nachhaltig beeinflussen. In einer Untersuchung nach der anderen hat sich gezeigt, daß Frauen, die so mit ihrem Säugling in Beziehung treten, bessere Mütter sind und daß ihre Babys fast immer körperlich gesünder, psychisch stabiler und intellektuell aufgeschlossener sind als Säuglinge, die ihren Müttern nach der Geburt fortgenommen werden.

Von so zentraler Bedeutung ist *bonding.* Alles, was eine Frau nach der Geburt mit ihrem Säugling macht und ihm sagt – all das scheinbar sinnlose Girren, Tätscheln, Streicheln und sogar nur das Betrachten – dient einem bestimmten Zweck: das Kind zu hegen und zu pflegen. Wie dieses System genau funktioniert, wissen wir noch nicht, obwohl viele neue Erkenntnisse dafür sprechen, daß – zumindest in diesem Stadium – vieles, was man als mütterliches Verhalten bezeichnet, biologisch gesteuert wird.

Diese Möglichkeit kam erstmalig aufgrund einer faszinierenden Untersuchung an der Rutgers University ins Gespräch. Ein Forscher, der dort Experimente mit dem Hormonhaushalt weiblicher Ratten durchführte, stellte etwas Merkwürdiges fest. Die Mutterinstinkte der Tiere waren von der Produktionsmenge eines ganz bestimmten Hormons abhängig. Es trat gegen Ende der Schwangerschaft in ihren Körpern auf und solange es vorhanden war, waren die Ratten vorbildliche Mütter. Das allein war schon eine gewaltige Entdeckung.

Was der Wissenschaftler jedoch herausfinden wollte, war, wie die Produktion dieses Hormons gesteuert wird. Geregelt wurde dieser Mechanismus, stellte er dann fest, von der Anwesenheit der Rattenbabys. Wenn sie gleich nach der Geburt fortgenommen wurden, verschwand das Hormon aus dem Körper der Mutter und mit ihm der mütterliche Instinkt. Und wenn dieser Instinkt erst einmal nicht mehr vorhanden war, konnte ihn nichts wiederherstellen, auch die Rückkehr des Sprößlings nicht.

Tierstudien alleine sind selten ein schlagender Beweis, aber es gibt triftige Gründe für die Annahme, daß diese Untersuchung beweiskräftig ist. Wir wissen bereits, daß die Anwesenheit des Neugeborenen wenigstens in zweierlei Hinsicht für seine Mutter biologisch wichtig ist. Sein Schreien regt die

Produktion der Muttermilch an, und wenn es ihre Brust berührt, setzt das bei ihr ein Hormon frei, das geburtsbedingte Nachblutungen eindämmt. Ist es dann zu weit hergeholt anzunehmen, daß seine Anwesenheit auch ihre mütterlichen Instinkte freisetzt? Die meisten Beweise aus Biologie und Verhaltensforschung sprechen dafür, daß dem nicht so ist. Kindesmißhandlungen etwa, die unverhältnismäßig oft bei als Frühgeburten zur Welt gekommenen Kindern vorkommen, sind ein einschlägiges Beispiel. Viele Sachverständige glauben, daß die wochen-, ja manchmal monatelange Isolierung von Frühgeborenen auf der Spezialstation einer Kinderklinik verheerende psychologische Auswirkungen auf deren Mütter hat, die dazu führt, daß sie ihre Kinder später mit größerer Wahrscheinlichkeit mißhandeln werden.

Nach uns vorliegenden Beweisen ist es für Mutter und Kind höchst folgenreich, ob sie in einer bestimmten Zeitspanne direkt nach der Geburt eine Bindung zueinander herstellen oder ob das unterbleibt. Kleinere Widersprüche gibt es in den Untersuchungen über die Länge der Zeitspanne – einige begrenzen sie auf eine Stunde oder eine noch kürzere Zeit, andere auf eine Stunde und noch andere auf fünf Stunden. Eine Untersuchung, die Dr. John Kennell, ein Pionier auf diesem Gebiet, zusammen mit seinem Mitarbeiter-Team durchgeführt hat, hat gezeigt, daß die oberste Grenze erheblich unter zwölf Stunden liegt. Er und seine Kollegen haben festgestellt, daß eine Mutter sich stärker zu ihrem Kind hingezogen fühlt, wenn die Bindung direkt nach der Geburt stattfindet, als wenn die Beziehung erst zwölf Stunden danach aufgenommen wird. Die Unterschiede wurden fast sofort sichtbar. Binnen eines Tages liebkosten, küßten und hielten die Frauen, die ich hier Frühkontakt-Mütter nennen möchte, ihre Babys merklich mehr als die in der Spätkontakt-Gruppe.

Das heißt nicht, daß die Frauen aus der Spätkontakt-Gruppe schlechte Mütter werden. Die mütterlichen Gefühle einer Frau sind viel zu kompliziert und persönlichkeitsbedingt, als daß man sie rein biologisch erklären könnte. Auch die Tausende intimen Momente im Laufe des Lebens, die Mutter und Kind miteinander verbinden, sind von Bedeutung. Ich bin einfach der Ansicht, daß die frühe Bindung der Frau einen wesentlichen Vorteil bringt. Und jeglicher Vorteil ist, wie schon gesagt, wichtig, weil er die ganzen Verhaltensmuster und Einstellungen prägen hilft. Dr. Kennells Team hat beispielsweise festgestellt, daß selbst so elementare Aufgaben wie Wickeln und Füttern den Frauen, die nicht diese frühe Bindung herstellen konnten, mehr Schwierigkeiten bereiten.

Diese Schwierigkeiten, die Frauen, die man von ihren Säuglingen getrennt hat, oftmals bei der Erfüllung ihrer Pflichten haben, sagen oftmals etwas über eine allgemeine Einstellung zur Mutterschaft aus, welche diese Beziehung sehr beeinträchtigen *kann*. Einer jungen Frau, die ich kenne, wurde ihr Baby gleich nach der Geburt hastig weggenommen, und erst fast vierundzwanzig Stunden später bekam sie es wieder zu sehen. Zuerst habe ihr das nicht sehr zu schaffen gemacht, sagte sie, weil sie sich ihm im Krankenhaus nahe gefühlt habe. Aber einen Monat später sah das anders aus. Sie war unsicher, ob das wirklich ihr Baby war; es war für sie wie ein Fremder, den man noch nicht gut kennt. Diese Frau war sicher, daß es schließlich mit der Zeit doch zu einer Bindung zwischen ihr und ihrem Baby kommen würde, und ich sagte ihr, daß das sehr wahrscheinlich sei. Trotzdem wäre diese Bindung früher entstanden, wenn sie nach der Geburt die Möglichkeit gehabt hätte, mit ihrem Baby zusammenzusein.

Frauen, die früh die Bindung herstellen, verhalten sich fast immer anders. Eine Untersuchung nach der anderen hat die gleichen Unterschiede aufgezeigt, egal ob die Versuchspersonen weiß, schwarz oder orientalisch, reich, arm oder aus der Mittelschicht, amerikanisch, kanadisch, schwedisch, brasilianisch oder japanisch waren. Ein, zwei und drei Jahre später sind Mütter mit früher Bindung immer noch aufmerksamer, begeisterter und fürsorglicher. Ein Jahr nach der Geburt stellten Dr. Kennell und Dr. Klaus bei einer der Gruppen fest, daß diese ihre Kinder immer noch öfter berührten, in den Arm nahmen und streichelten. Als die Wissenschaftler sie ein weiteres Jahr später wieder aufsuchten, *redeten* diese Frauen anders mit ihren Kindern. Nur sehr wenige von ihnen schrien oder brüllten. Gewöhnlich gab eine Mutter ihrem Kind ganz ruhig zu verstehen, daß es Zeit für ein Nickerchen sei oder daß es seine Spielsachen aufheben solle, aber immer geschah das irgendwie rücksichtsvoll; fast nie wurde ein Befehl erteilt. Die Forscher waren auch davon beeindruckt, wie diese Frauen ihre Kinder gesprächsweise mit einem vielsagenden, wohltuenden Schwall besänftigender und ego-stärkender Worte zu umhüllen schienen. Schon allein an der Art der Ansprache merkten diese Kleinkinder, daß sie geliebt und erwünscht waren.

Eine solche Art zu reden wird einem nicht in einem Lamaze-Kurs beigebracht und kann man auch nicht bei Dr. Spock lernen. Glücklichen Müttern fliegt sie ganz natürlich zu. Wie die jungen Mütter in dem Film, von dem ich früher sprach, war das Verhalten dieser Frauen ganz instinktiv. Die Wahl ihrer Worte, die Sprachmuster und der Tonfall ihrer Stimme waren ganz spontan.

Die Natur war sehr einfallsreich bei ihrem Entwurf eines Bindungssystems, das den Bedürfnissen des Neugeborenen genau gerecht wird. Sie bewirkt nicht nur eine dramatische Verhaltensänderung bei einer erwachsenen Frau, die schon zwanzig bis fünfundzwanzig Jahre oder noch länger gelebt hat – eine Änderung übrigens, die Freud hartnäckig als unmöglich bestritten hat –, sondern verändert es sogar auf genau die Art und Weise und für die Zeitdauer, die ihrem Baby am meisten gerecht wird. Um gefühlsmäßig, geistig und körperlich zu gedeihen, braucht das Kind in den ersten zwei bis drei Lebensjahren – was in etwa die Zeitdauer der intensivsten Phase der Eltern-Kind-Bindung ist – stetig Liebe und Zuneigung.

Auch das Baby ist bereit, seinen Teil zu dieser Bindung beizutragen. Seine Hilflosigkeit, seine Unfähigkeit, sich selbst zu ernähren, zu kleiden und zu beschützen, seine Laute, mit denen es sich mitteilt, und, ich glaube, sogar sein Aussehen, sind speziell dazu angetan, bei denen eine Reaktion des Lieben- und Behütenwollens hervorzurufen, die es nähren und kleiden können. Vor nicht allzulanger Zeit erwähnte der Wissenschaftler Carl Sagan, daß großköpfige Wesen mit kleinen Körpern einen ganz speziellen Reiz auf uns auszuüben scheinen. Dr. Sagan meinte, das liege vielleicht daran, daß die übergroßen Köpfe uns unterbewußt an die Herrschaft des

Geistes über den Körper erinnerten. Ich halte es für wahrscheinlicher, daß unsere Reaktionen auf so babyhafte Figuren programmiert sind. Wir denken vielleicht, daß wir Comics-Figuren wie die „Peanuts" – Charlie Brown und Linus zum Beispiel – wegen ihres stoischen Humors lieben, aber ich frage mich, ob wir in Wirklichkeit nicht auf die Verletzlichkeit dieser Figuren mit ihren übergroßen Köpfen und ihren kleinen Körpern reagieren?

Wenn sie ihr Neugeborenes zum ersten Mal sieht, wird eine Mutter bestimmt instinktiv die Arme ausstrecken, um es in den Arm zu nehmen. Das ist die natürlichste Reaktion auf der Welt, und wie alle anderen Aspekte des *bonding* erfüllt auch das ein bestimmtes und lebensnotwendiges Bedürfnis des Kindes. Bei der Geburt ist Liebe nicht nur ein Bedürfnis des Babys, sondern auch eine biologische Notwendigkeit. Ohne Liebe und das damit verbundene An-sich-Drücken und Liebkosen wird das Kind buchstäblich verkümmern und sterben. Diese Erscheinung wird als Marasmus bezeichnet; der Name kommt von dem griechischen Wort für „Dahinsiechen". Im neunzehnten Jahrhundert starben mehr als die Hälfte der Säuglinge daran; und bis in die ersten Jahre des zwanzigsten Jahrhunderts waren fast hundert Prozent aller Todesfälle in Findelhäusern darauf zurückzuführen. Diese Kinder starben, ganz einfach und kraß ausgedrückt, an Zärtlichkeitsmangel. Heute gibt es weniger Fälle von Marasmus. Trotzdem gibt es auch heute noch, so bedauerlich es ist, viel zu viele verwahrloste Babys. Die Ärzte bezeichnen sie als entwicklungsgestört.

Schon ein bißchen Beschäftigung mit einem an Liebesmangel krankenden Säugling kann kleine Wunder bewirken, wie ein Forscher in einer Untersuchung mit untergewichtig geborenen Säuglingen bewiesen hat. Daß die Wachstumsraten bei ihnen langsamer als normal sind, wird gewöhnlich auf organische Schwierigkeiten zurückgeführt, am häufigsten gibt man leichten Gehirnschäden die Schuld. Der Forscher vermutete, daß es vielleicht noch eine andere Erklärung dafür gäbe. Ihm war aufgefallen, daß diese Babys in ihren ersten Lebenswochen häufig isoliert auf Intensivstationen für Säuglinge liegen. Mit ihrer hochentwickelten Technologie können diese

Stationen alles für ein Kind tun – nur nicht es in den Arm nehmen und ihm Liebe schenken.

Und genau daran haperte es, dachte der Forscher. Deshalb wählte er eine bestimmte Gruppe von Säuglingen auf seiner Station aus und bat das Personal, sie zehn Tage lang rund um die Uhr jede Stunde fünf Minuten lang zu streicheln. Fünf Minuten ist nicht viel Zeit, und eine Krankenschwester ist keine Mutter, aber trotzdem – was das Streicheln bewirkte, war aufsehenerregend. Diese Babys nahmen schneller zu, wuchsen schneller und waren physisch robuster als die anderen Säuglinge.

Ein paar Jahre nach dieser Untersuchung führte ein anderes Forscher-Team einen ähnlichen Test durch, jedoch mit einer Änderung, die sich als wesentlich herausstellen sollte. Anstatt der Kinderkrankenschwester nahmen sie die echten Mütter. Anfangs kamen keine größeren Überraschungen dabei heraus. Wie die meisten anderen Babys mit Bindung gediehen sie. Aber als die Forscher diese Kinder vier Jahre später wieder untersuchten, war ein größerer Unterschied festzustellen. Bei Intelligenztests erreichten die Kinder, die gestreichelt worden waren, im Durchschnitt fünfzehn Punkte mehr als die, welche ohne Berührung geblieben waren.

Natürlich ist auch entscheidend, was mit diesen Kindern im Alter von ein, zwei und drei Jahren geschah. Die Intelligenz ist bei der Geburt nicht in Granit angelegt, und sie entwickelt sich nicht in einem Vakuum. Sie braucht ständige Anregung von seiten der Familie des Kindes, von Freunden und Lehrern. Die Verbindung zwischen Mutter und Kind stellt dem Baby nicht nur jemanden zur Seite, der es versteht und liebt, sondern auch eine Verbündete, die dem Säugling Anregungen geben kann, die er braucht, um psychisch und geistig zu gedeihen. Das ist viel schwerer, als es sich anhört.

Das Neugeborene reagiert nur auf ein sehr kleines Spektrum an Reizen. Eine Frau, die ihr Baby erheitern, unterhalten oder sein Interesse wecken will, muß ihre Spiele sehr genau auswählen. Und ohne je genau zu wissen, warum, tut sie genau das; denn ebenso wie sie sich durch das *bonding* beim Füttern und Wickeln geschickter anstellt, erhöht sich dadurch anscheinend auch ihre Einfühlungsgabe. Sie weiß oft intuitiv, womit sie die Aufmerksamkeit ihres Kindes erregen und fesseln kann.

Vieles, was das Neugeborene in den ersten Lebenstagen lernt, lernt es durch seine Augen. Es liegt in seinem Bettchen und wendet seinen Kopf ständig mal hierhin, mal dahin und sucht seinen Horizont nach jemandem oder etwas ab, der oder das sein Interesse entzünden könnte. Es will unterhalten und angeregt werden, vielleicht sogar lernen, aber da seine Sichtweite so streng begrenzt ist, müssen die visuellen Reize von ganz besonderer Art sein. Wenn sie zu stark sind, wird es sich überwältigt fühlen und sich zurückziehen; wenn sie nicht intensiv genug sind, wird es sie gar nicht wahrnehmen. Ein Gesicht im Ruhezustand zum Beispiel wird nicht sein Interesse wecken; es ist zu unscharf, und in diesem Stadium bewirken seine Züge bei ihm noch nicht die gleiche Gefühlsresonanz wie später – selbst wenn es die seiner Mutter sind. Aber wenn man die Augenbrauen hochzieht, mit den Augen rollt oder den Kopf in gespielter Überraschung zurückwirft – mit anderen Worten, all die etwas übertriebenen, ein wenig albernen Gebärden, die ihrem Kind verbundene Mütter machen – zeigt sich, daß das seinem Reizempfänglichkeitsspektrum genau entspricht.

Japanische, amerikanische, schwedische und samoanische und überhaupt fast alle Mütter auf der Welt spielen mit ihren Babys auf ebendiese Art und Weise. Sie wählen Spielarten, die dem geistigen Spektrum eines Neugeborenen gerecht werden. Darüber hinaus gibt es Beweise dafür, daß all die scheinbar zufälligen, närrischen Verhaltensweisen, die Mütter in ihren Spielen wählen, keineswegs zufällig und närrisch sind, sondern zu einer Reihe ganz bestimmter Spiele gehören, die alle nach eigenen Regeln und Vorschriften und innerhalb eines bestimmten Zeitrahmens ablaufen; und jedes dieser Spiele ist dazu angetan, die geistigen Fähigkeiten des Kindes zu erweitern.

Ein Beispiel für eines dieser frühen und ziemlich simplen Spiele ist das „Grimassenschneiden“. Nach einem Monat oder zweien wird der Säugling schon etwas Anspruchsvolleres und Aufregenderes verlangen. Schon mit sieben oder acht

Wochen hat er klare Vorstellungen davon, was ein schönes Spiel ist, wie es gespielt werden sollte und wie lange. Eines seiner Lieblingsspiele ist eine von dem *bonding*-Experten Dr. Daniel Stern als „Pointen-Verhalten“ bezeichnete Posse. Der Name kam folgendermaßen zustande: Dr. Stern hatte Frauen beobachtet, wie sie mit ihren Babys spielten, und hatte sich dabei an einen Komiker erinnert gefühlt, der einem aufgeschlossenen Publikum einen langen, komplizierten, lustigen Witz erzählt. Es fängt damit an, daß Mutter und Kind einander auf Touren bringen. Die Komikerrolle wird von der Mutter gespielt; sie macht irgend etwas Ulkiges – schielt vielleicht. Das Baby lächelt oder bewegt aufgeregt seine Arme und Beine – ein Zeichen dafür, daß es nach mehr verlangt. Das ermuntert die Mutter dazu, etwas noch Verrückteres zu tun. Allmählich geraten beide immer mehr in Fahrt, bis das Spiel schließlich einen Höhepunkt erreicht, ähnlich der Pointe eines Witzes. Beide „können nicht mehr“ vor Lachen – die Mutter oftmals im wörtlichen Sinne, das Kind im übertragenen –, es hat seine höchste Erregungsschwelle erreicht und strampelt wild mit den Beinen und fuchtelt mit den Armen. Nach einer kurzen Atempause – ganz ähnlich jener, die ein professioneller Komiker seinen Zuhörern gewährt –, beginnt das Spiel dann von neuem.

Das heißt, wenn das Kind es will. Wenn es gelangweilt ist, und in diesem Alter ist es das schnell, gibt es vielleicht zu verstehen, daß es Zeit für ein neues Spiel ist, indem es den Kopf zur Seite dreht, weniger intensiv guckt oder sich zu lächeln weigert – so bringt es in diesem Alter seine Wünsche und Gefühle zum Ausdruck.

Es ist auch in der Lage, die Gefühle anderer Leute zu ihm zu spüren. Augen erzählen ihm viel, aber noch mehr sagt ihm Berührung. Streicheln, Hätscheln und Umarmungen sind die Hauptinformationsquellen eines Säuglings – sie erlauben es ihm, wichtige Urteile über den anderen Menschen, und, noch wichtiger, über dessen Gefühle zu ihm zu fällen. Wenn sich dem Säugling jemand auf eine kühle, desinteressierte, beklemmende oder ärgerliche Art und Weise nähert, sagt ihm das, daß er von ihm nicht geliebt wird und daß er – vielleicht – sogar irgendwie in Gefahr ist. Wird er hingegen herzlich und fürsorglich in den Arm genommen, teilen sich ihm diese Gefühle mit, und er reagiert entsprechend.

Mütter, die Bande zu ihrem Kind knüpfen konnten, scheinen das auch zu wissen. Jedesmal, wenn ich junge Mütter ihre Babys aufnehmen und an sich drücken sah, war ich überrascht, wie sehr sich das *bonding* auf den mütterlichen Zugriff ausgewirkt hatte. Ob sie selbstsicherer oder unbesorgter sind, fast stets nehmen sie ihre Kinder auf andere Weise in die Arme als die Mütter ohne *bonding*. Die Frauen in dem Film, von dem ich früher sprach, sind ein hervorragendes Beispiel dafür. Obwohl die meisten von ihnen erstmals Mutter geworden waren, hielten sie ihre Kinder sachverständig und voller Selbstvertrauen. Nicht eine von ihnen war nervös oder unruhig.

Ich mußte kürzlich wieder an sie denken, als ich eine junge Frau beobachtete, die nicht das Glück gehabt hatte, die Bindung zu ihrem Baby so früh herzustellen, und die dieses nun zum ersten Mal füttern sollte. Als die Krankenschwester ihr das Kind reichte, lächelte sie und versuchte damit, ihre Unsicherheit zu verbergen. Ein paar Augenblicke lang schob sie das Kind unbehaglich von einem Arm in den anderen in dem Bemühen, eine bequeme Haltung zu finden. Dann, endlich, als ihr das gelungen war, nahm sie die Flasche und stieß sie dem Baby ungeschickt in den Mund. Was mich am meisten verblüffte, war, was für ein Gesicht sie in diesem Moment machte: Als sie das Kind gierig an der Flasche ziehen sah, kniff sie die Augen zusammen, ihr Kinn straffte sich, und sie sah grimmig und entschlossen aus. Um gerecht zu sein, ihre Reaktion war völlig unbewußt, und ich bin sicher, wenn ihr jemand einen Spiegel vorgehalten hätte, wäre sie über ihren Gesichtsausdruck ebenso überrascht gewesen, wie ich es war. Sie konnte jedoch nicht anders. Es regte sie auf, daß sie am Kinn ihres Kindes Milch herabtropfen sah.

Im Gegensatz dazu ist das Füttern und besonders das Stillen für Mütter mit Bindung eine ebenso selbstverständliche Angelegenheit wie alles andere in der Säuglingspflege. Ein Wissenschaftler von der University of Washington, der die Stillerfahrungen von Müttern mit und ohne frühe Kindbindung verglich, stellte erstaunliche Unterschiede fest. Spätestens bis zur achten Woche nach der Geburt hatten von den Frauen ohne Bindung alle bis auf eine Ausnahme das Stillen als einfach viel zu lästig aufgegeben. Den Frauen mit Bindung hingegen machte es so viel Spaß, daß sie alle ihre Babys stillten, bis sie acht Wochen alt waren. Ganz Ähnliches ergab sich bei einer Gruppe von Brasilianerinnen. Zwei Monate nach der Geburt ihrer Babys stillten drei Viertel der Frauen mit Bindung noch. Von den Frauen ohne Bindung stillten etwa nur ein Viertel nach dem zweiten Monat noch weiter.

Nicht zu vergessen ist, daß hier nur untersucht wurde, wie sich das *bonding* darauf auswirkte, wie lange eine Frau stillte, nicht wie psychologisch vorteilhaft das Stillen selbst ist. Wissenschaftlich ist das auch noch nicht überzeugend nachgewiesen, ich bin jedoch fest davon überzeugt, daß das eines Tages geschieht. Die Natur ist sehr ökonomisch. Jedes ihrer Systeme ist so angelegt, daß es viele verschiedene Bedürfnisse erfüllt; es gibt keinen Grund zu der Annahme, daß Stillen eine Ausnahme von der Regel bildet. Wenn es für die körperliche Verfassung deutlich von Vorteil ist – und die günstigen Auswirkungen von Muttermilch auf die Gesundheit und die Abwehrkräfte des Kindes sind erheblich –, ist es wahrscheinlich auch für die psychische Entwicklung von Vorteil. Das ist jedoch kein Grund für eine Frau, die nicht stillt – weil sie es nicht kann oder nicht will –, Schuldgefühle zu haben. Was psychologisch wirklich wichtig ist und zählt, ist, was für Gefühle sich dem Säugling beim Füttern mitteilen. Ein Kind kann sich geliebt fühlen, ob es nun gestillt oder mit der Flasche ernährt wird.

Die Liebe des Vaters ist ganz genauso komplex und wichtig wie die der Mutter. Wenn man ihm nur eine Chance dazu gibt, kann ein Mann ebenso „mütterlich" sein wie eine Frau: beschützend, gebefreudig, anregend, auf die Bedürfnisse seines Kindes eingehend, besorgt. Daß es so übermäßig lange gedauert hat, diese simple Lebenstatsache zu erkennen, lag zum großen Teil daran, daß die falschen und klischeehaften Vorstellungen über Väter in unserer Kultur so tief verwurzelt sind. Selbst Leute, die es hätten besser wissen sollen, taten das oft nicht. Die Anthropologin Margaret Mead meinte es wahrscheinlich ironisch, als sie den Vater als biologisch notwendig vor der Geburt und sozial nebensächlich danach bezeichnete, aber sie brachte damit auch eine weitverbreitete, allgemeine Meinung zum Ausdruck.

Zum Glück beginnt sich diese Meinung zu ändern. Vor kurzem haben Forscher festgestellt, daß der Anblick eines Neugeborenen bei einem frischgebackenen Vater das gleiche Repertoire liebevoller Verhaltensweisen hervorruft wie bei einer jungen Mutter; er girrt und spricht mit seinem Säugling und schaut ihn sich an, und das alles genauso oft und genauso begierig. Bis der Psychologe Ross Parke und sein Team vor ein paar Jahren immer wieder die Geburtenabteilung einer kleinen Klinik in Wisconsin besuchten, war das niemanden aufgefallen. Dr. Parke stellte fest, daß Männer sich etwas langsamer für ihre Kinder erwärmen – wahrscheinlich weil sie biologisch oder kulturell bedingt nicht so sehr darauf vorbereitet sind wie Frauen. Aber selbst dieser kleine Unterschied löste sich schließlich auf, als man die Besuchszeiten den Terminplänen der Väter angepaßt hatte. Die Väter küßten, umarmten, wiegten, berührten und hielten ihre Neugeborenen genauso oft wie ihre Frauen.

Der Fachausdruck hierfür ist *engrossment* [Inbesitznahme], und ein anderes Forscherteam fand heraus, daß es beim Mann durch das gleiche ausgelöst wird wie bei der Frau – durch den frühzeitigen Kontakt mit dem Säugling. In dieser Untersuchung zeigte sich: Je früher die Väter Gelegenheit hatten, ihre Babys zu sehen, desto engagierter und interessierter waren sie und um so begieriger darauf, ihre Babys zu berühren, in den Arm zu nehmen und mit ihnen zu spielen. Wenn dieser frühe Kontakt so weit ging, daß sie auch bei der Geburt anwesend waren, konnten sie sogar ihr Kind von anderen unterscheiden (Väter, die bei der Entbindung nicht zugegen waren, sagten das nicht von sich) und fühlten sich wohler, wenn sie den Säugling im Arm hatten.

Die Forscher stellten weiterhin fest, daß Väter mit ihren Babys anders spielten. Gewöhnlich waren sie aktiver und körperbetonter als Mütter, aber selbst das scheint eine besondere Rolle beim *bonding* zu spielen, da eine Vater-Kind-Wechselbeziehung anscheinend die Reaktionsbereitschaft der Frau erhöht. Dr. Parke und seine Kollegen stellten fest, daß eine Frau in Anwesenheit des Vaters ihr Baby häufiger anlächelt und seinen Bedürfnissen gegenüber aufmerksamer war. Weil mehrere andere Untersuchungen ähnliche Verhaltensunterschiede zum Vorschein brachten, glauben viele Forscher nun, daß beide Elternteile – dadurch, wie er oder sie mit dem Kind umgeht – auf einzigartige, eigene, aber sich ergänzende Art und Weise zur körperlichen, seelischen und geistigen Entwicklung des Kindes beitragen. Ob das genetisch oder kulturell bedingt ist, kann man nicht sagen. Nach dem, was an Untersuchungsergebnissen vorliegt, vermute ich jedoch, daß Umwelteinflüsse die größere Rolle spielen. Väter und Mütter beschäftigen sich mit ihren Kindern ziemlich genau so, wie man es – im allgemeinen – von Männern und Frauen erwartet. Die Frauen nehmen fast unweigerlich die Versorgerrolle an und kümmern sich mehr um das, was traditionell „Frauen"-Pflichten sind – d.h., sie füttern, wickeln und trösten das Kind. Männer neigen dazu, im Umgang mit ihren Kindern aggressiver und verspielter zu sein.

Das beste Beispiel dafür, wie groß diese Verhaltensunterschiede sind, bietet vielleicht eine erst kürzlich von einem einfallsreichen Forscherteam in Boston durchgeführte Untersuchung. Sie war ganz einfach angelegt: Mütter, Väter und Kinder sollten sich gemeinsam in einem Spielzimmer aufhalten und wurden dabei beobachtet, wie sie miteinander umgingen. Innerhalb der Geschlechter zeigten sich auffallende Ähnlichkeiten. Die Mütter waren im großen und ganzen ruhiger, beschützender und sanfter im Umgang mit ihren Kindern. Nur selten erlahmte ihr Interesse oder regten sie sich auf. Ob sie ihre Babys im Arm hielten, liebkosten, mit ihnen sprachen oder spielten, immer waren sie zärtlich. Die Väter erregten sich leichter, waren unbeständiger und spielerischer und zeigten mehr Körpereinsatz. Während die Frauen mehr redeten, pufften die Männer das Baby vorsichtig mit dem Finger oder hoben es hoch in die Luft.

Was bei dieser Untersuchung so sehr verblüffte, ist, wie die beiden Elternteile einander ergänzten. Denken Sie nur einmal über ganz normale kindliche Tätigkeiten wie sein Erkundungsverhalten nach: Durch kleine Expeditionen erweitert das Kind seinen geistigen Horizont. Es wird diese nicht unternehmen, wenn es nicht viel Selbstvertrauen besitzt. Sein Selbstvertrauen und die Vorstellungen, die es von sich selbst hat, sind alle ein Ergebnis der Botschaften, die es von seinen Eltern empfängt. Ob dies durch das Streicheln, die Umarmungen oder die sanfte Fürsorglichkeit der Mutter geschieht oder durch den spielerischen Körpereinsatz seines Vaters oder umgekehrt, spielt eigentlich keine Rolle. Wichtig ist nur, daß die Eltern ihm mit vereinten Kräften die Ermutigung zuteil werden lassen, sich selbst zu verwirklichen.

Wie schon gesagt, glaube ich, daß die Umwelteinflüsse bestimmen, wer dem Kind was beibringt. Dr. T. Berry Brazelton von Harvard hat noch eine andere Erklärung dafür, die mit meiner nicht unbedingt unvereinbar ist. „Es kommt mir so vor“, sagt Dr. Brazelton, „als ob das Baby die Eltern sehr bedacht in unterschiedliche Bahnen lenkt – was für mich heißt, das Kind braucht für seine eigenen Bedürfnisse unterschiedliche Menschen als Eltern. Vielleicht bringt das Baby die Unterschiede hervor, die für seine Eltern so ausschlaggebend sind.“

Das größte Geheimnis ist jedoch das Zustandekommen der Vater-Kind-Bindung. Letzten Endes ist es Liebe. Aber zu Anfang fehlen die augenfälligen seelischen und körperlichen Bande, duch die Mutter und Kind aneinandergekettet sind. Väter tragen ihre Kinder nicht neun Monate in sich, stillen sie nie, geben ihnen nur gelegentlich die Flasche und verbringen nur selten so viel Zeit mit ihnen wie ihre Frauen. Trotzdem kann das Band, durch das sie und ihr Baby schließlich zusammengeschweißt werden, ebenso stark und lebenswichtig sein wie die Bande zwischen Mutter und Kind.

Einen Beweis dafür haben Untersuchungen der kindlichen Eßgewohnheiten erbracht. Essen ist für einen Säugling ebenso sehr ein psychischer wie ein physischer Akt. Wenn er sich nicht wohl fühlt oder innerlich auf der Hut ist, wird er nicht ordentlich essen. Wenn ein Baby also genauso viel trinkt, wenn sein Vater die Flasche hält, wie es bei seiner Mutter tut, ist das ein gutes Anzeichen dafür, daß es beide gleich stark schätzt.

Genau das zeigte sich, als man eine Gruppe Väter und Mütter bat, ihre Babys abwechselnd zu füttern. Der Milchkonsum blieb gleich, egal wer von den Eltern das Füttern besorgte.

Noch mehr über die Gefühle eines Babys zu seinen Eltern sagt aus, wie es darauf reagiert, wenn einer von beiden das Zimmer verläßt. „Trennungs-Weinen" lautet die ziemlich schwerfällige Bezeichnung für diese Reaktion, und im Laufe der Jahre hat man Dutzende von Untersuchungen hierzu mit Müttern angestellt; aber bis 1970, als ein findiger junger Forscher namens Milton Kotelchuck eine Untersuchung durchführte, welche die entscheidende Wende bringen sollte, hatte niemand je daran gedacht, die Väter mit einzubeziehen. Das Experiment war in seiner Anlage denkbar einfach: Kotelchuck nahm 144 Babys und stellte Messungen über ihre Reaktionen an, wenn ihre Mütter oder Väter das Spielzimmer verließen und sie mit einem Fremden allein ließen. Er stellte fest, daß die Babys auf das Fortgehen des Vaters genauso empört reagierten wie auf das der Mutter. Auf der Tagung, auf der Kotelchuck die Ergebnisse seiner Untersuchung vortrug, reagierten viele der anwesenden Wissenschaftler äußerst skeptisch, womit sie ziemlich deutlich die Einstellung unserer Gesellschaft zur Vaterrolle zum Ausdruck brachten. Aber auch diese Einstellung ändert sich, und das ist auch vonnöten.

Ich möchte dieses Kapitel mit einem Brief beenden, den ich vor kurzem erhielt. Er bringt besser als alle von mir zitierten Untersuchungen und Beobachtungen zum Ausdruck, worum es beim *bonding* eigentlich geht:

> In dem Augenblick, als ich Sie im Fernsehen sah, hatte ich gerade meine drei Monate alte Enkelin auf dem Arm und fütterte sie; sie lebt seit einiger Zeit bei uns, da ihre Mutter arbeitet. Sie hatte ihre Augen auf mich gerichtet, und ich empfand ein starkes, mich sehr bewegendes Gefühl von Vertrautheit, das mich zu ihr hinzog und von ihr ausging; es ist etwas, das sich nur schwer beschreiben läßt, aber es war sehr stark zwischen ihr und mir. Ich kann mir nicht vorstellen, daß dieses Gefühl von Vertrautheit jemals vergehen wird, wieviel Zeit auch verstreichen mag. Es gab da einen Kontakt zwischen uns, und ich weiß, daß auch sie das spürte, ohne es in Worten ausdrücken zu können. Sie ließ mich wissen, daß sie es spürte, mit ihren Augen.

Vor Jahren gab es schon einmal das gleiche Gefühl zwischen mir und ihrer Mutter, als diese ein kleines Baby war, und ihre Mutter und ich spüren es noch heute, wenn wir uns am Ende eines Arbeitstages treffen oder uns morgens früh begrüßen. „Es" – wie immer Sie es bezeichnen mögen – ist eine Bindung, ein Band zwischen unseren beiden Seelen, und es ist sehr stark und herrlich. Im Gegensatz dazu fehlt es völlig zwischen meiner Mutter und mir. Ich weiß, daß es nicht dieses Band zwischen uns gab, aus welchen Gründen, weiß ich wirklich nicht, aber wir waren nie so miteinander verbunden. Darüber nachzudenken, was die Ursache dafür gewesen sein mag, hat mir mein Leben sehr vergällt, denn ich nahm lange an, daß es an mir liegen müsse. Ich sah „Es" zwischen meinen Freundinnen und ihren Müttern (graduell unterschiedlich, aber immer entschieden stärker als zwischen meiner Mutter und mir), und das vertiefte bei mir nur noch das Gefühl des Alleingelassenseins. Jetzt ist mir klar, daß „Es" einfach nicht geschah, und ich kann es heute geistig viel besser verkraften. Da war der Krieg. Ich wurde im Februar 1939 geboren. Meine Mutter sah meinen Vater dann gleich Soldat werden. Unser Vater war in diesen ersten Lebensmonaten nie da. Er war in der Armeeausbildung. Ich habe überhaupt keine Erinnerungen an ihn bis zu dem Zeitpunkt, als er Ende 1945 aus dem Krieg heimkehrte.
Er war gut zu mir, aber zurückhaltend. Er hatte und hat heute noch ein viel herzlicheres Verhältnis zu zwei Geschwistern von mir, die nach seiner Rückkehr geboren wurden. Ich mußte immer aus dem Haus gehen, wenn ich ihn meine kleine Schwester liebkosen und im Arm halten sah, die 1954 zur Welt kam. Ich war fünfzehn Jahre älter und mich quälte Eifersucht.
Ich bin jetzt 41 und ich empfinde sehr wenig für meine Eltern – in dieser „innigen, vertrauten" Art. Ich rechne es ihnen noch an, wie sie sich damals um mein leibliches Wohl gekümmert haben, aber „sonst" gibt es nichts zwischen uns. Die beiden 1952 und 1954 geborenen Kinder hingegen empfinden etwas ganz anderes für sie. Sie stehen einander richtig nahe, und ich sehe mir das an und kann manchmal gar nicht fassen, daß wir dieselben Eltern haben.
Ich kann mich nicht daran erinnern, jemals mit jemandem so innig verbunden gewesen zu sein, außer mit meiner Großmutter, die mich sehr geliebt hat, woran ich heute noch denke. Ich weiß noch, wie sie roch, nach Seife und Flieder. Und ich erinnere mich an ihr Haar auf meinem Gesicht und daran, wie sich ihre Haut anfühlte, und an ihren leichten schottischen Akzent. Selbst heute kommen mir noch die Tränen, wenn ich diesen bestimmten nordschotti-

schen Akzent höre. Ich wüßte nicht einen Moment des Zusammenseins mit ihr, der nicht voller Wärme und Liebe gewesen wäre. Es kam einem ganz natürlich und normal vor, ihr Liebe entgegenzubringen. Da war etwas an ihr, das mich beinahe magnetisch zu ihr „hinzog", und wenn meine Mutter nicht in der Nähe war oder nicht guckte, tat ich alles, was ich konnte, um in die Nähe meiner Großmutter zu gelangen, um dieses „Gefühl" zu bekommen. Und sie spürte das immer zwischen uns und nahm diese wenigen kostbaren Augenblicke wahr und gab ihnen Bedeutung. Wenn sie mir das Gesicht wusch, nahm sie sich einen Moment Zeit, um mir übers Haar zu streichen oder mich zu kitzeln oder irgendein kleines Spiel zu spielen. Meine Mutter tat alles, um meine Großmutter herabzusetzen, aber sie konnte dieses Band zwischen uns nicht zerstören. War es in den ersten Wochen meines Lebens entstanden? Ich habe nie darüber nachgedacht, bis ich anfing, Ihnen zu schreiben. Ja, vielleicht ist es in diesen ersten Lebenswochen entstanden, als ich zu ihr nach Hause gebracht wurde.

Vor kurzem waren wir in Toronto, und da geschah etwas sehr Merkwürdiges. Mein Mann und ich haben erstmals dem Grab meiner Großmutter einen Besuch abgestattet, denn als sie vor ein paar Jahren starb, waren wir gerade in British Columbia.

Während wir nach ihrem Grab suchten, hörte ich in meinem Kopf ein „Wiegenlied" – ich habe mein ganzes Leben lang immer wieder kleine Bruchstücke dieses Liedes in meinem Kopf vernommen, ohne je zu wissen, was es war –, aber als ich nun ihr Grab suchte, setzte es ganz stark ein. Als ich ihr Grab gefunden hatte, wollte ich meinen Mann nicht in meiner Nähe haben – und ich hatte ein sehr schlechtes Gewissen deswegen, denn er hatte mir den ganzen Morgen geholfen, das Grab zu suchen. Aber ich hatte irgendwie das Gefühl, mit ihr allein sein zu müssen, um mich noch einmal in jenes Gefühl zu versetzen, das uns einmal verbunden hatte. Ich wußte, daß „sie" überhaupt nicht in dem Grab war – aber ich hatte immer noch diese Empfindungen für sie, und im Geiste hörte ich ganz deutlich dieses Lied. Ich weiß nicht, wie dieses „Wiegenlied" heißt und wie sein Text lautet. Es ist eine ganz zarte, sehr leichte und schöne Melodie, und an jenem Tag war der Friedhof davon erfüllt.

Bis ich meinem Mann begegnete, war sie der einzige Mensch, *dessen Augen ich ansah*, daß er mich liebte! Ich hoffe, das hilft Ihnen.

Neuntes Kapitel
Das erste Jahr

In einem Zeitraum von noch nicht einmal zehn Jahren hat der angeblich zum Denken unfähige Säugling, von dem Ende der fünfziger Jahre während meines Medizinstudiums die Rede war, plötzlich einem erstaunlich reflexbegabten, talentierten Wesen Platz gemacht, das – wie es Ärzten meiner Generation vorkommt – schon mit einer atemberaubenden Vielfalt emotionaler, geistiger und körperlicher Anlagen aus dem Mutterschoß kommt. Weit davon entfernt, das gefühllose Geschöpf zu sein, als das man es uns in den Lehrbüchern dargestellt hat, kann dieses Kind sehen, fühlen, tasten, schmecken und spielen; und es hat nachweisbare Vorlieben, was Essen, Spiele, ja sogar Unterhaltungen angeht.

Bei der Geburt und in den Wochen unmittelbar danach ist es nicht nur bei Bewußtsein, sondern verarbeitet bereits kleine Portionen visueller Reize. Schieben Sie zum Beispiel ein Spielzeug zum Säugling hin oder von ihm fort, bemerkt er das. Auch Kontraste ziehen seine Aufmerksamkeit an; das ist ein Grund dafür, warum eine Mutter Schwierigkeiten haben kann, einen direkten Augenkontakt mit ihm herzustellen. Sein Blick schweift natürlich ab zu der aufregenden, kontrastreichen Linie ihres Haaransatzes. Das bringt eine junge Mutter bisweilen aus der Fassung, denn sie muß den Augen ihres Säuglings nachjagen, um in Augenkontakt mit ihm treten zu können.

Das nächstwichtige Werkzeug nach dem Gesichtssinn zur Erkundung seiner neuen Umgebung ist für das Neugeborene das Gehör, und von allen Geräuschen in seiner kleinen Welt ist die menschliche Stimme seinem Hörvermögen geradezu einzigartig angepaßt. Wenn sie mit Säuglingen sprechen, erhöhen Erwachsene instinktiv ihre Stimmlage und sprechen in

Fünf- bis Fünfzehn-Sekunden-Intervallen; neuere Tests haben gezeigt, daß diese besondere Mischung von zeitlicher Einteilung und Stimmlage das Interesse des Neugeborenen in seiner noch äußerst kurzen Aufmerksamkeitsspanne besser weckt und länger wachhält als jede andere.

Weniger weiß man bisher über die Fähigkeit des Säuglings, Gerüche wahrzunehmen, obwohl Untersuchungen jüngeren Datums darauf hindeuten, daß es wenigstens vier Gerüche gibt, die einen starken Eindruck auf ihn machen. Die ersten drei sind Lakritze, Knoblauch und Essig, der vierte ist der seiner Mutter – wie Frau Dr. Aidan Macfarlane mit ein wenig Hilfe von seiten stillender Mütter aufgezeigt hat. Im Verlauf ihres Experiments bat Frau Dr. Macfarlane die Frauen, zwischen den Stillzeiten Gazepolster in ihren Büstenhaltern zu tragen. Später legte sie neben den Kopf jedes Säuglings auf der einen Seite ein benutztes Gazepolster und auf die andere Seite ein frisches, unbenutztes. Wenn der Säugling sich zu dem von der Mutter benutzten Polster hindrehte – so war ihre Überlegung –, bedeutete das, daß er ihren Geruch wiedererkannte. Bei diesen Tests bewiesen selbst nur fünf Tage alte Kinder eine Vorliebe für die von der Mutter getragenen Gazepolster.

Die Persönlichkeit läßt sich viel schwerer messen, und das ist vielleicht der Grund, warum die konventionelle Medizin generationenlang daran festgehalten hat, daß ein Neugeborenes keine besitzt. Man nahm an, daß es ein völlig unbeschriebenes Blatt sei und daß sich sein persönlicher Stil erst bilde, wenn es einiges an Lebenserfahrungen gewonnen hat. Neuere Forschungen stellen diese Ansicht in Frage. Alle 141 Säuglinge, die man in einer entsprechenden Untersuchung getestet hat, haben schon bald nach der Geburt deutliche Unterschiede in Stil und Temperament erkennen lassen. Und obwohl die Forscher nicht herausgefunden haben, wie und wo diese Unterschiede entstanden, lohnt es, sich mit ihren Ergebnissen zu befassen, da ihre Arbeit zu den nur wenigen jemals durchgeführten Langzeituntersuchungen über Persönlichkeitsbildung gehört. In den zehn Jahren, die man die Kinder beobachtet hat, wurden von dem Team viele Einblicke in das delikate Zusammenspiel von genetischem Erbe und Umwelteinflüssen bei der

Persönlichkeitsbildung gewonnen. Zu einigen der aufregendsten Ergebnissen kam es durch das Verhalten ihrer Versuchspersonen im Säuglingsalter.

In diesem Stadium sind die Reaktionen eines Neugeborenen ungeschliffen und eindimensional und können verschiedene und gegensätzliche Dinge besagen. Es ist schwer für einen Beobachter, genau zu wissen, was ein Baby empfindet, weil es strampelt, wenn es glücklich, traurig, erschrocken oder ängstlich ist. Trotzdem, schon die Tatsache allein, daß es viel strampelt, sagt etwas aus; die Forscher stellten fest, daß das Maß an Aktivität eines der ersten wichtigen Anzeichen für die zukünftige Persönlichkeit ist. Manche Kinder bewegen sich relativ wenig und wenn, dann bedächtig; andere sind ständig in Bewegung. Während ein Übermaß an Aktivität nicht immer mit großer Ängstlichkeit gleichzusetzen ist, gibt es Beweise, daß es ein Anzeichen für innere Beklemmungen sein kann.

Ein Junge, den die Forscher Donald nannten, ist dafür ein typisches Beispiel. „Donald", schrieb das Team, „stellte fast vom Augenblick seiner Geburt an ein extrem hohes Maß an Aktivität zur Schau. Mit drei Monaten, berichteten seine Eltern, ‚wand und bewegte er sich hin und her', während er schlief. Mit sechs Monaten ‚schwamm er beim Baden wie ein Fisch'. Als er fünfzehn Monate war, ertappten sie sich dabei, daß sie ‚dauernd hinter ihm herrannten'." Mit drei Jahren war er immer noch ständig in Bewegung. Selbst mit der zwangsweisen Schuldisziplin war er nicht zu bändigen. Seine Kindergärtnerin berichtete voller Humor und Rührung, daß „er immerzu an den Wänden hing und an die Decke kletterte". Aber ein paar Jahre später fanden seine Lehrer seine Überaktivität nicht mehr so goldig. Das Team berichtete, daß Donald mit sieben Jahren „in der Schule Schwierigkeiten bekam, weil er nicht lange genug stillsitzen konnte, um etwas zu lernen und die anderen Kinder dadurch störte, daß er im Klassenzimmer herumlief..."

Natürlich muß sich nicht jedes hypermotorische Baby zu einem Donald entwickeln. Aktivität ist nur ein Anzeichen für die künftige Persönlichkeit. Wenn die Energie eines Kindes in die richtigen Bahnen gelenkt wird und wenn seine Eltern und

Lehrer ihm erlauben, sich seinem eigenen Wesen gemäß zu entfalten, wächst es vielleicht zu einem aktiven, glücklichen und extravertierten Menschen heran.

Auch wie ein Baby auf Veränderungen reagiert – auf neue Speisen, Leute, Orte und Gewohnheiten –, sagt sehr viel aus. Veränderung ist allen Säuglingen von Natur aus zuwider, aber die Ärzte, welche diese Untersuchung durchführten, stellten fest, daß manche Babys zwar momentan davon aus der Fassung gebracht werden, sich aber dennoch leicht an neue Gewohnheiten oder Speisen gewöhnen. Anderen bereitet das mehr Schwierigkeiten: Sie strampeln, schreien, weinen und machen einen schrecklichen, für Mütter manchmal entnervenden Spektakel. Auch Alter und Erfahrung mildern nicht immer ihren Zorn. Die Forscher stellten fest, daß viele der nervös veranlagten Kinder der Untersuchung im Alter von zwei und drei Jahren auf unbedeutende Reize übermäßig reagierten, was mich zu der Meinung veranlaßt, daß sie in Wirklichkeit auf frühere Erfahrungen bei der Geburt oder im Mutterleib reagierten.

Einige dieser frühen Wesensmerkmale sind nur vorübergehende Ausdrucksformen einer Entwicklungsphase; sie legen sich, wenn diese abgeschlossen ist. Andere scheinen von Dauer zu sein, da aber Neigungen und Triebe, die schon im Uterus zu entstehen beginnen, erst im dritten oder vierten Lebensjahr ihre endgültige Form annehmen, sind auch diese wandelbar. Was dem Kind in der Zwischenzeit widerfährt, beeinflußt ihre endgültige Form ebenso stark wie das, was im Mutterleib geschah.

Darum bleibt es von so entscheidender Bedeutung, wie die Eltern ihre Rolle erfüllen. Als Führer, Gefährten und Dolmetscher des Kindes in einer für dieses neuen Welt bestimmen die Eltern als seine Helfer nicht nur seine Wahrnehmungsweise dieser Welt, sondern auch – in hohem Grade –, wie erfolgreich es sich in ihr zu behaupten vermag. Seine Intelligenz, seine Sprache, seine Neigungen – alle Fähigkeiten, die es dazu benötigt – werden ganz wesentlich beeinflußt von seiner Mutter und seinem Vater und davon, wie intensiv diese sich um das Kind kümmern. Selbst wieviel Aufmerksamkeit *(bonding)* einem

Baby in den Stunden unmittelbar nach der Geburt zuteil wird, wirkt sich offensichtlich entscheidend darauf aus, was für ein Mensch es wird. Auch wieviel Widerhall es in den Monaten danach bei seinen Eltern findet – oder nicht findet –, prägt es auf entscheidende Weise. Tatsächlich ist die Qualität der elterlichen Betreuung, gleich nach dem genetischen Erbe, der einzige wichtigere Faktor, der die Tiefe und Bandbreite der Intelligenz bestimmt. Mit welchen Spielen das Kind konfrontiert wird, wie man es anspricht und wie man es behandelt, all das spielt in diesem Prozeß eine Rolle.

Wie sich diese Faktoren mit den Wesenszügen, die sich schon im Mutterleib zu formen begannen, verzahnen und diese beeinflussen, ist noch unklar, großenteils deshalb, weil eine Abstraktion wie das „Selbst" in einer Untersuchung nur sehr schwer genau zu umreißen ist. Wie wir im Dritten Kapitel gesehen haben, gibt es gute Gründe für die Annahme, daß ein rudimentäres Ich-Bewußtsein schon im Mutterleib zu entstehen beginnt[1].

Ebenso wie der Fetus lebt das Neugeborene in seinem eigenen in sich abgeschlossenen Universum. Nahrung, Spielzeuge, Geräusche, seine Mutter existieren für es nur insofern, als es sie schmecken, berühren, hören, fühlen oder halten kann. Es weiß noch nicht, was Menschen sind, und schon gar nicht, wie man sich ihnen gegenüber verhält. Selbst eine so simple Tätigkeit wie Kitzeln – das, wie der Harvard-Psychiater Burton White aufgezeigt hat, gleichermaßen ein soziales wie physisches Phänomen ist – geht zu diesem Zeitpunkt noch über seinen Horizont. „Um mit Kitzeln Erfolg zu haben", sagt Dr. White, „braucht man als Kitzelopfer jemanden, der Kitzeln als Kitzeln wahrnehmen kann. Man kann einen zwei Monate alten Säugling kitzeln, aber nichts wird geschehen... Ein menschliches Wesen wird erst kitzelig, wenn es wenigstens dreieinhalb Monate alt ist. Es scheint ein Anzeichen seines wachsenden sozialen Bewußtseins zu sein."

Ein Grund, warum der Säugling nicht früher ein soziales

1 Die beste und einfachste Erklärung des Bewußtseins von Säuglingen – auf der dieses Kapitel auch weitgehend fußt – findet sich in Dr. Robert McCalls informativem und gedankenreichem Buch *Infants: The New Knowledge.*

Bewußtsein entwickelt, ist vielleicht einfach Zeitmangel. In diesen ersten Monaten ist der Säugling voll und ganz damit beschäftigt, seine Umwelt zu erforschen und sich die Fähigkeiten anzueignen, die er später zum Lernen braucht. Bei seiner Geburt sind die meisten dieser Fähigkeiten – Sehen, Hören, Schmecken, Riechen und Fühlen, alles zum Lernen notwendiges Rüstzeug – bereits vorhanden und funktionstüchtig. Das gleiche gilt für das Gedächtnis. Wenn man bedenkt, wieviel Übung das Kind schon im Mutterleib hatte, ist es nicht weiter überraschend, daß ein Neugeborenes auf diesem Gebiet Erstaunliches leistet, wie Dr. Steven Friedman vor ein paar Jahren bewiesen hat. Seine Versuchspersonen waren nur ein paar Tage alt und natürlich nicht in der Lage, ihm zu sagen, an was sie sich erinnerten; aber ein neuer Gegenstand, so überlegte sich Dr. Friedman, wird sogar das Interesse eines ganz kleinen Babys wecken, und wenn ein Schachbrettmuster beim dritten oder vierten Vorzeigen keine Neugier mehr hervorrief, bedeutete das wohl, daß sie sich daran erinnerten. Und ziemlich genau das trat ein. Nach mehrmaligem Anschauen wandten die Neugeborenen gelangweilt den Kopf zur Seite, obwohl sie sich gut genug an das Schachbrettmuster erinnerten, um darauf zu reagieren, wenn Dr. Friedman sie zu überlisten versuchte – immer wenn ein neues Brett mit einer anderen Anzahl von Karos das vorhergehende ablöste, kehrte ihr Interesse schnell zurück.

Ein Säugling kann natürlich praktischere Anwendungsmöglichkeiten für sein Gedächtnis finden und lernt das schnell. Innerhalb eines Monats etwa kann er sich an das Gesicht seiner Mutter erinnern, aber da er immer noch hauptsächlich ihre Augen und ihre Stirn anschaut, hat sein Bild von ihr wahrscheinlich mehr Ähnlichkeit mit einem abstrakten Gemälde von Picasso als mit einem menschlichen Gesicht. Eine weitere nützliche Funktion seines Gedächtnisses ist, sich an seine Fütterungszeiten zu erinnern. Er braucht nur ein paar Wochen, um seinen Zeitplan zu lernen, und laut neu vorliegenden Ergebnissen mag er keine unerwarteten Abweichungen. In diesem Experiment zeigte sich, daß Babys, die es gewohnt waren, in einem Drei-Stunden-Rhythmus gefüttert zu werden, unruhig wurden und Unbehagen verrieten, wenn dieses Zeitintervall überschritten wurde. Andererseits können Kinder ebenso wie Erwachsene auch vor der festgesetzten Essenszeit hungrig werden. Und je eher wir die individuellen Bedürfnisse eines Säuglings respektieren lernen, desto mehr helfen wir ihm, Selbstachtung zu entwickeln.

Der beste Maßstab für die Verstandesleistung eines Säuglings ist in dieser Phase jedoch vielleicht seine Fähigkeit zur Nachahmung. Nachahmung erfordert die Beherrschung vieler ziemlich komplizierter Fähigkeiten. Zunächst einmal muß das Kind verstehen, daß der Gesichter schneidende Erwachsene von ihm nachgeahmt werden will; zweitens muß es lernen, diese Gebärden nachzuahmen; und drittens muß es sich zu einem Spiel verleiten lassen, bei dem ihm im Grunde genommen nur eine völlig abstrakte Belohnung winkt – die Zufriedenstellung des Menschen, den es imitiert. Aus diesen Gründen glaubten Psychologen bis vor kurzem, daß Kinder unter neun Monaten dazu nicht fähig wären. Aber mehrere Untersuchungen aus neuerer Zeit haben gezeigt, daß sogar schon nur wenige Tage alte Säuglinge nachahmen konnten. In einem bemerkenswerten Experiment wurden die Forscher von den Babys einer ganzen Säuglingsstation imitiert. Manche dieser Babys waren erst eine Stunde alt! Wenn jemand von den an diesem Experiment beteiligten Frauen oder Männern vor einem Baby die Zunge ausstreckte, ein Gesicht schnitt oder mit den Fingern wackelte, reagierte das Kind oft so ähnlich. Diese Untersuchung und andere Experimente ähnlicher Art liefern schlagende Beweise für das Vorhandensein eines wohl entwikkelten (man könnte sagen erwachsenen) Denkvermögens bei Neugeborenen, bis hin zum Umgang mit abstrakten Ideen.

In ein bis zwei Monaten kann dieser Säugling sogar noch raffiniertere Tätigkeiten ausführen. Ich sage „kann“, weil mehrere Experten auf diesem Gebiet, einschließlich Dr. White und Dr. John Watson von der University of California, glauben, daß viele Babys es nicht deswegen unterlassen, einen nachzuahmen, weil sie nicht aufgeweckt genug sind oder weil man es ihnen nicht gezeigt hat, sondern weil man es ihnen falsch gezeigt hat. Einem ganz kleinen Kind etwas beizubringen verlangt ebensoviel Geschick wie Wissen. Die Eltern können all die richtigen Bücher lesen und dem Kind die richtige Anleitung geben und dennoch versagen, wenn sie die Fähigkeiten und den Rhythmus eines Kindes nicht erfassen. Wie wir alle lernen Säuglinge am besten, wenn man mit dem, was man ihnen beibringen will, ihre natürlichen Anlagen erschließt, und da ein Säugling von sechs oder sieben Wochen am besten schauen, greifen, saugen und Laute von sich geben kann, lernt er am besten und schnellsten mit diesen Tätigkeiten verwandte Dinge. Alles, was komplizierter ist, wird sich ihm nicht nur entziehen, sondern ihm vielleicht sogar schaden, vor allem wenn es ihm von krankhaft ehrgeizigen Eltern hartnäckig aufgedrängt wird.

Eltern vergessen auch leicht, daß die Reaktionsspanne ihres Kindes in diesem Alter oft nicht viel größer ist als einen tiefen Atemzug lang. Untersuchungen haben gezeigt, daß die Anregungen zu solchen Tätigkeiten wie Sprechen zeitlich genau terminiert sein müssen. Ein Kind braucht sofortige Ermutigung – das heißt, binnen fünf oder sechs Sekunden –, sonst wird es keinen Zusammenhang zu dem, was es gerade getan hat, erkennen, was in diesem Falle heißt, es wird sich nicht dazu ermuntert sehen, noch mehr zu sprechen.

Manches ist schlicht eine Sache der Übung. Wenn die Eltern den Rhythmus und die Reaktionen des Kindes besser kennen, werden sie ihre eigenen Reaktionen feiner darauf abstimmen. Ideal wäre, wenn sie dies auch häufiger täten. Daß man täglich dreißig bis fünfundvierzig Minuten lang mit dem Baby spielt und sich mit ihm befaßt, mag genug sein (länger wäre meiner Meinung nach besser). Aber daß es eine beinahe geometrische Progression gibt zwischen dem Aufwand an sinnvoll mit einem Kind verbrachter und genutzter Zeit und dem geistigen und emotionalen Wachstum dieses Kindes, hat sich vor einigen Jahren bei einem Vorschulprojekt in Harvard unter der Leitung von Dr. White gezeigt, einer einzigartigen, neue Wege beschreitenden Untersuchung über frühes Lernen. Ich werde später noch ausführlicher darauf eingehen, aber einer der interessantesten Erkenntnisse des Projekts zufolge sind die üblichen Indikatoren für die Leistung eines Kindes – das

Einkommen, das Bildungsniveau und die gesellschaftliche Stellung der Eltern – längst nicht so wichtig wie die Qualität der mütterlichen Betreuung. Die aufgewecktesten, wesensmäßig reizendsten und geselligsten Kinder waren ganz unterschiedlicher Herkunft; aber alle hatten Mütter, die begeistert auf sie eingingen, ihnen bereitwillig alles erklärten und großzügig mit ihrer Zeit und ihren Gefühlen waren.

Die Kinderpsychologin Mary Ainsworth von der University of Virginia bezeichnet solche Frauen als feinfühlige Mütter. „Eine feinfühlige Mutter", sagte sie, „ist in der Lage, die Dinge aus der Sicht ihres Babys zu sehen. Sie ist innerlich auf Empfang geschaltet für ...(seine) Signale und reagiert auf diese prompt und angemessen. Obwohl sie ihm fast immer zu geben scheint, wonach es verlangt, bestätigt sie", auch wenn sie ihm seine Wünsche abschlage, sagt Frau Dr. Ainsworth, „voller Zartgefühl den Empfang seiner Signale und schlägt geeignete Alternativen vor. Sie macht ihre Reaktionen... (von seinen) Wünschen und Mitteilungen abhängig. Sie kann per Definition nicht ablehnend oder behindernd sein oder ihm keine Beachtung schenken."

Von all den Qualitäten, durch die sie sich von der nicht feinfühligen Mutter unterscheidet, ist nach Ansicht von Frau Dr. Ainsworth ihre Gabe, sich in ihr Kind einzufühlen und die Welt aus seiner Perspektive zu sehen, am entscheidendsten. „Die nicht feinfühlige Mutter", sagt die Psychologin, „stimmt ihr Auf-das-Kind-Eingehen und ihre Handlungsanleitung fast ausschließlich auf ihre eigenen Wünsche, Stimmungen und Tätigkeiten ab." Indem sie sich so verhält, ignoriert sie entweder die Signale ihres Kindes oder legt sie falsch aus, und so oder so leidet das Kind. Oftmals wird das Kind das Zutrauen zu sich selbst verlieren. Selbst ein fünf oder sechs Wochen alter Säugling braucht das Gefühl, daß er durch das, was er tut, Einfluß auf seine Umgebung nehmen kann. Jeder kleine Erfolg ermutigt ihn zu einer etwas kühneren Handlung und bestärkt ihn in der Sicherheit, daß seine Wünsche respektiert werden. Da er in diesem Alter Erfolg an den Reaktionen seiner Mutter mißt, wird er, wenn diese seine Anstrengungen nicht beachtet oder falsch versteht, schließlich seine Bemühungen einstellen.

Psychologen bezeichnen das als „notgedrungene Hilflosigkeit“, und wie sie sich auswirkt, kann man an dem Dreijährigen sehen, der sein Hemd noch nicht zuknöpfen kann, an dem Siebenjährigen, der noch nicht die Uhr ablesen kann, und an dem Dreißigjährigen, der sein Versagen auf Umstände schiebt, auf die er keinen Einfluß hat.

Die Wurzeln eines solchen Verhaltens können zwar bis in den Mutterleib zurückreichen, aber wenn man in den ersten Wochen seines Lebens nicht auf das Neugeborene eingeht, kann aus etwas, das bis dahin nur als Neigung vorhanden war, ein fester Charakterzug werden, der das Kind ernstlich behindern kann, das sich ja gerade auf den nächsten Wachstumssprung in seiner geistigen und seelischen Entwicklung vorbereitet, der zwischen dem Ende des zweiten und dem siebten Lebensmonat stattfindet. In dieser Phase weiß der Säugling fast noch die ganze Zeit nicht zwischen der Welt und ihm selbst zu unterscheiden, er hält sich weiter zufrieden für den Mittelpunkt seines eigenen kleinen Universums. Aber da er körperlich und geistig enorm gewachsen ist, ist er jetzt viel besser dafür gerüstet, sich mit der objektiven Wirklichkeit um ihn herum auseinanderzusetzen. Er kann jetzt besser sehen; tatsächlich ist sein Sehvermögen jetzt fast genauso gut wie das eines Erwachsenen. Er kann jetzt größere, kompliziertere Gegenstände greifen, aufheben, damit spielen und wieder fallen lassen. Das wirkt sich entscheidend auf sein geistiges Wachstum aus, da dieses neue Erfahrenwerden es ihm erlaubt, von der fundamentalen Frage: „Was ist das?“ zu der fortgeschritteneren „Was kann ich damit anfangen?“ vorzurücken.

Am besten wäre es, wenn ihm sowohl die Spielzeuge, die man ihm gibt, als auch die Spiele, die er in dieser Phase spielt, eine Antwort auf diese Frage gäben. Ein Ball ist gut, aber ein Ball, der „puff“ oder „dingdong“ macht, wenn man ihn drückt oder wirft, ist noch besser; wenn Eltern, an den Ohren gezogen, „rülps“ machen, ist das unendlich viel faszinierender als wenn sie nur lächeln. Auch solche Spiele tragen dazu bei, daß ein Baby das Gefühl bekommt, etwas zu bewirken. Wenn es dieses eine Mal dadurch, daß es etwas berührt oder zusammenpreßt, Dinge auslöst und eine Veränderung bewirkt, wird es dazu ermutigt, nächstes Mal etwas Verwegeneres zu versuchen. Durch dieses Gefühl, etwas zu bewirken, läßt sich vielleicht die Beliebtheit von Dr. Sterns „Pointenspiel" bei Säuglingen erklären. Selbst wenn sie nur Zuschauer sind, gewinnen sie den Eindruck, das Verhalten der Mutter zu beeinflussen.

Doch so groß auch seine neuerworbene Geschicklichkeit sein mag, der drei bis vier Monate alte Säugling hat noch nicht das Rüstzeug für Fortschritte, die über das Basiskönnen hinausgehen. Bälle, Klappern und Bauklötzchen sind alles, womit er jetzt körperlich und emotional fertig wird, und da sie nur in Beziehung zu ihm selbst existieren, werden sie alle auf die gleiche Art und Weise benutzt. Später, sobald das Baby zwischen sich und der Welt zu unterscheiden beginnt, nehmen die Gegenstände einen Eigencharakter an und es wird in seinem Spiel die Eigenschaften jedes Spielzeuges berücksichtigen. Bälle wird es häufiger werfen und drücken als Bausteinchen, Klappern wir es wenigstens genauso oft schütteln wie daran herumkauen.

Zu den wenigen Dingen, die ein Kind zu dieser Zeit wahrnimmt, gehört die strukturelle Beschaffenheit eines Gegenstandes. Schmecken, Tasten und Fühlen – sowie Sehen und Hören – sind immer noch hauptsächlich seine Mittel, etwas über die Welt in Erfahrung zu bringen. Es wird fast alles in den Mund nehmen, darauf herumkauen, daran herumlecken und es beschauen, sofern es von der Farbe, von der Form oder vom Geruch her interessant ist. Mit der richtigen Anleitung läßt sich diese ungestüme Neugier sogar in eine Art Spiel umwandeln. Bei einer angeborenen Veranlagung dazu braucht ein Kind nicht viel Beaufsichtigung. Spiel ist ein gutes Ventil für natürliche Aggressionen. Und es ist darüber hinaus hervorragend geeignet, den geistigen Horizont eines Kindes zu erweitern. Hier einige Beispiele:

- FÜHLEN. Setzen Sie es auf verschiedene Unterlagen – einen Teppich oder eine Decke –, so daß es das Gewebe erforschen und befühlen kann.
- SEHEN. Machen Sie ein Mobile aus bunten Pappfiguren und hängen Sie es ihm übers Bett. Es wird mit Vergnügen die verschiedenen Farben und Formen anschauen und bald danach greifen.

- RIECHEN. Setzen Sie es in einen Babystuhl, während Sie kochen. Es wird nicht nur Ihre Gesellschaft genießen, in der Küche gibt es für das Kind auch ein paar neue Gerüche zu entdecken.
- HÖREN. Lassen Sie ein Radio laufen oder eine Schallplatte spielen, wenn es wach ist. Die Geräusche werden es stimulieren. (Die Musik sollte aber relativ leise sein – kein hämmernder Rock. Und das Radio sollte kein Ersatz für Ihre Anwesenheit werden.)

Eine weitere Tätigkeit, die das Lernen fördert, sind Leibesübungen. Babys lieben Bewegung, und all ihr Sichwinden, Strampeln und Schaukeln vermittelt ihnen nützliche Informationen über ihre Körpermaße und darüber, wie jeder Körperteil funktioniert. Und wenn man diesen zufälligen Bewegungen etwas Disziplin auferlegt in Form von Übungen, beschleunigt man damit sein Lerntempo. Um das Kind zum Beispiel mit seinen Armen vertrauter zu machen, legen Sie es auf den Rücken und bewegen erst einen seiner Arme über seine Brust und dann den anderen. Machen Sie die gleichen Bewegungen mit seinen Beinen. Strecken Sie ihm Ihre Finger hin, während es auf dem Rücken liegt; sobald es sich daran festhält, ziehen sie es vorsichtig hoch, bis es eine Sitzhaltung einnimmt, und lassen sie es dann langsam wieder herunter. Einem drei oder vier Monate alten Baby wird vielleicht noch die nötige Kraft für dieses Spiel fehlen, aber mit sechs oder sieben Monaten sollte sich ein Kind – ob Mädchen oder Junge – festhalten können.

Obwohl sich geschlechtsbedingte Unterschiede, was die Kraft angeht, erst sehr viel später zu zeigen beginnen, fangen die Jungen und Mädchen in diesem Alter an, sich auf eine Weise zu benehmen, die wir für typisch männlich oder weiblich halten. Die ersten schwachen Anzeigen von Eigenschaften, die man traditionsgemäß für weiblich hält – Mitgefühl, Empfänglichkeit, Gefühlsbetontheit, Uneigennützigkeit und Sensibilität – zeigen sich schon im Säuglingszimmer. Baby-Mädchen schreien häufiger als Jungen und anscheinend auch aus anderen Gründen. Untersuchungen haben gezeigt, daß Mädchen eher dazu neigen, aus Sympathie mit einem anderen weinenden Kind ebenfalls zu schreien. Mädchen lächeln mehr und reagieren anders auf das menschliche Gesicht. Alle Babys scheinen es zu mögen, aber Mädchen scheinen es lieber zu mögen. Der Anblick eines Gesichts löst bei einem weiblichen Säugling eine Flut glücklichen Geplappers aus, während die Reaktion des männlichen Säuglings weniger Begeiseterung verrät. Bei einem Experiment sahen drei Monate alte Mädchen sich viel lieber Fotos von Gesichtern an als Bilder von Gegenständen. Jungen hingegen sahen sich beides gleich gerne an.

Obwohl wir nicht mit Sicherheit wissen, ob solche Unterschiede biologisch bedingt sind, lassen neuere Untersuchungen kaum Zweifel daran, daß der anfangs zwar bedeutungsvolle, jedoch nur geringfügige veranlagungsmäßige Unterschied sich im Laufe der Jahre durch soziales Verhaltenstraining zu größeren Persönlichkeitsunterschieden entwickelt. Einer der Hauptgründe dafür, daß Männer und Frauen sich so unterschiedlich verhalten, scheint darin zu liegen, daß man ihnen das vom Säuglingsalter an anerzogen hat. Selbstvertrauen zum Beispiel, eine Eigenschaft, die in unserer Gesellschaft als typisch männlich angesehen wird, entsteht bekanntermaßen sehr früh und beruht auf dem Maß an Aufmerksamkeit, das jemandem zuteil wird. Wenn Männer diese Eigenschaft also häufiger an den Tag legen als Frauen, könnte das daran liegen, daß ihnen schon im Babyalter mehr Aufmerksamkeit entgegengebracht wurde. Und genau das haben Untersuchungen bewiesen. Mit Baby-Jungen wird mehr gesprochen, und sie werden häufiger gehätschelt und ermutigt als Mädchen, und diese unterschiedliche Behandlung setzt sich in der ganzen Kindheit und in der Jugend fort. Ein anderer weitgehend männlicher Charakterzug, der zum Teil auf frühe Lernerfahrungen zurückgeht, ist Unternehmungslust. Neuere Untersuchungen haben gezeigt, daß man männlichen Säuglingen mehr Freiheit läßt, etwas zu erkunden, und sie dabei weniger streng beaufsichtigt.

Auch die gefühlsmäßigen Wesensmerkmale, die gewöhnlich als typisch männlich oder weiblich angesehen werden, tragen die tiefen Spuren frühkindlicher Erfahrungen. Wenn erwachsene Männer zurückhaltender und beherrschter sind und Frauen entgegenkommender und zugänglicher – ist das ein Wunder, wenn man bedenkt, wie kleinen Jungen eingetrichtert wird, ihre Gefühle im Zaum zu halten, während kleine Mädchen ermuntert werden, ihre zum Ausdruck zu bringen? Ich glaube nicht. Und ich fände es auch nicht gut, wenn man fortführe, diese angelernten Wesensunterschiede festzuschreiben. Gesellschaftlich anerzogene Verhaltensweisen dieser Art haben der Natur von Tausenden von Kindern ohne Grund und oftmals auf grausame Weise Gewalt angetan.

Jedem Kind sollte es gestattet sein, seiner natürlichen Neigung zu folgen – und wenn damit nicht den gängigen gesellschaftlichen Klischees Genüge getan wird, dann laßt uns eben diese Klischees ändern. Der richtige Ort, damit zu beginnen, unser System zu modifizieren, das jetzt massiv zu männlicher Leistung und männlichem Erfolg tendiert, ist das Säuglingszimmer, wo Mädchen genauso viel Ermutigung, Anregung und Aufmerksamkeit erhalten sollten wie Jungen. So wichtig wie zwischen dem siebten und dreizehnten Lebensmonat ist ein derart unparteiisches Verhalten später nie wieder.

Ziemlich früh in dieser Phase nimmt das Kind schließlich den entscheidenden Unterschied zwischen sich und der Welt wahr. Die Babys fangen an festzustellen, daß Mütter, Väter, Nahrung, Spielsachen, Anblicke und Geräusche ein von ihnen unabhängiges Eigenleben führen; das hat wichtige Rückwirkungen auf ihr Denken. Welch tiefgreifende Veränderung sich in dieser Phase im menschlichen Geist vollzieht, illustriert am besten und einfachsten ein Experiment, das der Schweizer Psychologe Jean Piaget vor ein paar Jahrzehnten durchführte.

Was wir über das Wachstum des menschlichen Intellekts wissen, verdanken wir zum großen Teil Piaget, der viele Untersuchungen anhand der Entwicklung seiner eigenen Kinder durchführte. In diesem besonderen Fall versuchte er genau zu bestimmen, wann Menschen und Gegenstände für das Kind ein Eigenleben zu führen beginnen; zu diesem Zweck entwarf er einen Test, den er an jedem seiner Kinder getrennt im Alter von fünf oder sechs Monaten durchführte.

Vor den Augen jedes seiner Kinder nahm er ein Spielzeug und versteckte es zu einem Teil unter einer Bettdecke. Das stellte kein Problem dar; solange ein Teilstück zu sehen war, krabbelte das Kind sofort hin und grapschte danach. Dann bedeckte Piaget unerwartet das ganze Spielzeug statt nur eines Teils davon. Um es sich zu holen, mußte das Kind nur hinüber krabbeln und die Decke zurückschlagen. Dieser kleine Unterschied erwies sich als entscheidend. Obwohl er es immer wieder versuchte, verloren alle kleinen Piagets das Interesse an dem verborgenen Spielzeug. Sie waren ganz in ihrer eigenen Welt befangen; sobald das Spielzeug aus ihrem Blickfeld verschwand, hörte es auf, für sie zu existieren, genau wie andere Gegenstände und auch ihre Eltern, solange sie nicht direkt zu fühlen oder zu sehen waren. Piaget wiederholte diesen Versuch mit allen seinen Kindern, als diese ein paar Monate älter waren. Und inzwischen waren sie in der Lage zu begreifen, daß ihr Spielzeug unabhängig von ihnen existierte, und anstatt das Interesse zu verlieren, kaum daß es bedeckt war, krabbelten sie hin, schoben die Decke beseite, schnappten sich das Spielzeug und kamen, das Spielzeug fest im Griff, zurückgekrabbelt.

Diese neue Wahrnehmungsweise führt dazu, daß sich das Verhalten des Kindes zu den Menschen seiner Umgebung gründlich verändert. Bis jetzt hat es nicht allzu deutliche Unterschiede gemacht zwischen den verschiedenen Erwachsenen, die seine Welt durchquerten. Eltern werden herzlicher angestrahlt als Fremde, und wenn die Eltern fortgehen, ist das Kind stärker beunruhigt. Aber wie der Psychologe Dr. Robert McCall vom Fels Research Institute aufgezeigt hat, ist es für das vier oder fünf Monate alte Baby anscheinend wichtiger, daß überhaupt Leute anwesend sind, als daß es ganz bestimmte Menschen sind. Fremde werden freundlich angestrahlt, und wenn man ein Kind dieses Alters allein läßt, begrüßt es jedes neue Gesicht fast mit der gleichen Wärme wie das von Mutter und Vater. Um den siebten Monat herum (und bei manchen Kindern schon um den sechsten) wird das allmählich anders. Es wird vorsichtig, wenn nicht sogar regelrecht mißtrauisch; in Anwesenheit eines Unbekannten nimmt es jetzt eine ganz angespannte Haltung ein. Der oder die Fremde wird einer eingehenden Prüfung unterzogen, und wenn er oder sie sich dem Bettchen zu schnell nähert oder unerwartet eine Hand hereinstreckt, wird das vermutlich eine Tränenflut auslösen.

Wenn man es so darstellt, hört es sich so an, als ob das Kind aus Angst so reagiert, und wenn man die Umstände bedenkt, wäre das eine logische Erklärung. Dr. McCall glaubt jedoch, daß Begegnungen dieser Art bei dem Kind ein viel subtileres Gefühl, nämlich Unsicherheit bewirken. Stellen Sie sich nur vor, wie quälend das Gefühl von Unsicherheit für ein Baby sein muß, wenn es sogar Erwachsene nach all den Jahren gesellschaftlicher Erfahrungen noch aus dem Gleichgewicht bringt. Dr. McCall bemerkt, daß, wenn Fremde schlechthin eine Bedrohung darstellten, schon allein ihre Anwesenheit Angst hervorrufen würde. Aber wenn man sich einem Baby langsam nähert oder mit einem ihm bekannten Spiel, macht ihm das gewöhnlich nichts aus. Diese beiden Verhaltensweisen verdrängen die durch die Unsicherheit verursachte Angst – die erste dadurch, daß sie dem Kind Zeit gibt, sich an die neue Situation zu gewöhnen, die zweite, weil es so Gelegenheit bekommt, mit dem neuen Menschen etwas anzufangen.

Da eigentlich alle Kinder im Alter zwischen sieben und vierundzwanzig Monaten auf die gleiche Art und Weise auf Fremde reagieren, sollten diese beiden Verhaltensweisen immer Berücksichtigung finden, wenn man sich einem Kind nähert. Geben Sie dem Baby etwas Zeit, einen Unbekannten kritisch zu besichtigen, bevor sie diesen zu ihm hinführen; wenn das Kind schon sprechen kann, ist es auch von Vorteil, ihm ein paar elementare sprachliche Umgangsformen wie „Hallo“ und „Wiedersehen“[2] beizubringen, da ihm das etwas zu tun gibt mit dem Unbekannten.

Das neue Bewußtsein des Kindes bringt auch noch andere Probleme mit sich. Da ihm nun klar ist, daß seine Mutter ein unabhängiges Leben führt, braucht es nun nicht mehr hilflos zu warten, bis sie erscheint. Die Tatsache, daß es sie herbeirufen kann, zusammen mit seinem neuerworbenen Wissen über die Dinge, liefert die Grundlage für eine Anzahl neuer und für Mütter, fürchte ich, manchmal entnervender Spiele. Ein Lieblingsspiel ist von alters her „das Spielzeug fallen lassen“.

Während das Kind früher, als es noch kleiner war, das Spielzeug vergaß, wenn es außer seiner Sichtweite hinfiel, und die Mutter es nach Belieben irgendwann wieder aufheben konnte,

2 Das englische „bye-bye“ ist natürlich für ein kleines Kind viel leichter auszusprechen, ebenso das unserem „hallo“ entsprechende „hi“.(Anm. d. Übers.)

hat es inzwischen nicht nur herausgefunden, daß es Spaß macht, ein Spielzeug fallen zu lassen, sondern auch, daß man dieses Spiel immer wieder von neuem anfangen kann. Alles, was es dazu braucht, ist ein Spielzeug, das beim Aufschlagen auf den Fußboden „bums“ macht, und eine Mutter, die es bereitwillig wieder aufsammelt.

Um diese Zeit macht das Kind die noch etwas praktischere Entdeckung, daß es sich den Namen von Dingen merken kann. Worte wie „hallo“, „Papa“ und seinen eigenen Namen kann es wiedererkennen, allerdings noch nicht aussprechen. Das ist nach der Entdeckung der Welt außerhalb seiner selbst der nächste größere geistige Durchbruch im ersten Lebensjahr des Kindes. Sprache ist die Währung allen menschlichen Wissens, und selbst wenn man sie nur stumm beherrscht, öffnen sich einem dadurch neue Erfahrungsgebiete. Einfache Worte wie „Mama“, „Papa“ und „hallo“ führen schließlich zu einem rudimentären Sprachverständnis und sozialen Fähigkeiten.

Eine Bestätigung dafür lieferte die von Harvard durchgeführte Vorschuluntersuchung, in der fast immer die Babys und Kleinkinder mit der besten Sprachbeherrschung bei den Leistungstest am besten abschnitten. Diese hohen Punktzahlen sind nicht so wichtig, da die Testergebnisse eines Kindes oft höchst unterschiedlich ausfallen, bis sich seine Intelligenz im Alter von ungefähr drei Jahren stabilisiert. Aber die Grundvoraussetzungen dafür werden in den Jahren bis zum dritten Geburtstag gelegt, und was die Kinder mit den hohen Punktzahlen in diesem Projekt von den anderen unterschied, war, wie schon erwähnt, die Qualität der mütterlichen Betreuung in den ersten Lebensjahren. Dazu gehörte, daß die Mütter gefühlsmäßig freigebig und reaktionsschnell waren, aber ihre Mütter waren das auch in geistiger Hinsicht. Sie redeten mit ihren Kindern: Wenn sie ihnen einen Gegenstand gaben, nannten sie dessen Namen; wenn sie sahen, daß ihre Kinder etwas anschauten, benannten sie es – so wurde jede Gelegenheit zu einem Anlaß für eine Unterhaltung zwischen Mutter und Kind. Diesen Frauen hatte man nicht eine bestimmte Fähigkeit beigebracht, sie hatten einfach nur Spaß an ihren Kindern – genossen es, mit ihnen zusammen zu sein, zeigten ihnen gerne etwas und ließen sie frei im Haus herumtollen und alles erforschen. Ihre Babys waren schon in sehr zartem Alter aktive und respektierte Teilnehmer am Familienleben geworden mit freiem Zugang zu allen Familienmitgliedern zu jeder Tages- und Nachtzeit. Dieses reiche gesellige Leben war das zweite typische Merkmal der aufgewecktesten Kinder dieses Projektes.

Einer der Gründe dafür, daß diese Kinder im Grunde gar nicht versagen konnten, waren die fürsorglichen, auf sein Wohl bedachten Erwachsenen in seiner Umgebung, die ihm als Rollenvorbilder dienten. Ein Kind will selbstverständlich so sein wie die Leute, die es liebt. Wenn es also sieht, daß sein Vater oder seine Mutter gerne liest oder Spaß an Musik oder Sport hat, wird es sich bemühen, ein Interesse an diesen Tätigkeiten zu entwickeln. Es gibt jedoch zwei wichtige Ergänzungen zu dieser Regel: Erstens sollte ein Kind nie dazu gezwungen werden, etwas zu tun, nur weil das angeblich gut für es ist; und zweitens sollten Eltern keine Interessen heucheln, die sie nicht wirklich haben. Und hier noch ein paar weitere nützliche Hinweise, die Eltern in ihrem Verhalten berücksichtigen sollten:

- SEIEN SIE RESPEKTVOLL. Machen Sie nicht den Fehler zu glauben, daß es keine Rolle spielt, was Sie in Gegenwart Ihres Kindes tun oder sagen, bis es zwei oder drei ist. Wie wir gesehen haben, spielt es von der Schwangerschaft an sehr wohl eine große Rolle. Ein Kind ist sehr aufnahmefähig, und wenn es spürt, daß man es nicht mit Respekt behandelt, müssen Sie vielleicht beide später für diese Mißachtung büßen.
- AMÜSIEREN SIE SICH MIT IHREM KIND. Versuchen Sie nicht, ein perfektes Kind heranzuziehen. Sie werden damit letztlich nur alle unglücklich machen. Obwohl manchmal das Gegenteil behauptet wird, gibt es so etwas wie eine perfekte Kindererziehungstechnik nicht. Es ist zwar wichtig, daß Sie so viel wie möglich aus Büchern, von Experten und Freunden lernen, letztendlich müssen Sie sich aber auf sich selbst verlassen. Tun Sie, was Sie und Ihr Partner für richtig halten, und kümmern Sie sich nicht um das andere.
- DISZIPLIN. Zu wenig ist genauso schlecht wie zuviel. Disziplin sollte in Maßen, in angemessenem Rahmen und konsequent angewandt werden. Bestrafen Sie ein Kind nicht für etwas, das Sie ihm

am Vortage noch erlaubt haben. Wenn Sie für ein Benehmen oder eine Handlung ein Verbot aussprechen, sollte das Verbot auch Gültigkeit behalten. Haben Sie keine Angst davor, Ihre Gefühle zum Ausdruck zu bringen. Wenn Ihr Kind Sie wütend gemacht hat, teilen Sie ihm das ganz entschieden mit, aber vermeiden Sie zu schreien. Und vergewissern Sie sich, daß der Ärger auch berechtigt ist. Lassen Sie nicht Ihre Frustrationen an ihm aus.

- ERMUTIGEN SIE ES ZU ZÄRTLICHKEIT. Mütter muß man im allgemeinen weniger daran erinnern als Väter, vor allem Väter von Söhnen. Es ist nichts Unmännliches daran, einen Sohn zu umarmen, zu hätscheln oder zu küssen.
- SEIEN SIE SIE SELBST. Selbstverleugnung macht keine guten Eltern aus. Auch Ihr eigenes Leben und Ihre Ehe sind wichtig. Diese sollten nicht darunter leiden, daß Sie Eltern geworden sind. Außerdem ist es leichter, eine gute Mutter oder ein guter Vater zu sein, wenn man zufrieden und gelassen ist. Sonst besteht die Versuchung, daß Sie sich ersatzweise durch Ihr Kind ausleben, und ich wüßte kein sichereres Rezept für eine Katastrophe als das.

Zehntes Kapitel

Frühe Erinnerungen – wieder ausgegraben

Dem herkömmlichen medizinischen Wissen zufolge können Kinder sich bis zum Alter von zwei Jahren an nichts erinnern, weil ihre großen Nervenstränge noch nicht völlig myelinisiert sind – daß heißt, mit einem fettigen Mantel von Zellgewebe umhüllt – und daher keine Botschaften weiterleiten können. Das hat sich als falsch erwiesen. Das Fehlen von Myelin verlangsamt die Übertragung von Nervenimpulsen, aber hindert letztere nicht am Passieren.

Auch die traditionelle Psychiatrie war – aus anderen Gründen – der Meinung, daß Kinder unter zwei Jahren nicht denken können. Diese Ansicht beruhte auf Freuds Behauptung, daß Kinder erst mit Erwerb der Sprache Symbole zu benutzen und Erinnerungs-Engramme anzulegen beginnen.

Diese Traditionalisten würden vermutlich auch Berichte wie die folgenden beiseite schieben:

> Als ich im Dezember 1960 geboren wurde, gab mich meine leibliche Mutter zur Adoption frei, nachdem sie mir den Namen Illeen gegeben hatte. Ich kam in ein Pflegeheim und wurde dann mit vier Monaten adoptiert.
>
> Meine Adoptiveltern beschlossen, meinen Vornamen in Cheryl umzuändern, da sie glaubten, in meinem zarten Alter spiele das keine Rolle. Das Komische ist, daß ich eines Tages bei meiner Heimkehr vom Kindergarten plötzlich auf meine Mutter sehr wütend wurde. Sie fragte mich, was los sei, und unter Tränen sagte ich ihr, es mache mich zornig, daß sie und mein Vater mir den Namen Cheryl gegeben hätten. Sie versuchte, mich zu beruhigen, und sagte, sie hätten gedacht, Cheryl sei ein hübscher Name für ein kleines Mädchen; dann fragte sie mich, wie ich denn lieber geheißen hätte.

„Illeen! Illeen!" antwortete ich. „Ich mag nur diesen Namen!" (Bis dahin hatte man mir nie davon erzählt, daß ich einmal Illeen geheißen hatte.)
Mit freundlichen Grüßen,
Mrs. Cheryl Young

Dr. Thomas Verny,
in Erfüllung Ihrer in *Take 30* ausgesprochenen Bitte möchte ich Ihnen heute mitteilen, daß ich vorgeburtliche Erinnerungen habe. Ich erinnere mich an ein Gefühl von Wärme und Behaglichkeit – es kam mir so vor, als hörte ich gedämpfte Geräusche außerhalb meiner Umgebung, und ich sah eine rote dunstige Hülle um mich herum. Ich kann micht nicht an meine Geburt (am 28. August 1913) erinnern, aber ich weiß noch, wie ich genau ein Jahr später in Creston, British Columbia (meinem Geburtsort), auf dem Bahnsteig war und einen Zug voller Fähnchen schwenkender Soldaten – in Richtung Osten fahren – sah. Ich habe ein Foto (vor kurzem gefunden), das dies beweist.
Mit freundlichen Grüßen,
Ron Gibbs

Heute wissen wir, daß vom sechsten und insbesondere vom achten Schwangerschaftsmonat an Erinnerungsschablonen angelegt werden, die erkennbaren Mustern folgen. Bis dahin sind das Gehirn und das Nervensystem des Kindes weit genug entwickelt, um das möglich zu machen, und die Tatsache, daß wiederaufgefundene Erinnerungen aus dieser Zeit eine erkennbare Form haben, bestätigt eigentlich die Ansicht, daß das Gehirn ab dem letzten Schwangerschaftsdrittel annähernd auf normalem Erwachsenenniveau funktioniert. Wenn unsere frühen Erinnerungen an vorgeburtliche Ereignisse unser Verhalten so stark prägen, warum können wir uns dann nur an so weniges erinnern? Neuere Untersuchungen lassen mehrere mögliche Antworten auf diese Frage zu, und es kann gut sein, daß jeder dieser Faktoren einzeln oder, was wahrscheinlicher ist, alle zusammen sich auf das Gedächtnis auswirken.

Daß wir nicht fähig sind, uns an bestimmte Ereignisse oder Situationen zu erinnern, besagt nicht, daß diese Erfahrungen und die damit verbundenen Stimmungen und Gefühle unwiederbringlich verloren sind. Selbst tief vergrabene Erinnerungen klingen gefühlsmäßig nach. Einer der Gründe, warum sie sich unserem bewußten Gedächtnis entziehen, ist ein Vorgang, an dem ein Neuropolypeptid[1] namens Oxytocin beteiligt ist. Oxytocin, das der Körper kreißender Frauen in größeren Mengen produziert, kontrolliert die Anzahl der Uteruskontraktionen. Es ist in der Hauptsache ein Muskel-Regulator, aber einer mit einer besonderen Wirkung. Neuere Untersuchungen haben gezeigt, daß große Mengen Oxytocin bei gebärenden Tieren Amnesie[2] hervorrufen; und daß sogar gründlich dressierte Tiere unter seinem Einfluß ihre Fähigkeit verlieren, bestimmte Aufgaben zu erfüllen. Warum das so ist, konnte noch nicht völlig geklärt werden, aber wir wissen, daß das von einer kreißenden Frau produzierte Oxytocin das kindliche System überschwemmt. Wenn also nur wenige unter uns sich daran erinnern können, was bei der Geburt geschah, liegt das zum Teil vielleicht daran, daß unsere Geburtserinnerungen – ebenso wie die der gebärenden Tiere – von dem Oxytocin weggespült wurden, dem wir während der Wehen und der Entbindung ausgesetzt waren.

Daß wir sie später wieder „ausgraben" können, liegt teilweise vielleicht auch an einer natürlich vorkommenden Substanz: ACTH (Adrenocorticotropin-Hormon). Neuere Untersuchungen haben gezeigt, daß ACTH genau die entgegengesetzte Wirkung von Oxytocin hat – es hilft, etwas im Gedächtnis zu behalten, wodurch sich viele Erinnerungen an die vorgeburtliche Zeit und die Geburt erklären lassen, die sich um traumatische oder beunruhigende Ereignisse drehen. Wenn eine schwangere oder kreißende Frau angespannt, bedrückt oder angsterfüllt ist, reagiert ihr Körper damit, daß er Streßhormone ausschüttet; die Substanz, die ihren Fluß reguliert, ist ACTH. Das gleiche geschieht bei jedem von uns, wenn wir uns erschrecken oder ängstigen. Aber bei einer Schwangeren ist das deshalb von Bedeutung, weil auch ihr Kind davon betroffen ist. Jedesmal wenn etwas sie erschreckt, fließen große Mengen dieses Hormons in das kindliche System und ermöglichen ihm so, eine klare geistige Vorstellung von ihrer Aufre-

1 Verbindung von mehr als vier Aminosäuren miteinander
2 Gedächtnisverlust (Anm. d. Ü.)

gung und deren Auswirkungen auf es selbst zu bewahren. Dieses Phänomen könnte erklären, warum zum Beispiel Ricky Burke, von dem schon früher die Rede war, sich so plastisch an seine Geburt zurückerinnern konnte. Rickys Mutter war in der Nacht, als er geboren wurde, innerlich in großer Not: Sie war gefährlich früh dran, hatte schlimme Schmerzen und wurde als Notfall behandelt. Das von ihrem Körper als Antwort auf diese Belastungen produzierte ACTH hat wahrscheinlich dazu beigetragen, daß sich ihr Sohn so erstaunlich deutlich an das lateinische Gebet des Priesters und die Flüche der verzweifelten Ärzte erinnern konnte.

Ganz anders waren die Umstände, unter denen einige der anderen von mir bereits erwähnten Patienten zur Welt kamen. Da war zum Beispiel die Frau mittleren Alters, die sich mitten in einer anstrengenden Sitzung plötzlich an die Angst ihrer Mutter bei der Geburt erinnerte. Die Tatsache, daß ihre Mutter in diesem kritischen Augenblick Angst hatte – das heißt, gestreßt war – läßt darauf schließen, daß sie aufgrund von ACTH das so deutlich in Erinnerung behielt. Da ihre Geburt jedoch ziemlich normal verlief, vermute ich, daß auch ein als „zustandsbedingtes Lernen“ bezeichnetes Phänomen ihr dabei geholfen haben mag, die Erinnerung wieder auszugraben.

Zustandsbedingtes Lernen bezieht sich, kurz gesagt, auf die Tatsache, daß manchmal ein Ereignis wie zum Beispiel die Geburt, das wir im Zustand körperlicher und gefühlsmäßiger Erregung erleben, Teil einer geistigen Vorstellung wird, welche sowohl die Erinnerung an das Ereignis selbst als auch die damit verbundenen Gefühle und körperlichen Empfindungen umfaßt. Die Wirksamkeit dieses Phänomens ist in Laboruntersuchungen überzeugend aufgezeigt worden. In einem Experiment benutzten die Forscher zwei ganz alltägliche Gefühle – Angst und Hunger – dazu, das Gedächtnis sozusagen an- und abzustellen. Einer Gruppe von Tieren wurde Angst eingejagt, und gleich im Anschluß daran wurden ihnen bestimmte Aufgaben beigebracht; solange sie verschreckt waren, arbeitete ihr Gedächtnis perfekt, und sie konnten die Aufgaben alle erfüllen. Kam jedoch ein zweiter Faktor hinzu – nämlich Hunger –, trübte das ihr Gedächtnis und bewirkte ein Nachlassen ihrer

Leistungen. Warum dieses zusätzliche Element ihre Gedächtnisleistung beeinträchtigte, wissen wir nicht. Nichtsdestoweniger läßt diese Untersuchung darauf schließen, daß die Erinnerung an einen Gegenstand, eine Person oder ein Ereignis von einer besonderen und ganz bestimmten Verfassung beeinflußt wird.

Mit diesem Phänomen ließe sich leicht erklären, warum meine Patientin sich plötzlich inmitten unserer anstrengenden Sitzung an ihre Geburt erinnerte. Im Verlaufe einer intensiven psychotherapeutischen Behandlung muß sich der Patient gezwungenermaßen durch ein Minenfeld gefühlsmäßig negativ besetzter Erinnerungen hindurcharbeiten, und während dieser gefährlichen Reise kann er oder sie unabsichtlich eine der Minen zur Explosion bringen – und das tat meine Patientin. Diese Person muß nicht einmal über ein bestimmtes Thema sprechen, um spontan eine damit verbundene Erinnerung wiederzubeleben. Meine Patientin sprach zufällig gerade über ihren Mann, als die Geburtserinnerung hochgespült wurde. Beim zustandsbedingten Lernen sind nicht die Umstände das Entscheidende, sondern die von diesen bewirkte gefühlsmäßige und körperliche „Verfassung". In unserem Gespräch über ihren Mann versetzte irgend etwas – ich habe keine Ahnung, was – die Frau wieder in die gleiche „innerliche Verfassung", in der sie sich befunden hatte, als ihre Mutter sich bei ihrer Geburt ängstigte, und setzte damit die Erinnerung an die Angst der Mutter frei.

Die Fähigkeit bestimmter pharmazeutischer Wirkstoffe, Erinnerungen an die Geburt hervorzurufen, mag auf das Phänomen des zustandsbedingten Lernens zurückzuführen sein. Das zeigte sich in einem klassischen Experiment, in dem Versuchstiere eine Droge eingespritzt bekamen, bevor ihnen beigebracht wurde, durch ein kompliziertes Labyrinth ineinander verschachtelter Gänge zu laufen. Immer wenn die Tiere diese Droge bekamen, bewegten sie sich durch das Labyrinth wie erfahrene Reisende auf einer wohl bekannten Strecke, aber sobald eine andere Droge genommen wurde, wurde ihre Erinnerung an das Labyrinth bruchstückhaft. Sie konnten sich an einige Passagen erinnern, aber nicht an genug, um sicher zum

Ausgang des Labyrinths zu gelangen.

Ich glaube, diese Entdeckung erklärt, warum so viele Erinnerungen, die in Gedächtnisexperimenten zum Vorschein kommen, geburtsbezogen sind. Die meisten Versuchspersonen in diesen Experimenten wurden zu einer Zeit geboren, als medikamentöse Entbindungen die Norm waren. Anscheinend bewirken die Mittel, die ihnen in den Gedächtnisexperimenten gegeben werden, bei ihnen eine ähnliche „innere Verfassung", wie die bei ihrer Geburt verabreichten Medikamente sie hervorriefen. Es kann sein, daß einige der bei diesen Experimenten angewandten Substanzen den Schmerz- und Beruhigungsmitteln ähneln, die vor zwanzig, dreißig Jahren in der Geburtshilfe eingesetzt wurden. Eine andere Möglichkeit ist die, daß bestimmte Drogen einen Menschen chemisch oder physiologisch wieder in die „innere Verfassung" versetzen, die er in utero oder bei der Geburt erlebt hat, und dadurch eine frühe Erinnerung auslösen.

Das war vielleicht der Grund, warum ein Patient, von dem schon früher die Rede war, sich, nachdem er eine Droge bekommen hatte, nur an die Faschingströtenklänge erinnern konnte, die er in utero gehört hatte. Und warum ein anderer Patient sich nur unter Drogeneinfluß an den Partyvorfall erinnern konnte, bei dem seine schwangere Mutter gedemütigt worden war. Ich nehme jedoch stark an, daß in dem letzteren Fall auch ACTH eine große Rolle gespielt hat – erstens weil die Situation, mit der die Mutter in der Partynacht konfrontiert war, sie sehr unter Druck gesetzt haben muß, so daß eine große Menge ACTH währenddessen und direkt danach in ihrem Körper gewesen sein muß; und zweitens weil dieser Eindruck noch sehr lebendig war. Es scheint mir, daß nur ein starkes Gedächtnisauffrischungsmittel wie ACTH so klare vorgeburtliche Erinnerungen hervorbringen konnte.

Psychiater und Psychologen, die regelmäßig Patienten mit Hilfe von Drogen, Hypnose, freien Assoziationen und anderen Mitteln bis zur Geburt und in vorgeburtliche Zeiten zurückführen, berichten häufig von Erfahrungen, die sogar bis zur Empfängnis zurückgehen. Eine Aussage wie die folgende ist nichts Ungewöhnliches:

„Ich bin eine Kugel, ein Ball, ein Ballon, ich bin hohl, ich habe keine Arme, keine Beine, keine Zähne, ich habe nicht das Gefühl, ein Vorne oder Hinten, Oben oder Unten zu haben. Ich schwimme, ich fliege, ich drehe mich. Von überall kommen Sinneswahrnehmungen. Es ist, als wäre ich ein kugelförmiges Auge."

Abgesehen von der fesselnden Bildersprache gibt es in dieser Beschreibung nicht viel, das einen Sinn zu ergeben scheint – jedenfalls nicht in der Art und Weise, wie wir es von Erinnerungen erwarten. Aber ich habe Dutzende ähnlicher Berichte von meinen eigenen Patienten und von denen anderer Psychiater gehört. Und ich habe festgestellt, daß diese Erinnerungen oft den Ereignissen im Frühstadium einer Schwangerschaft entsprechen, wenn man sich eingehender mit ihnen befaßt. Ich kann nicht behaupten, daß es sich hierbei wirklich um vorgeburtliche Erinnerungen handelt, aber wenn man an die ihnen innewohnende Logik denkt, meine ich, daß es sich lohnen würde, dieser Sache nachzugehen.

Daß wir uns nicht bewußt an etwas erinnern, heißt nicht, daß es nicht festgehalten worden ist. Das gilt übrigens auch für Menschen unter Vollnarkose. Mit der Hilfe von Hypnose können Menschen, die sich hypnotisieren lassen, sich mit großer Klarheit an alles erinnern, was während ihrer Operation gesprochen und getan wurde. Aus den Untersuchungen des Gedächtnisses von Ungeborenen nun läßt sich mit Sicherheit folgern, daß ein Ungeborenes vom neunten Monat nach der Empfängnis an bestimmt fähig ist, Botschaften zu empfangen, zu verarbeiten und zu verschlüsseln. Und zu Beginn des letzten Schwangerschaftsdrittels – einem Zeitpunkt, von dem an Babys, die zu früh geboren werden, mit Hilfe von Brutkästen überleben können – ist gewiß ein neurologisches Gedächtnis vorhanden.

In dem Kapitel über Bindung im Mutterleib mußten wir zusätzlich zu den zwei physiologischen Verbindungswegen noch das Vorhandensein eines dritten – nämlich empathischen[3] – Kommunikationsweges als gegeben annehmen, mit dem sich

3 auf Einfühlung und der Fähigkeit, sich in andere hineinzuversetzen, beruhend

all die Beobachtungen erklären ließen; hier nun befinden wir uns in einer ähnlichen Situation. Denn es gibt Leute, viele Tausende, die entweder in Träumen, durch ihre Handlungen, ihre psychiatrischen Symptome oder unter anderen Umständen „Erinnerungen“ offenbaren, die in die Zeit vor dem letzten Schwangerschaftsdrittel zurückreichen.

Die Beweise für eine Art außerneurologisches Gedächtnissystem sind zu zahlreich, als daß Wissenschaftler, die unvoreingenommen und bereit sind, für all die beobachtbaren Phänomene eine Erklärung zu finden, sie ignorieren könnten. Daß wir eine solche Fähigkeit besitzen, wird auch durch gut dokumentierte Fälle von Todesnäheerfahrungen bekräftigt (s. die Schriften von Kübler-Ross und anderen), in denen von ihren Ärzten für tot erklärte Patienten ins Leben zurückkehrten und bis ins letzte Detail berichten konnten, was sich in dem Raum zugetragen hatte. Sie wußten oft nicht nur, was gesprochen worden war, sondern auch, was man mit ihnen gemacht hatte, was für ein Gesicht die Leute gemacht und was sie getragen hatten und so weiter – Dinge, die sie nicht einmal hätten sehen können, wenn sie die Augen offen gehabt hätten, was nicht der Fall war.

In der Vergangenheit hat man den Erwerb oder Äußerungen solchen Wissens als intuitiv bezeichnet. Eine Sonderkategorie davon ist die empathische Kommunikation zwischen der Mutter und ihrem Ungeborenen. Das läßt sich auch auf Leute ausdehnen, die eine sehr enge gefühlsmäßige Beziehung haben. Ein gutes Beispiel dafür sind Zwillinge. Da empathische Botschaften genau wie Botschaften im zentralen und autonomen Nervensystem (CNS u. ANS) irgendwohin führen und irgendwo verschlüsselt werden müssen, stelle ich die Hypothese auf, daß sie in den einzelnen Zellen gespeichert werden; eine daher stammende Erinnerung kommt aus dem von mir so bezeichneten „organismischen Gedächtnis“. Dieses würde sogar einer einzelnen Zelle wie einem Ei oder einem Samenkörperchen die Fähigkeit zugestehen, „Erinnerungen“ in sich zu tragen, und würde eine physiologische Erklärungsbasis für das Jung'sche Konzept vom kollektiven Unbewußten bieten. Ich nehme also an, daß es zwei losgelöste, aber einander ergänzende Systeme gibt, die unseren geistig-seelischen Funktionen dienen. Die Funktion des einen hängt davon ab, daß es ein ausgereiftes neurologisches Netzwerk gibt, das das zentrale und autonome System beinhaltet und vom sechsten Monat nach der Empfängnis an funktionstüchtig ist. Dieses System gehorcht den Gesetzen der Physik und der Chemie. Das andere ist ein paralogisches System. Wir wissen noch nicht, nach welchen Gesetzen es funktioniert.

Es scheint mir, daß die empathische Art und Weise zu Beginn unseres Lebens vorherrscht und dann allmählich in ihrer Wirkung nachläßt. In extremen Streßsituationen, zum Beispiel wenn ein von uns geliebter Mensch in Gefahr ist oder sein Tod unmittelbar bevorsteht, tritt es wieder in Kraft. Es kann auch in einem Zustand von unter halluzinogenen Drogen, Hypnose oder psychotherapeutischer Behandlung hervorgerufener Bewußtseinsveränderung manifest werden. Fürs erste gehe ich davon aus, daß wir dieses zweipolige Gedächtnismodell wenigstens als Arbeitshypothese akzeptieren müssen, um nicht nur die von mir beschriebenen Phänomene erklären zu können, sondern auch die in utero vorgeprägten Anlagen, Neigungen und Empfindsamkeiten.

Elftes Kapitel

Die Gesellschaft und das Ungeborene

Albert Einstein mag, als er an seinem Schreibtisch im Schweizer Patentamt in das Geheimnis der Relativität vertieft war, Wissenschaft in ihrer reinsten Form praktiziert haben, aber er arbeitete nicht in einem Vakuum. Er tat seine Arbeit innerhalb der Grenzen einer festgefügten, strukturierten Gesellschaft, und wie alle größeren wissenschaftlichen Entdeckungen sollte sie bedeutende soziale, ethische, moralische und gesetzliche Folgen für eben diese Gesellschaft zeitigen. Das gleiche gilt für die Arbeit aller großen Wissenschaftler: Sie verändert die Gesellschaft, die sie hervorgebracht hat. Ich bin ziemlich sicher, daß das gleiche für die Arbeit der Männer und Frauen gilt, über die Sie in diesem Buch gelesen haben.

Unsere Vorstellungen vom Fetus und vom Neugeborenen und davon, wie und wann Leben entsteht, werden sich dank ihrer Arbeit verändern. Und in Folge davon werden sich uns einige provozierende, das Gesetz und die Moral betreffende Fragen stellen – ob wir nun Ärzte, Rechtsanwälte, Gesetzgeber oder Eltern sind. Ein dramatisches Beispiel dafür ist die Abtreibung. In welchem Licht sollen wir sie angesichts dessen sehen, was wir gerade über den Fetus erfahren haben? Ein weiteres Beispiel ist die Produktion von Retortenbabys. Ist das ratsam nach allem, was wir jetzt über die gefühlsmäßigen Bedürfnisse des Ungeborenen wissen? In diesem Kapitel möchte ich untersuchen, wie die Gedanken und Entdeckungen der Prä- und Perinatal-Psychologie unsere gesellschaftlichen Einrichtungen und unsere Einstellungen im Hinblick auf einige der hier angeschnittenen Fragen beeinflussen werden.

Genau genommen kann keine Seite in der Abtreibungsdebatte aus den neuen Entdeckungen der Fetologie und der pränatalen Psychologie für sich direkt viel Kapital schlagen. In dieser Debatte geht es hauptsächlich um die Durchführung einer Abtreibung in den ersten vier bis acht Wochen der Schwangerschaft, und die meisten unserer neuen Entdeckungen konzentrieren sich auf den Fetus vom sechsten Monat an. Aber man kann der Abtreibungsfrage auch nicht aus dem Wege gehen, schon allein deshalb, weil unser Wissensschub uns ständig weiterbringt, bis zu den Wurzeln des Lebens.

Vor ein oder zwei Jahrzehnten hätte man die Vorstellung, daß ein sechs Monate alter Fetus ein Bewußtsein besitzen soll, lächerlich gefunden. Heute betrachten das viele als allgemein akzeptierte Tatsache. Da unsere Techniken immer raffinierter werden, wäre es vorstellbar, daß diese Grenze sich in weiteren zehn Jahren bei drei, vielleicht sogar zwei Monaten befindet. Dr. Michael Danforth bemerkt in seinem Buch *Obstetrics and Gynecology* [Geburtshilfe und Gynäkologie], einem der besten und die neuesten Erkenntnisse berücksichtigenden Quellenbücher über Embryologie, daß „von der elften Woche an der Körper schon ‚Differenzierung' erreicht hat", das heißt, gegen Ende des dritten Monats ist das Ungeborene voll ausgeformt; seine Arme, Beine, Augen, Ohren, sein Herz und seine Blutgefäße haben in Miniatur die Formen angenommen, die sie das ganze Leben haben werden. Und noch wichtiger: In dieser Zeit gibt es die ersten erkennbaren Anzeichen für Gehirnaktivität.

Die Gehirnwellen, die normalerweise ab der achten oder neunten Woche an auftreten (aber auch schon in der fünften hat man welche festgestellt), nehmen nun schnell „ein ausgeprägtes individuelles Muster an", wie ein Forscher es ausdrückte. Das gleiche gilt für Körperbewegungen, die um diese Zeit beginnen. Die ersten Bewegungen – meistens kleine Veränderungen in der Lage – sind schon in der achten Woche zu bemerken, aber zu einem aktiven Rührigwerden kommt es gewöhnlich erst in der zehnten oder elften Woche. Danach meistert das Kind schnell eine ganze Reihe komplizierter und zunehmend individueller Bewegungen; es gibt Fotos von Babys im Mutterleib, die sich die Nase kratzen, am Daumen lutschen, den Kopf heben und die Hand ausstrecken. Da sich ein zehn oder elf Wochen altes Kind nicht nur bewegt, sondern planmäßig bewegt, erhöht sich dadurch die Möglichkeit, daß die schwachen EEG-Aufzeichnungen – Gehirnwellen – im zweiten und dritten Monat Anzeichen einer bedeutungsvollen Gehirntätigkeit sind.

Wenn das Kind sich nicht am Anfang, sondern am Ende des Lebens befände, wäre alles klar. Wie Dr. Bernard Nathanson in seinem hervorragenden Buch *Aborting America* [Die Abtreibung Amerikas] schreibt, erfüllt das Ungeborene alle Kriterien für Leben, die von der Harvard Medical School aufgestellt worden und als Harvard-Kriterien bekannt geworden sind; sie wurden Ende der sechziger Jahre geschaffen, um den Ärzten zu helfen, die Grenze zwischen Leben und Tod im Lichte der neuen Fortschritte in der medizinischen Technologie neu zu definieren. Die vier Anzeichen für Tod sind: Nichtvorhandensein von Reflexen und Schmerzempfindungen, tiefe Bewußtlosigkeit, fehlende Spontanatmung, keine Gehirntätigkeit [lineares EEG]. Diese physiologischen Richtlinien sind das beste, was wir geben können, da Ich, Geist, Selbst, Seele – was immer man benennen mag, um menschliches Leben zu definieren – weit jenseits dessen liegen, was mit unseren Mitteln meßbar ist. Durch die Tatsache, daß ein Ungeborenes bei allen vier Kriterien als „lebendig“ abschneidet, erheben sich wichtige Fragen zu unserer derzeitigen Einstellung zur Abtreibung.

Damit will ich nicht sagen, daß ich gegen Abtreibung bin. Es war ohne Zweifel klug, die diesbezüglichen gesetzlichen Verbotsbestimmungen Anfang der siebziger Jahre zu lockern. Ich bin der Ansicht, daß es jeder Frau selbst überlassen bleiben sollte, ob sie ein Kind haben will oder nicht. Es geht um ihren Körper und ihren Geist, und sie sollte das letzte Wort haben in der Entscheidung, wie sie beides einsetzen will. Außerdem wird es sich letztlich als selbstzerstörerisch erweisen, wenn man eine werdende Mutter wider ihren Willen zwingt, ein Kind auszutragen, denn es wird wahrscheinlich damit enden, daß sowohl sie als auch ihr Kind dabei Schaden nehmen. Und durch die Legalisierung ist die Abtreibung aus den obskuren Seitengäßchen heraus und dahin gelangt, wohin sie gehört, in die Hände medizinischer Fachleute.

Trotzdem bin ich doch unsicher, weil die leichte Realisierung des Eingriffes Auswirkungen auf unsere Einstellung zum Leben gezeitigt hat. Ein Maßstab dafür ist die große Zahl von Abtreibungen, die aus Gründen unterlassener Schwangerschaftsverhütung vorgenommen werden. Das ist oftmals weniger eine Frage von Unachtsamkeit als von Erziehung, da die meisten Frauen, die dieses Verfahren wählen, um unerwünschte Schwangerschaften zu beenden, weder sehr jung noch sehr arm noch beides sind. Eine ausführlichere und bessere Sexualerziehung in der Schule, zu Hause und in Krankenhäusern könnte viele dieser Schwangerschaften von vornherein verhindern. Aber da eine solche Erziehung oftmals gerade jenen nicht zur Verfügung steht, die sie am meisten brauchen, wird ein Drittel der Million jährlich in den Vereinigten Staaten vorgenommenen Schwangerschaftsabbrüche aus Gründen unterlassener Empfängnisverhütung vorgenommen. In Japan wird diese Zahl auf fünfzig Prozent geschätzt. In Kanada ist diese Rate mehreren Untersuchungen neueren Datums zufolge noch höher. Die Zahl, zu der Frau Dr. Marlene Hunter nach Untersuchung von sechshundert Frauen gelangte, die in einem kleinen öffentlichen Krankenhaus einen Antrag auf Schwangerschaftsabbruch stellten, belief sich auf siebzig Prozent. Die Psychiaterin Eloise Jones kam auf eine ähnliche Zahl. Von den fünfhundert Frauen, die sie untersuchte, hatten achtzig Prozent keinerlei empfängnisverhütendes Mittel benutzt, als sie schwanger wurden.

Noch betrüblicher ist die Durchführung von Schwangerschaftsabbrüchen wegen Geschlechtsselektion. Dank neuer technologischer Fortschritte läßt sich jetzt ziemlich früh in der Schwangerschaft das Geschlecht eines Kindes bestimmen. Berichten genetischer Berater mehrerer großer Kliniken an das *Journal of the American Medical Association* [Zeitschrift der amerikanischen Ärztevereinigung] zufolge, haben sich manche Ehepaare bereits diese Kenntnisse zunutze gemacht, um das Geschlecht ihrer Kinder zu bestimmen (indem sie einen Schwangerschaftsabbruch verlangten, wenn der Fetus nicht das „richtige" – gewöhnlich männliche – Geschlecht hatte).

Diese Einstellung trifft man glücklicherweise noch selten. Ich war lange genug in der Schwangerschaftsberatung tätig, um zu wissen, daß die meisten Frauen den Entschluß zu einem Abort nicht leichten Herzens fassen; es bringt Gewissensqualen und viel Kummer mit sich. Alles, was die Familie, Freunde, der Arzt und die Gesellschaft tun können, um diese Pein zu lindern, sollte getan werden, aber meiner Ansicht nach muß man einer Frau auch deutlich zu Bewußtsein bringen, daß es nicht um einen Klumpen lebloser Zellen geht, sondern um ein beginnendes menschliches Leben. Die Pro-Abtreibungskräfte argumentieren, das mache die Beratung tendenziös und unfair. Aber unfair für wen? Wenn eine Frau sich einer lebensgefährlichen Operation unterziehen müßte, sollte sie ausführlich über die damit verbundenen Gefahren unterrichtet werden. Für das Recht, umfassend unterrichtet zu werden, bevor sie ihre Einwilligung geben, haben Patienten mehr als zehn Jahre lang gekämpft. Sollte diese Einwilligung nach gebührender Information sich nicht auch auf Schwangerschaften beziehen? Wenn ein Arzt sich ein paar Minuten Zeit nehmen kann, um zu erklären, wie er ein überflüssiges Organ wie zum Beispiel den Blinddarm zu entfernen gedenkt, sollte er – sollten wir – dann nicht auch bereit sein, einer solchen Entscheidung ebensoviel Zeit zu opfern?

Das soll nicht heißen, daß es keine legitimen Gründe für den Wunsch nach einem Schwangerschaftsabbruch gibt. Und die Verantwortung dafür, daß dieser Eingriff übermäßig oft vorgenommen wird, liegt auch nicht nur bei den Frauen. Die Männer interessieren sich wenig für die Folgen ihrer sexuellen Betätigung und halten sich selten dafür verantwortlich. Meistens erwarten die Männer, daß die Frau die Verantwortung für die Empfängnisverhütung und, wenn nötig, auch für die Abtreibung übernimmt. Nur wenn ein Mann verheiratet ist oder eine enge Beziehung zu einer Frau hat, ist er gewöhnlich bereit, eine aktive Rolle in der Abtreibungsentscheidung zu spielen.

Sowohl die Pro- als auch die Anti-Abtreibungskräfte bieten

Frauen, die allein die Entscheidung treffen müssen, Beratung an, aber oftmals sind sie mehr daran interessiert, Konvertiten zu erzeugen, als objektive Beratung zu leisten. Um das auszugleichen, könnte eine Frau beide Stellen aufsuchen und sich erst dann entscheiden. Die beste Unterstützung und Beratung kommt im Idealfall von einem einfühlsamen, verständnisvollen Hausarzt, Geburtshelfer, Psychiater oder einer solchen Hebamme. Aber, wie Sie wissen, sind diese nicht leicht zu finden. Hat eine Frau sich erst einmal entschlossen, eine Abtreibung vornehmen zu lassen, sollte sie wissen, daß dieser Eingriff gewöhnlich ohne größere gefühlsmäßige und körperliche Komplikationen verläuft. Einer amerikanischen Untersuchung neueren Datums zufolge kam es in weniger als einer von tausend Abtreibungen zu ernsten Störungen des seelischen Gleichgewichts. Ein englischer Bericht gab die Zahl noch niedriger an und besagte, daß es in 0,3 von tausend legalen Schwangerschaftsabbrüchen zu einem als Nachabortpsychose benannten Syndrom komme. Diese Zahl ist nicht nur überhaupt außerordentlich niedrig, sondern auch viel niedriger als eine nach der Entbindung auftretende Psychose, zu der es in 1,7 Fällen per tausend Geburten kommt.

Fließband-Babys

Seit kurzem bietet sich kinderlosen Ehepaaren, bei denen die Frau unfruchtbar ist, die Möglichkeit der künstlichen Befruchtung einer Ersatzmutter. Für einen Preis von bis zu zwanzigtausend Dollar sorgt Dr. Richard Levin, der Vorsteher von Louisville's Surrogate Parenting Association [Louisvilles Ersatzeltern-Vereinigung] für die Bereitstellung einer Frau, die sich (auf dem Wege der künstlichen Befruchtung) durch den Mann schwängern läßt, das daraus entstehende Kind austrägt und es dem Ehepaar bei der Geburt abtritt. Das erste Kind dieser Art wurde im November 1980 geboren. Zweifellos werden ihm in den kommenden Jahren viele weitere folgen.

In medizinischer Hinsicht sind alle Probleme gelöst; künstliche Befruchtung ist eine einfache, billige und sichere Angelegenheit. In gesetzlicher Hinsicht ergeben sich daraus jedoch ein paar schwierige Fragen. In erster Linie ist unklar, wem das Kind gehört: dem Ehepaar oder dem Ehemann und der Ersatzmutter. Die abgeschlossenen Verträge verlangen, daß das Kind dem Ehepaar zur Adoption freigegeben wird, aber viele Rechtsexperten glauben, daß die Gerichtshöfe ein Kind nicht seiner natürlichen Mutter wegnehmen würden, egal was der Vertrag besagt. Angela Holder, die Leiterin des Studienprogramms für Jura, Naturwissenschaften und Medizin an der Yale University, sagt: „Es gibt nicht einen Gerichtshof in den Vereinigten Staaten, der auf Einhaltung eines solchen Vertrages erkennen würde, wenn die Ersatzmutter das Kind behalten will.“ Und George Annas, Professor für Jura und Medizin an der Boston University, ist sicher, daß ein Ehepaar ebenso leicht seinen Vertrag brechen könnte, wenn es beschließt, die Annahme des Babys zu verweigern, weil dieses mißgestaltet oder geistig behindert ist oder aus noch anderen Gründen.

Selbst wenn diese juristisch heiklen Probleme gelöst werden könnten, ist die Verwendung einer Ersatzmutter klug? Es stimmt, sie könnte einem kinderlosen Ehepaar zu einem Säugling verhelfen, der, biologisch gesehen, wenigstend zur Hälfte ihr eigener ist, und ich kann verstehen, daß manche Ehepaare diese Möglichkeit einer Adoption vorziehen. Zumindest muß man aber die Motive der Frau in Frage stellen, die sich als Ersatzmutter zur Verfügung stellt. Tut sie das, weil sie es genießt, schwanger zu sein, oder nur um des Geldes willen? In den meisten Fällen lautet die Antwort vermutlich, daß sie es um des Geldes willen tut. Eine solche Ersatzmutter würde sich natürlich sträuben, sich gefühlsmäßig für das Kind zu engagieren, das sie in sich trägt. Wenn sie das nicht täte, wäre es später zu schmerzvoll für sie, es aufzugeben. Was für Opfer würde eine solche Mutter für ihr Kind bringen? Würde sie aufhören, zu rauchen und zu trinken, und würde sie sich ordentlich ernähren? Und wenn sie in den Wehen läge, würde sie durchhalten bis zu einer natürlichen Geburt, oder würde sie den leichten Ausweg in Form von schmerzstillenden und betäubenden Mitteln nehmen, gleichgültig wie diese sich auf das Kind auswirken? Und würde sie sich unter diesen Umständen gestatten, das Leben in ihr zu lieben und zu respektieren?

Ohne Zweifel würden Verfechter dieser Praxis argumentieren, mit einer sorgfältigen Auswahl und Überwachung der Ersatzkandidatinnen ließen sich solche Gefahren ausschalten. Ja vielleicht, aber bis das wissenschaftlich bewiesen ist, meine ich, sollten diesem Phänomen ein paar Sicherheitsvorkehrungen auferlegt werden.

Ähnliche Fragen ergeben sich aus einem anderen Phänomen neueren Datums, den Retortenbabys. Louise Brown war das erste Kind, das ihren Lebensweg mit Hilfe der Ärzte Dr. Patrick C. Steptoe und Dr. Robert Edwards und ihren Kollegen von der University of London antrat. Obwohl Louise erst vor zwei Jahren geboren wurde, hat man auf diesem Gebiet inzwischen so rapide Fortschritte gemacht, daß es Ende der achtziger Jahre wahrscheinlich tausend weitere Retortenbabys geben wird. Aus medizinischer Sicht ist die Prozedur einfach. Aus dem Körper der Mutter wird eine reife menschliche Eizelle chirurgisch entnommen und dann in einer Retorte mit dem Sperma des Vaters befruchtet; wenn die Befruchtung erfolgt ist, wird die Implantation bei der „werdenden Mutter" vorgenommen. So wächst das Kind im Grunde genommen in einer normalen uterinen Umgebung heran, weshalb dieses Verfahren die ideale Lösung für eine der häufigsten Ursachen weiblicher Unfruchtbarkeit zu sein scheint (kranke oder unnormal geformte Eileiter). Und in vieler Hinsicht ist es das auch; die Frau wird nicht nur von ihrem Mann schwanger, sondern ist auch in der Lage, das Baby auszutragen. Und das Baby nistet in einer es herzlich liebenden Mutter, die – so, wie ihre Geschichte aussieht – wahrscheinlich alles Erdenkliche für sein Wohlergehen tun wird.

So lobenswert das ist, gibt es dabei dennoch ein paar Dinge, die mich zutiefst beunruhigen. Die künstliche Herstellung von Leben stellt einen massiven Eingriff in die Natur dar, und wenn wir uns in irgendeiner Form von unseren bisherigen Erfahrungen lenken lassen können, müssen wir da mit Risiken rechnen, die wir nicht einmal erahnen können. Daß dem so ist, liegt sicher weniger an dem Eingriff als daran, wozu man ihn letztlich womöglich einsetzt. Wird die Medizin bei ihrer Vorliebe für mechanische und biologische Flickereien es schaffen, dem Versuch zu widerstehen, diese Technik im großen Stil anzuwenden? Die Geschichte der elektronischen Herztonmessung bei Feten ist in diesem Zusammenhang kaum ermutigend. Speziell für Risikokinder entwickelt, wurde sie bald bei allen Geburten vorgenommen und führte zu einem scharfen Ansteigen von Kaiserschnittgeburten. Auch die Anwendung von Wehentropf, Zangen und Brutkästen ist ohne Grund angestiegen. Und da es sich um einen Eingriff immensen Ausmaßes handelt, ist das Schadenspotential hier um so größer. Woher sollen wir zum Beispiel wissen, daß die in dem befruchteten Ei enthaltene Gene beim Umpflanzen nicht unwiderruflich geschädigt werden? Bis wir nicht genauso viel über die damit verbundenen Gefahren wie über die Vorteile wissen, sollte diese Technik nicht im größeren Umfang angewandt werden.

Geburtshilfe

Vor nicht allzu langer Zeit bezeichnete Dr. John B. Franklin, der medizinische Leiter des Booth Maternity Center [Booth Schwangerschaftszentrum] in Philadelphia, die Betreuung und Behandlung der gesunden schwangeren Frau als „das große Schlachtfeld“ in der heutigen Geburtshilfe. „Behandeln wir sie wie eine Kranke, bis ihre Gesundheit erwiesen ist“, fragte er, oder „wie eine Gesunde, bis sich zeigt, daß sie krank ist?“ In zu vielen Fällen sagte er, werde sie behandelt, als wäre sie eine Kranke. Wie ich bereits früher dargelegt habe, wurden Tausende völlig gesunder Frauen und Säuglinge eben aufgrund dieser Einstellung völlig sinnlos gefährdet. Nicht jede Frau, die auf die Entbindungsstation kommt, muß Medikamente verabreicht bekommen, an den Monitor angeschlossen oder operiert werden, und ich glaube, daß immer mehr Geburtshelfer das endlich zu begreifen beginnen. Von ihren Patientinnen dazu angeregt und ihrem eigenen Gespür für das, was medizinisch zu vertreten ist, folgend, haben viele Geburtshelfer angefangen, die technologischen Aspekte ihrer Praxis zurückzustellen – und sie nur für echte Bedarfsfälle zu reservieren. Auch in den riesigen Großstadtzentren ist bei den Spezialisten ein zunehmender Gesinnungswandel erkennbar. Das ist daran zu erkennen, wie die Geburtshelfer reden und an ihrer größeren Bereitschaft, bei natürlichen Geburten Hilfestellung zu geben, an der Seite von Hebammen zu arbeiten und Entbindungen in alternativen Geburtszentren und anderen nichtmedizinischen Umgebungen vorzunehmen.

So ermutigend das ist, es ist noch nicht genug. Wenn wir die Schwangerschafts- und Geburtserfahrungen wirklich maximal steigern wollen, brauchen wir auch eine neue Art von Betreuung vor der Geburt – eine, welche die Würde, die Menschlichkeit und Natürlichkeit dieses Ereignisses betont, welche ebensoviel Betonung auf die psychologischen Bedürfnisse einer Frau legt wie auf ihre physischen und ihr und ihrer Familie ein Mitspracherecht in *allen* Entscheidungen zugesteht. Eigentlich brauchen wir eine umfassende und planmäßige Betreuung (vorzugsweise unter einem Dach, etwa in einem Ärztezentrum oder in einer Spezialklinik), bei der die ganze Frau behandelt wird und ihr eine große Vielfalt medizinischer, psychologischer und sozialer Beratungsdienste zur Verfügung steht. U. a.:

- EINE GEBURTSBERATUNG. In dieser Beratungsstelle sollte jemand mit Erfahrung und Einfühlungsvermögen, der entweder ein Arzt oder eine Ärztin oder eine Hebamme sein kann, der Frau behilflich sein, ihre Schwangerschaft und ihre Geburtsziele zu planen. Er oder sie sollte ihr auch dabei helfen, diese Ziele zu erreichen, indem die Frau an die Experten und Institutionen verwiesen wird, die ihr die gewünschte Art der Betreuung zuteil werden lassen.
- MEDIZINISCHE BETREUUNG. Diese sollte Routinevorsorgeuntersuchungen wie in regelmäßigen Abständen durchgeführte körperliche Untersuchungen und Labortests umfassen, auch Sonderdienste für die Risikomutter und genetische Beratung.
- SCHWANGERSCHAFTSKURSE. Hier sollten die Teilnehmerinnen Aufklärung in sexuellen und Ernährungsfragen, über anatomische und physiologische Vorgänge bei der Geburt erhalten und Atem- und Entspannungsübungen gezeigt bekommen.
- PSYCHOLOGISCHE BERATUNG. Als Schutzeinrichtung gedacht, sollte diese Stelle allen mit besonderen Problemen eine Therapie anbieten, z. B. alleinstehenden Müttern und Ehe-

paaren, denen es schwerfällt, sich an den Gedanken einer Schwangerschaft zu gewöhnen; aber eine der Hauptaufgaben dieser Einrichtung wäre, *alle* schwangeren Frauen einem psychologischen Test zu unterziehen. Dieser schon mit großem Erfolg in Schweden, Westdeutschland[1] und anderen europäischen Ländern durchgeführte Test dient dem Ziel, emotional stark gefährdete Frauen ausfindig zu machen und enthält Fragen zu Dingen, die potentiell etwas über emotionale Anfälligkeiten aussagen, wie zum Beispiel zur Selbsteinschätzung, zu ihren Empfindungen und Ängsten im Zusammenhang mit der Entbindung, ihrer Beziehung zu ihrem Mann und ihrem Vater und zu einer eventuell vorhandenen psychiatrischen Vorgeschichte.
Der große Wert dieser Fragebögen liegt darin, daß sie als eine Art Frühwarnsystem dienen. Sie sollten bei der ersten oder zweiten Vorsorgeuntersuchung ausgegeben werden; wenn eine werdende Mutter dann auf einem oder mehreren Gebieten hohe Punktzahlen erreicht, bleibt noch viel Zeit, um mit korrigierenden Maßnahmen einzugreifen. Wie diese Maßnahmen aussehen, wird normalerweise von der Art der psychischen Anfälligkeit der Frau bestimmt, aber fast immer ist irgendeine Form psychologischer Therapie mit inbegriffen. Das könnte etwa eine Eheberatung sein, wenn es sich bei dem Problem um eine gespannte eheliche Beziehung handelt, oder eine Gruppentherapie zusammen mit anderen werdenden Müttern, wenn die Ängste sich auf die Schwangerschaft konzentrieren.

Ein weniger auffälliger Vorteil dieser Tests wäre, daß Geburtshelfer und Psychiater dadurch ermuntert würden, enger zusammenzuarbeiten.

Psychiatrie

Zur Zeit sind Geburtshelfer und Psychiater wie zwei entfernte Verwandte ein und derselben Familie. Sie verkehren höflich, aber selten mitsammen, und ihr Kontakt beschränkt sich meistens auf einen Informationsaustausch über gemeinsame Patienten. Die Tatsache, daß sie gemeinsame Interessen und

1 In Deutschland wird dieser Test nicht routinemäßig in der Schwangerenvorsorge durchgeführt. (Anm. d. Übers.)

Kenntnisse teilen, die sich in einem kritischen Augenblick menschlicher Erfahrung miteinander vermischen, ist von den Mitgliedern beider Berufe nicht genügend gewürdigt worden. Die Geburtshelfer sind es zufrieden gewesen, ohne Hilfe auf ihrer Seite des Zaunes zu arbeiten, und das einzige Mal, daß ein Psychiater gewöhnlich nach seinem Klinikpraktikum als Assistenzarzt eine Entbindungsstation von innen zu sehen bekommt, ist die Geburt seiner eigenen Kinder oder die gelegentliche Behandlung einer an einer Post-partum-Depression leidenden Frau. Die Einstellung dazu muß sich ändern, und wenn der erste Schritt zu einer solchen Änderung eine mehr psychologisch orientierte Geburtshilfepraxis ist, wäre der zweite eine mehr an der Geburtshilfe interessierte Psychiatrie.

Blättern Sie nach Belieben irgendein Psychiatriejournal durch, und Sie werden auf Untersuchungen über neue Beruhigungsmittel, Antidepressiva, Elektroschockbehandlungen und verhaltenstherapeutische Behandlungen Schizophrener stoßen. Aber nur selten werden Sie in diesen Zeitschriften finden, daß sich jemand mit den Auswirkungen schwangerschaftsbedingter Streßsituationen und Ängste befaßt, und nie, daß sich ein Artikel mit der Psyche des ungeborenen Kindes beschäftigt. Dabei würden von einer aktiven Anteilnahme der Psychiatrie an Problemen, die mit der Geburtshilfepraxis in Verbindung stehen, Tausende von Frauen und ihre Kinder profitieren. Man sollte seine Aufmerksamkeit etwa auf solche Probleme wie Risikomütter lenken und Untersuchungen darüber anstellen. Drei verschiedene Formen der Risikomutter haben wir schon ausgemacht: die Frau, die sich übermäßig viel Sorgen um ihr körperliches Aussehen macht, die, welche eine unbefriedigende Beziehung zu ihrer eigenen Mutter hat, und die Frau, die Probleme mit ihrem Mann hat. Vermutlich kommt sie aber auch noch in verschiedenen anderen Abwandlungen vor. Eine mögliche Kandidatin wäre etwa die schwangere Familien-Ernährerin. Eine weitere die Frau, die während der Schwangerschaft umziehen muß und entwurzelt wird. Anekdotische Zeugnisse in Form von Fallgeschichten lassen darauf schließen, daß die Einstellung einer Frau zur Geburt sich entscheidend darauf auswirkt, wie ihre Entbindung verläuft, aber wir haben nicht genügend beweiskräftiger Daten aus klinischen Untersuchungen, welche diese Beobachtung bestätigen.

Die Psychiatrie sollte auch ein Programm kurzfristiger, problemorientierter Therapien während der Schwangerschaft haben. Jede Frau, die beobachtet hat, wie sich ihr Körper verändert, die sich Gedanken gemacht hat, wie sich das auf die Gefühle ihres Mannes auswirken wird, die Alpträume hat, daß sie ein entstelltes oder debiles Kind zur Welt bringt, die sich Sorgen macht, ob sie die richtigen Voraussetzungen für eine gute Mutter mitbringt, kennt schwangerschaftsbedingten Streß. Solche Ängste sind normal und häufig harmlos, aber oftmals sind sie gefährlich nahe daran, manche Frauen aus dem Gleichgewicht zu bringen. Diese werdenden Mütter sind nicht unbedingt schwächer als andere Frauen und sie sollten sich auch nicht so einschätzen. Nach meiner eigenen Erfahrung liegt das Problem meistens in einem Mangel an Unterstützung von seiten des Gatten, von Freunden oder der Familie, denen man seine Ängste mitteilen könnte. Unausgesprochene Ängste werden im Laufe der Zeit immer größer. Oftmals brauchen diese Frauen nur jemanden, mit dem sie reden können, und sonst keine weitere Behandlung. Ihre Sorgen verringern sich gewöhnlich im Laufe einiger Sitzungen mit einem einfühlsamen, fachlich geschulten Berater. Die zusätzlichen Belastungen der Schwangerschaft können auch einen werdenden Vater zutiefst beunruhigen. Auch vielen von ihnen täten ein paar solcher Sprechstunden gut.

Selten und eher zufällig kommt es heute schon dazu; ein aufgeschlossener Geburtshelfer glaubt bei seiner Patientin Probleme zu bemerken und überweist sie zur psychiatrischen Untersuchung, oder ein Psychiater findet, daß eine seit kurzem schwangere regelmäßige Patientin sich nicht gut mit ihrem neuen Zustand abfindet, und zieht weitere Erkundigungen übert sie ein. Was ich vorschlagen möchte, ist viel umfassender: ein organisches System, das einen Überweisungsmechanismus beinhaltet ähnlich dem, wie Geburtshelfer und Kinderärzte ihn benutzen, und einen psychiatrischen Betreuungskurs, der speziell im Hinblick auf die schwangere Frau und ihre

Probleme entwickelt worden ist.
Diese Vorschläge und andere, die ich bisher gemacht habe, sind nicht schwer in die Tat umzusetzen. Aber wenn wir wollen, daß die Psychiatrie wirklich schnell und wirkungsvoll reagiert, müssen die Erkenntnisse aus der pränatalen Psychologie und Fetologie auch in die Behandlung der damit zusammenhängenden psychischen Probleme in der Kindheit und bei Erwachsenen integriert werden, und das bringt für die Psychiater ein paar fundamentale und vielleicht schmerzliche Änderungen mit sich.

Bei einer Befragung meiner Kollegen von der Ontario Psychiatric Association zeigte sich eine überraschende und ermutigende Empfänglichkeit für viele meiner in diesem Buch vorgetragenen Ideen. Ob das aufgrund ihrer persönlichen Erfahrungen im Umgang mit Erinnerungen an die Geburt oder vorgeburtliche Zeit oder aufgrund ihrer Kenntnisse neuerer Forschungsergebnisse geschah, weiß ich nicht, aber mehr als die Hälfte der Befragten glaubten, daß die Geburt die Persönlichkeit beeinflußt; drei Viertel der Befragten waren sicher, daß die Erinnerungen vor dem Alter von zwei Jahren einsetzen; und eine erhebliche Anzahl von ihnen war überzeugt, daß sich auch vor der Geburt Erinnerungen bilden. Dieser letzte Befund zeigt, daß die Entdeckungen der pränatalen Psychologie auch meine Kollegen erreichen. Es scheint vielleicht widersinnig, daß viele derselben Befragten auch zugaben, daß sie diese neuen Kenntnisse noch nicht in ihrer Arbeit mit Patienten berücksichtigt hatten. Das liegt zum Teil an der Schwierigkeit, fest verwurzelte Gewohnheiten zu verändern, und anderenteils an technischen Problemen – um eine neue Entdeckung einer realistischen Behandlungsmethode einzuverleiben, muß man erst den richtigen Weg finden.

Was die pränatale Psychologie anbelangt, beginnt die Arbeit erst gerade, aber die wenigen neuen Techniken, die sie bisher hervorgebracht hat, sind schon sehr vielversprechend. Schauplatz einer der erfolgversprechendsten neuen Techniken ist das hübsche Mittelmeerstädtchen Cagnes-sur-Mer, ein paar Kilometer westlich von Nizza an der französischen Riviera. Dorthin werden seelisch gestörte Kinder aus Europa gebracht –

in eine ungewöhnliche Klinik, die der Facharzt für Hals- und Ohrenheilkunde Dr. Alfred Tomatis gegründet hat.

Hals- und Ohrenheilkunde ist ein ziemlich merkwürdiges Spezialgebiet für einen Mann, der zutiefst an Geburtserlebnissen interessiert ist. Aber gerade seine Arbeit mit gestörten Kindern mit Sprach- und Hörschwierigkeiten führte dazu, daß Dr. Tomatis sich für dieses Thema zu interessieren begann. Bei Beobachtungen des Verhaltens seiner jungen Patienten kam Dr. Tomatis zu zwei wichtigen Schlüssen: Erstens sind Gehirn und Gefühl in derselben Gehirnzone angesiedelt; und zweitens sind Hörstörungen eben aufgrund dieser Nachbarschaft oftmals eine Reflexion von emotionalen Schwierigkeiten, die im Laufe der Schwangerschaft oder durch Geburtstraumata entstanden sind. Um erstere mit Erfolg behandeln zu können, war es nötig, erst die zweiten zu behandeln, schloß Dr. Tomatis; das führte dazu, daß er seine Klinik in Paris und noch weitere in Westeuropa und Kanada gründete. Seine Patienten sind zwischen einem Monat und zwölf Jahren alt[2] und haben alle möglichen seelischen Probleme; aber in einer Hinsicht sind sich alle ähnlich: Sie sind Opfer traumatischer Schwangerschafts- oder Geburtserfahrungen.

Bei einem Besuch in Cagnes-sur-Mer 1980 war ich beeindruckt, wie gewissenhaft das Klinikpersonal die Erlebnisse im Mutterleib und bei der Geburt nachgestaltet hatte. Im Mittelpunkt des Programms steht ein winziger, eiförmiger Raum, in dem jedes Kind sich mehreren „Wiedergeburts-“ oder „Wiederentstehungs“-Sitzungen zu unterziehen hat. Alles an und in diesem einzigartigen Ort ist darauf angelegt, warme und beruhigende Gefühle wie im Mutterleib zu vermitteln. Bevor ein Kind hineingeht, wird es mit Kokosnußöl massiert, und wenn es dann in dem Raum ist, sitzt es in einem Bad, das auf die Temperatur von Fruchtwasser erwärmt ist.

Währenddessen sind das Kind und der Raum in ultraviolettes Licht getaucht, mit dem das Licht simuliert wird, das ein Ungeborenes sieht, wenn seine Mutter ein Sonnenbad nimmt (und das dem besonderen Problem eines Kindes entsprechend

2 In seiner Pariser Klinik behandelt Dr. Tomatis auch Erwachsene.

verändert werden kann – zu einem beruhigenden Blau, wenn das Kind hyperaktiv ist, oder einem aufregenden Rot, wenn es apathisch ist).

Ein weiterer wichtiger Bestandteil dieser Sitzungen ist die Beschallung. Bei jeder Sitzung wird die Stimme der Mutter in den Raum überspielt, und zwar anfangs verzerrt, womit nachgeahmt wird, wie sich ihre Stimme im Mutterleib anhört; aber mit fortschreitender Behandlung wird diese Verzerrung allmählich immer mehr verringert, bis das Kind ihre normale Sprechstimme hört.

Unmittelbar im Anschluß an jede Sitzung wird das Kind in das Spielzimmer der Klinik geführt, von wo man einen Blick auf einen herrlichen Garten hat, und aufgefordert zu spielen, zu malen oder zu modellieren. Dieser Teil der Behandlung soll dem Patienten helfen, alte Traumata nachzuerleben und zum Ausdruck zu bringen.

Die Klinikleiterin, die Kinderpsychologin Anne Marie Saurel, hat mir erzählt, daß siebzig Prozent ihrer jungen Patienten die Klinik geheilt oder in gebessertem Zustand verlassen. Und sie berichtete mir von einem sechzehn Monate alten Jungen namens Claude, der mit einem Kopfspasmus zu ihr kam, der seinen Kopf auf die linke Schulter herabgedrückt hielt, und so stark begrenzter Beweglichkeit des linken Arms, daß er kaum krabbeln konnte. Er schreckte vor jeder Körperberührung mit seiner Mutter zurück, die darüber ebenso aufgebracht war wie über sein körperliches Handicap. Eine eingehende Untersuchung der Krankheitsgeschichte des Kindes ergab, daß die Mutter im achten Schwangerschaftsmonat eine Fruchtwasseruntersuchung [Amniozentese] hatte vornehmen lassen. Während dieser Untersuchung hatte die Nadel unglücklicherweise das Baby links am Hals getroffen, und offenbar hatte es daraufhin zum Schutz dieses Körperteils eine Schutzhaltung eingenommen und seiner Mutter gegenüber ein starkes Mißtrauen entwickelt. Dieser Junge war nach sechs Monaten Behandlung in der Klinik völlig geheilt. Das ist die einzige Behandlungsmethode, die psychisch kranken Kindern durch nicht-verbale Methoden zu helfen vermag, was für mein Empfinden im Hinblick auf die heutigen Therapieversuche ein ziemlich einmaliger Fortschritt ist.

Die seit einiger Zeit in manchen Gegenden der Vereinigten Staaten beliebt gewordenen Isolationtanks für Erwachsene scheinen dem „Wiedergeburts"-Becken von Dr. Tomatis, oberflächlich betrachtet, ähnlich zu sein. Mit warmem Wasser und Epsomsalz gefüllt, sollen sie eine Atmosphäre ähnlich der im Mutterleib schaffen für Kunden, die fünfzehn Dollar und mehr bezahlen für das Privileg, eine Stunde lang darin zu weilen. Ich bezweifle nicht, daß man sich angenehm darin entspannen kann. Die Ähnlichkeit mit einer echten medizinischen Behandlungsmethode ist jedoch rein zufällig.

Kinderheilkunde

Technologisch gesehen ist die Kinderheilkunde ebenso wie die Geburtshilfe in den letzten paar Jahrzehnten um Lichtjahre vorangekommen. Diese Technologie rettet jetzt routinemäßig vorzeitig geborene und kranke Säuglinge, die vor ein paar Jahren noch verloren gewesen wären. Gleichzeitig hat sie diesem Fachgebiet ein neues Dilemma beschert, das in vieler Hinsicht ebenso schmerzlich ist wie das, mit dem die Geburtshelfer sich konfrontiert sehen. Die Einrichtung von Intensivstationen für Neugeborene hat ganz eigene Risiken besonderer Art heraufbeschworen. Untersuchungen haben gezeigt, daß ein isoliertes Kind wahrscheinlich langsamer heranwächst und lethargisch wird, aber diese Gefahren verblassen angesichts der Entfremdung, zu der eine erzwungene Trennung manchmal bei Eltern und Kindern führt. Wie ich bereits früher dargelegt habe, kann ein Abbrechen des Bindungsmechanismus sich auf die Einstellung einer Frau zu ihrem Kind auswirken, und eine Isolierung in einer Intensivstation für Neugeborene stellt einen massiven Eingriff dar. Kein Wunder, daß Kindesmißhandlungen und – neuesten Meldungen aus Rußland zufolge – auch Freigaben zur Adoption bei vorzeitig geborenen Kindern relativ gesehen wesentlich häufiger vorkommen als bei voll ausgetragenen Babys.

Da diese Probleme sich eindeutig aus der Trennung ergeben,

die Mutter und Kind durch die Intensivbehandlung des Neugeborenen auferlegt wird, ist es einleuchtend, diese dadurch zu lösen, daß man den Eltern die Stationen öffnet und ihnen regelmäßige Besuche gestattet. Alle verfügbaren Daten lassen darauf schließen, daß es Müttern und Kindern dann besser ginge. Wie schon erwähnt, hat eine Untersuchung neueren Datums tatsächlich sogar ergeben, daß vorzeitig geborene Babys, die regelmäßig besucht und berührt wurden, wesentlich höhere Intelligenzquotienten hatten als die isoliert gehaltenen Kinder. Außerdem gibt es keine medizinische Berechtigung für die Isolation. Als an der Stanford University die Intensivstation für Neugeborene den Eltern zugänglich gemacht wurde, erwarteten die dortigen Kinderärzte einen Anstieg der Infektionsrate für diese Abteilung; diese Befürchtungen haben sich nie bewahrheitet. Nach Aussage der Forscher, welche die Auswirkungen der liberalisierten Besuchspolitik untersuchten, waren die Mütter der Säuglinge sogar diejenigen, welche sich vor Betreten der Intensivstationen am emsigsten und gründlichsten reinigten – was völlig verständlich ist, da ja sonst ihre Kinder gefährdet worden wären.

Unter den Gesundheitsexperten, welche diese Stationen leiten, gibt es noch immer viel zu viele, die mehr Wert auf eine gut funktionierende Verwaltung legen als auf die seelische Gesundheit ihrer Patienten. Einer erst unlängst durchgeführten Untersuchung zufolge sind derzeit nur in einem Drittel aller Neugeborenen-Intensivstationen der USA Eltern willkommen. Unglücklicherweise lag das Kind einer jungen Mutter, von dem ich kürzlich erfuhr, nicht in einer dieser freundlichen Stationen. Mehr als zwei Monate zu früh geboren, wurde es sofort auf schnelltem Wege in eine Neugeborenen-Intensivstation gebracht und dort mehrere Wochen lang isoliert, während es zwischen Leben und Tod schwebte. Seine Mutter saß die meiste Zeit ruhig im Empfangsraum der Station. Als sie ihr Kind endlich mit nach Hause nehmen konnte, dauerte es Wochen, bis sie lernte, es wie ein „normales“ Baby zu behandeln. Die Eltern können und sollten darauf bestehen, daß sie zur Betreuung ihrer Frühgeburten herangezogen werden, selbst wenn diese auf der Intensivstation liegen. Es ist zu hoffen, daß der Trend zu einer größeren Beteiligung der Mutter an der Betreuung ihres vor der Zeit geborenen Babys – selbst wenn es im Brutkasten ist oder künstlich beatmet wird – von Kinderärzten, Neonatologen und anderen an der Behandlung von Frühgeborenen Beteiligten unterstützt wird.

Eine werdende Mutter sollte sich jedoch immer vor Augen halten, daß bei ihr vielleicht ein Kaiserschnitt nötig werden undoder daß sie eine Frühgeburt haben könnte. Deshalb sollte sie nicht nur die Art der Entbindung, die sie wünscht, im voraus arrangieren, sondern auch sicherstellen, daß ihr Kind im Falle einer Frühgeburt auf eine Intensivstation mit einer liberalen Besuchspolitik kommt, wo sie mit dem Säugling in Beziehung treten kann. Wenn eine solche Vorsichtsmaßnahme nicht vor der Entbindung getroffen wird, ist die Mutter später vielleicht nicht in der Lage, Zugang zu ihrem vorzeitig geborenen Baby zu erlangen. Alles, was ich hier zu Frühgeburten gesagt habe, gilt auch für kranke Babys, in dem Sinne, daß man keine Mühe scheuen sollte, beiden Elternteilen so viele Gelegenheiten wie irgend möglich zu geben, mit ihrem kranken Kind in Beziehung zu treten, um die Eltern-Kind-Bindung zu fördern und den körperlichen und emotionalen Bedürfnissen des Kindes sowie der Eltern zu genügen:

Professor Dr. Justin C. Call, der Leiter der Psychiatrischen Abteilung für Säuglinge, Kinder und Jugendliche, an der University of California in Irvine, sagt, daß sich bei einem Säugling Depressionen in Form von Schlafstörungen, Magen-Darm-Verstimmungen wie Nahrungsverweigerung, Erbrechen und Durchfall und in Form von Menschenscheu auswirken können. Meine Hoffnung geht dahin, daß andere Kinderärzte und Kinderpsychiater solche Symptome auch als Signale für psychische Probleme erkennen und das Kind entsprechend behandeln.

Manche Verhaltensstörungen sind bereits vor der Geburt voraussehbar und zeigen sich sofort nach der Geburt, zum Beispiel bei Babys, deren Mütter schwere Streßsituationen durchgemacht haben, die ich in einigen der früheren Kapitel beschrieben habe; diesen Säuglingen sollte man in der ersten Zeit nach der Geburt besonders viel Aufmerksamkeit schenken. Jedes Baby, das sich nicht in den Arm nehmen lassen will, das ständig schreit und nicht zunehmen will, teilt auf diese Weise vielleicht sein Seelenleid mit.

Übermäßige Aktivität beginnt oft schon im Mutterleib, und die Mutter eines solchen Kindes wird vielleicht berichten, daß es vor der Geburt wie ein „tanzender Derwisch“ war und ihr keinen Moment Ruhe gab. „Wenn dieses Verhaltensmuster nicht erkannt und behandelt wird“, so Dr. Reginald S. Lourie, der Präsident der medizinischen Fakultät in Irvine, „haben sowohl das Kind als auch die Eltern darunter zu leiden. Ein Kind, das seinen eigenen rasenden Motor nicht bremsen kann, fühlt sich hilflos und hat keine Gewalt über sich. Und seine Eltern sind bestürzt, daß sie es nicht beruhigen können.“ Anstatt dem Kind und der Mutter Beruhigungsmittel zu geben, müssen die Kliniker mit der Mutter *reden* und ihr helfen, die besonderen Bedürfnisse dieses besonderen Kindes zu verstehen und damit fertig zu werden, und ihr gleichzeitig versichern, daß es sich dabei um ein vorübergehendes Problem handelt und daß es behandelt werden kann.

Zu Beginn dieses Buches habe ich Forschungsergebnisse darüber zitiert, wie es sich auswirkte, als man einer Gruppe Neugeborener im Säuglingsraum eines Krankenhauses ein Tonband mit mütterlichen Herztönen vorspielte. Wie Sie sich gewiß erinnern werden, nahm die den mütterlichen Herztönen ausgesetzte Gruppe schneller zu und schlief mehr (was offenbar miteinander in gegenseitiger Beziehung stand) als eine Kontrollgruppe. Gibt es irgendeinen Grund, warum ein so simples Verfahren nicht allgemein angewandt werden könnte? Frau Dr. Michele Clements vom City of London Maternity Hospital berichtete von einem Baby, das nach einer schweren Geburt trotz aller medizinischen Wiederbelebungsmaßnahmen, einfach nicht atmen wollte. Voller Verzweiflung stellte sie ihr „Mutterleibsmusik“-Band an, das zufällig gerade in der Nähe war, und wie durch ein Wunder rang das Baby nach Luft und begann zu atmen.

Das gleiche Band, das von einem japanischen Wissenschaftler kommerziell produziert wird, benutzt Frau Dr. Clements auch, um das Gehör des Neugeborenen zu testen. Davon ausgehend, was wir über die Bedeutung des *bonding* wissen und über die Rolle, welche die Mutterstimme in diesem Prozeß spielt, ist es für das Wohlbefinden des Säuglings offenbar unbedingt notwendig, daß früh erkannt wird, ob er irgendwelche Hörschwierigkeiten hat. Zur Zeit hält es kaum jemand für nötig, das Gehör und das Sehvermögen eines Babys zu chekken[3], bis sich mit achtzehn Monaten oder später ernsthafte Probleme ergeben. Obwohl das an und für sich kein psychologisches Problem ist, kann es anscheinend doch schnell Einfluß darauf nehmen, wie der Säugling die Welt wahrnimmt, wie er darauf reagiert oder darauf zu reagieren versäumt, und in der Folge zu negativen Verhaltensänderungen der Eltern und Pfleger dem Kind gegenüber führen. Wenn das Baby Sie nicht anschaut oder sich nicht Ihnen zuwendet, wenn Sie mit ihm sprechen, werden Sie anfangen, es für merkwürdig, verkapselt, schwierig und so weiter zu halten und es entsprechend behandeln. Auf die Dauer wird das zu einer *self-fulfilling prophecy* [einer sich selbst bewahrheitenden Prophezeiung]; das anfangs nur mit einem physischen Problem belastete Kind wird am Ende auch ein psychisches haben. Das ist ein Gebiet, auf dem eine enge Zusammenarbeit zwischen Kinderärzten, Kinderpsychiatern, Gehörspezialisten und sehr aufmerksamen Eltern erforderlich ist. Wenn Sie als Eltern vermuten, daß Ihr Baby ein Problem hat, sei es auch noch so gering – sprechen Sie mit Ihrem Arzt. Ich kenne so viele Mütter und Väter, die den Arzt nicht mit „eingebildeten Befürchtungen“ belästigen wollen. Doch, belästigen Sie ihn oder sie. Das ist die Aufgabe des Arztes, und er oder sie wird dafür bezahlt. Wenn es um die Gesundheit Ihres Kindes geht, seien Sie wie ein Drache und nicht wie eine Maus.

Schwangerschaft und Beruf

Für Millionen Frauen ist Berufstätigkeit etwas ganz Alltägliches geworden, aber anders als ihre männlichen Kollegen in

3 In Deutschland werden diese Vorsorgeuntersuchungen routinemäßig durchgeführt. (Anm. d. Übers.)

den Büros und Fabriken sind sie oft zusätzlich belastet durch die Anforderungen von Schwangerschaft und Mutterpflichten. Während die meisten Frauen mit bewunderswerter taschenspielerischer Geschicklichkeit mit beiden Beanspruchungen fertig zu werden wissen, fügt nun unser neu erworbenes Wissen über das Empfindungsvermögen und die Fähigkeiten des Neugeborenen diesen Verantwortlichkeiten eine weitere Dimension hinzu; die letzten drei Monate der Schwangerschaft und das erste Jahr nach der Geburt stellen für das Kind eine Zeit extremer Verwundbarkeit dar, folglich eine Zeit, die besondere Anforderungen an die Mutter stellt. Da sich die psychologischen und emotionalen Imperative, die sein Leben bestimmen werden, zu formen beginnen, braucht es ihre Aufmerksamkeit, ihre Hilfe und ihre Fürsorglichkeit. Die beste Art und Weise, ihm diese zu gewähren, ist ein verlängerter Schwangerschaftsurlaub, der sich über das letzte Schwangerschaftsdrittel (eine Frau, die in einer lauten oder starke Angstgefühle hervorrufenden Umgebung arbeitet, sollte schon im zweiten Schwangerschaftsdrittel aufhören)[4] und das erste Jahr nach der Geburt erstreckt. Mir ist klar, daß dies eine lange Zeit ist, und viele Frauen werden aus finanziellen oder anderen Gründen nicht in der Lage sein, dieser Forderung zu entsprechen. In solchen Fällen sollte jede Anstrengung unternommen werden, um durch Qualität wettzumachen, was an Zeitquantität verlorengeht. Ein vernünftiges und wohlüberlegtes Ausnutzen von Abenden und Wochenenden kann viel dazu beitragen, den Bedürfnissen eines Kindes gerecht zu werden. Immer mehr Väter gehen auch dazu über, sich in den ersten Jahren eine

4 In Deutschland sieht der Mutterschutz einen Schwangerschaftsurlaub von sechs Wochen vor der Entbindung vor; außerdem darf die Frau während der Schwangerschaft nicht an gefährlichen Arbeitsplätzen eingesetzt werden und keine anstrengenden Tätigkeiten ausführen; eventuell müßte sie während der Schwangerschaft in der Firma einen anderen Arbeitsplatz erhalten. Nach der Geburt hat die Mutter Anrecht auf weitere 8 Wochen Urlaub bei vollem Lohn (nach Kaiserschnitt, Zwillingsgeburt und Frühgeburt 12 Wochen). Außerdem hat sie die Möglichkeit, weitere 4 Monate „Babyurlaub“ zu nehmen (in dieser Zeit hat sie Anspruch auf maximal DM 750.- monatlich). In jedem Fall genießt sie den Schutz der Erhaltung ihres Arbeitsplatzes.

Zeitlang frei zu nehmen. Im Licht all dessen, was ich bisher erläutert habe, sehe ich allen Grund dazu, daß dieser Trend sich fortsetzen sollte.
An erster Stelle sollte – für Eltern, Ärzte, Erzieher, für alle – stehen, ein gesundes Kind großzuziehen. Unser aller Hoffnungen, Träume und Einsichten gelten ihm; das Kind ist unsere Zukunft, und wenn diese Zukunft frei von den häßlichen Störungen und sinnlosen Leiden sein soll, die uns unsere Vergangenheit so oft vergällt haben, muß dieses Kind mit der Liebe und dem Respekt behandelt werden, das ein menschliches Wesen verdient.

Quellenverzeichnis

Erstes Kapitel
Das Seelenleben des Ungeborenen

S. 15 *Erlerntes Verhalten.* D. K. Spelt "The Conditioning of the Human Fetus in Utero", *Journal of Experimental Psychology,* 38:338-346, 1948.

S. 19 *Angst.* Lester W. Sontag, "Somatophysics of Personality and Body Function", *Vita Humana,* S. 1-10, November 1963.

S. 20 *Schizophrene Mütter.* Es gibt eine ganze Reihe hervorragender Untersuchungen zu diesem Thema, z. B. von Melvin Zax *et al.,* "Birth Outcomes in the Offspring of Mentally Disordered Women", *American Journal of Orthopsychiatry,* S. 218-230, April 1977; s. auch Zax *et al.,* "Perinatal Characteristics in the Offspring of Schizophrenic Women", *Journal of Nervous and Mental Diseases* 157:191-199, 1973.

S. 21 *Herzschlag der Mutter.* Lee Salk, "The Effects of Normal Heartbeat Sound on the Behavior of the Newborn Infant: Implications for Mental Health", from a paper delivered at the World Federation of Mental Health in Edinburgh, 1960.

S. 25 *Bonding des Vaters.* Gail Peterson *et al.,* "The Role of Some Birth-Related Variables in Father Attachment", *American Journal of Orthopsychiatra,* 49 (2):330-338, April 1979.

Zweites Kapitel
Das neue Wissen

S. 26 *Autistisches Kind.* Persönliche Mitteilung von Dr. Alfred Tomatis an Autor.

S. 27 *Pränatale Kliniken.* Antonio J. Ferreira, "Emotional Factors in Prenatal Environment", *The Journal of Nervous and Mental Diseases,* 141:108-117, 1965. Das ist der beste mir bekannte Abriß über pränatale Einflüsse. S. auch Ashley Montagu, *Prenatal Influences* (Charles C. Thomas, Springfield, Ill., 1962), S. 169.

S. 30 *Schlafrhythmus des Babys, Reaktionen des Fetus auf Kälte,*

Süßigkeit und Kitzeln. Albert Liley, "The Fetus as a Personality", *The Australian and New Zealand Journal of Psychiatry,* 6:99-105, 1972.Ein amüsanter und sehr gut lesbarer Bericht über Eigenheiten bei Feten.

– *Reflexe, Gesichtsmimik.* Maria Z. Salam und Raymond D. Adams, "New Horizons in the Neurology of Childhood", *Perspectives in Biology and Medicine,* Frühjahr 1966, S. 384-410.

S. 31 *Gehör des Fetus.* Erik Wedenborg und Bjorn Johansson, "When the Fetus Isn't Listening", *Medical World News, S. 28-29, April 1970.*

Herzschlag der Mutter, Metronom, Trommelrhythmus. Liley, a. a. O., S. 104.

S. 32 *Musikalischer Geschmack.* Michele Clements, "Observations on Certain Aspects of Neonatal Behavior in Response to Auditory Stimuli", Veröffentlichung zum 5th International Congress of Psychosomatic Obstetrics and Gynecology, Rom, 1977.

S. 33 *Reaktionen des Fetus auf Licht.* Liley a. a. O., S. 103.

– *Sehvermögen bei der Geburt.* Robert McCall, *Infants: The New Knowledge* (Harvard University Press, Cambridge, Mass., 1979), S. 51.

S. 34 *Bewußtsein.* Dominick Purpura, *Behavior Today,* 2. Juni 1975.

S. 35 *REM-Phasen.* Salam und Adams, a. a. O., S. 387.

– *Gehirngymnastik.* H. P. Roffwaag *et al.* in McCall, a. a. O., S. 48.

– *Vorgeburtliche Erinnerungen.* Stanislav Grof, *Realms of the Human Unconscious* (E. P. Dutton, New York, 1976), S. 161.

S. 36 *Katecholamine im Körper des Fetus.* Friedrich Kruse, „Zur Psychologie des Ungeborenen – Ergebnisse psychosomatischer Erforschung des intrauterinen Verhaltens", *Therapiewoche* Nr. 28, 1978.

S. 38 *Auswirkungen von verschiedenen Belastungen.* Dennis Stott, "Follow-up Study from Birth of the Effects of Prenatal Stresses", *Developmental Medicine and Childhood Neurology,* 15:770-787.

S. 40 *Einstellung der Mutter.* Monika Lukesch, „Psychologie-Faktoren der Schwangerschaft", Dissertation, Universität Konstanz, 1975.

– *Wahrnehmung mütterlicher Einstellungen.* Gerhard Rottmann, „Untersuchungen über Einstellung zur Schwangerschaft und zur fötalen Entwicklung", *Geist und Psyche,* Hans Graber, Hrsg. (Kindler Verlag, München, 1974).

S. 42 *Einfluß des Ehemannes.* Dennis Stott, "Children in the Womb: The Effects of Stress", *New Society,* S. 329-331, 19. Mai 1977.

S. 43 *Persönlichkeitsstile.* Sontag, a. a. O., S. 1.

Drittes Kapitel
Das vorgeburtliche Selbst

S. 45 *Generation von Kriegskindern.* Lester W. Sontag, "War and the Fetal Maternal Relationship", *Marriage and Family Living,* 6:1-5, 1944.
– *Anfälligkeit für seelisches Leid.* Sontag, "Somatophysics", a. a. O., S. 2.
S. 48 *Hungerbedingte Anfälligkeit des Hypothalamus.* G. P. Ravelli *et al.,* "Obesity in Young Men after Famine Exposure in Utero and Early Infancy", *The New England Journal of Medicine,* 12. August 1976, S. 349-353.
S. 49 *Durch den Tod des Vaters bedingte Anfälligkeit des Hypothalamus.* Matti O. Huttunen und Pekka Niskanen, "Prenatal Loss of Father and Psychiatric Disorders", *Archives of General Psychiatry,* S. 429-431, April 1978.
S. 50 *Überaktives autonomes Nervensystem.* Lester W. Sontag, "Significance of Fetal Environmental Differences", *American Journal of Obstetrics & Gynecology,* 42:996-1003, 1941.
– *Nervosität des Kindes.* Sontag in Ashley Montagu, *Life before Birth* (New American Library, New York, 1964), S. 50.
– *Leseprobleme.* R. Davis *et al., From Birth to Seven: The Second Report of the National Child Development Study* (Longmans Group, London, 1972).
S. 51 *Progesteron- und Östrogen-Untersuchung.* "Prenatal Hormones Change Style of Play", *Medical World News,* S. 35-36, 31. März 1980.
S. 56 *Sehen und Sicht.* Lietaert Peerbolte, *Psychic Energy* (Serviere Publishers, Wassenaar, Holland, 1975).
S. 57 *Patient mit Angstzuständen.* Persönliche Mitteilung von Dr. Claus Bick an Autor.
S. 58 *Erinnerungen nach Gehirnstimulierung.* Wilder Penfield, *Mysteries of the Mind* (Princeton University Press, Princeton, N. J., 1975), S. 21-27.
S. 59 *Erinnerung eines Patienten an Partyerlebnis seiner Mutter.* Persönliche Mitteilung von Dr. G. Maier an Autor.

Viertes Kapitel
Bonding

S. 64 *Schlafverhalten von Neugeborenen.* Stirnimann in Kruse, a. a. O.
S. 65 *Brazelton.* Referat auf dem Symposium über "Maternal Attachments and Mothering Disorders", sponsored by Johnson & John

son, 18.-19. Oktober 1974, S. 54.
Bonding bei Hühnern. "Eggs Converse with Hens, Researchers Find", *The New York Times,* 1. Juli 1980, S. C1.

S. 66 *Fetale Reaktionen.* E. Reinold, „Vorgeburtliches Verhalten des Feten aus der Sicht des Geburtshelfers", Referat auf einem Treffen der Internationalen Gesellschaft für Pränatale Psychologie, September 1979, in Basel.

S. 67 *Kind lehnt Mutter ab.* Persönliche Mitteilung von Dr. Peter Fedor-Freybergh.

S. 69 *Schizophrene Mütter.* Zax, "Perinatal Characteristics", a. a. O.
– *Verstörte Mütter.* Lester W. Sontag. "Implications of Fetal Behavior and Environment for Adult Personalities", *Annals of New York Academy of Sciences,* S. 782-786, Februar 1966.

S. 71 *Streicheln des Bauches.* R. Lang auf dem o. g. Johnson & Johnson-Symposium, S. 59.
Schreifrequenz. McCall, a. a. O., S. 109.

S. 73 *Lärm, Rockmusik.* Clements, a. a. O.

S. 75 *Umzugsstreß.* Helmut Lukesch, *Familiäre Sozialisation* (Klett-Cotta, Berlin, 1977), S. 90-113. S. auch "Psychosocial Aspects of Pregnancy Counselling", Referat von M. Ringler auf einem Treffen der Internationalen Gesellschaft für Pränatale Psychologie, September 1979, in Basel.
– *Verzögerte Mutter-Kind-Bindung.* R. L. Cohen in Marshall Klaus und John Kennell, *Maternal-Infant Bonding* (C. V. Mosby, St. Louis, Mo., 1976), S. 46.
– *Schwangerschaft und Beruf.* Ringler, a. a. O.

S. 76 *Schwangerschaftsträume, die nicht „zufällig" sind.* Milton Kramer *et al.*. "Do Dreams Have Meaning? An Empirical Inquiry", *American Journal of Psychiatry,* S. 778-781, Juli 1976.
– *Träume und kürzere Wehen.* Carolyn Winget und Frederick T. Knapp, "The Relationship of the Manifest Content of Dreams to Duration in Primiparae", Psychosomatic Medicine, S. 313-319, Juli-August 1972.

S. 78 *Fehlgeburten und Angst vor Verantwortung.* J. Joffe in *Prenatal Determinants of Behavior* (Pergamon Press, Oxford, New York, 1969).
– *Fehlgeburten und Angst, im Stich gelassen zu werden.* R. J. Weil und C. Tupper, "Personality, Life Situation and Communication: A Study of Habitual Abortion", *Psychosomatic Medicine,* 22:448-455.

S. 80 *Seelenthermostat.* Ashley Montagu in *Prenatal Influences,* a. a. O., S. 213-214.
– *Gefahren des Alkohols.* "The Fetal Alcohol Syndrome: Alcohol as a Teratogen", *Drug Abuse and Alcoholism Newslsletter,* Bd. 11,Nr. 4. Mai 1978. S. auch Pressekonferenz von Dr. Ernest P.

Noble, Leiter des U.S.-Institut zur Untersuchung von Alkoholmißbrauch und Alkoholismus, 2. Juni 1977.

S. 81 *Rauchen.* "Gravida's Smoking Seen Handicap to Offspring", *Obstetrics-Gynecology News,* S. 16, 15. Juni 1970. S. auch John F. Murphy *et al,* "The Effect of Age, Parity, and Cigarette Smoking on Baby Weight", *American Journal of Obstetrics & Gynecology.* S. 22-25, September 1971; G.W. Comstock et al; "Low Birth Weight and Neonatal Mortality Related to Maternal Smoking and Socioeconomic Status", *American Journal of Obstetrics & Gynecology,* S. 53-59, September 1971.

– *Untersuchung der University of Washington über Koffein.* "Coffee May Perk Up Pregnant Mom but Not Her Baby", *Medical World News,* S. 12-13, 17. April 1978.

S. 82 *Einnahme von Medikamenten.* Thomas E. O'Brien *et al.,* "Drugs and the Fetus: A Consumer's Guide by Generic and Brand Name", *Birth and Family Journal,* 5:58-86, Sommer 1978. S. auch "Present Status of Drugs as Teratogens in Man", *Teratology,* 7:3-16, 1973.

Fünftes Kapitel
Die Geburtserfahrung

S. 85 *Röntgenuntersuchungen.* Liley, a.a.O., S. 102.

S. 86 *Kopf-Schulter-Lage bei der Geburt.* David B. Cheek, persönliche Mitteilung an den Autor.

S. 87 *Vaginal- und Kaiserschnittgeburten.* Gilbert W. Meier, "Behavior of Infant Monkeys: Differences Attributable to Mode of Birth", Science, 143:968-970, 1964.

S. 88 *Steißgeburten.* News report, *American Journal of Obstetrics & Gynecology, 1972.*

S. 91 *Schizophrenie und Geburtskomplikationen.* C.N. Rutt und D.R. Offord, "Prenatal and Perinatal Complications in Chilshood Schizophrenics and Their Siblings", *Journal of Nervous and Mental Diseases,* 152:324-321, Januar 1970.

– *Geburt und neuropsychische Störungen.* B. Pasamanick und Hilda Knablock, "Reproductive Studies on the Epidemiology of Reproductive Causality: Old and New", *Merrill Palmer Quarterly,* 2:7-26, 1966.

S. 92 *Geburtsverlauf und Schizophrenie.* Sarnoff A. Mednick, *"Breakdown in Individuals at High Risk for Schizophrenia", Mental Hygiene,* 54:50-61, Januar 1970.

– *Schwere Geburten und Kriminalität.* Sarnoff A. Mednick, "Birth Defects and Schizophrenia", *Psychology Today,* 4 (11):48-50, 80-81, 1971.

S. 94 *Wehendauer.* Reginal P. Lederman *et al.*, "The Relationship of Maternal Anxiety, Plasma Catecholamines, and Plasma Cortisol to Progress in Labor", *American Journal of Obstetrics & Gynecology*, 132: 495-500, 1. November 1970.

– *Einstellung der Mutter zur Geburt.* Frederick T. Knapp *et al.*, "Some Psychologic Factors in Prolonged Labor Due to Inefficient Uterine Action", *Comprehensive Psychiatry*, 4:9-17, Februar 1963.

– *Verängstigte Schwangere.* Anthony Davids und Spencer DeVault, "Maternal Anxiety During Pregnancy and Childbirth Abnormalities", *Psychosomatic Medicine*, 24:464-469, Februar 1963.

– *Kaiserschnitt-Operationen und Anwendung von Narkotika und Zangen.* John Kelly, "Baby '79: What Every Woman (and Man) Should Know about Childbirth", *Ladies' Home Journal, S.105 und 107, Januar 1979.*

S. 95 *Gefährlichkeit von Betäubungen.* Darüber sind Dutzende Untersuchungen durchgeführt worden. Einer der ausführlichsten Berichte ist der von Yvonne Brackbill, "Lasting Behavioral Effects of Obstetrical Medication on Children: Research Findings and Public Policy Implications", den Frau Dr. Brackbill am 17. April 1978 auch dem Komitee für Gesundheit und Forschung des amerikanischen Senats unterbreitete.

S. 96 *Bleibende Folgen von Geburtsverletzungen.* David B. Cheek, "Maladjustment Patterns Apparently Related to Imprinting at Birth", *The American Journal of Clinical Hypnosis*, 18:75-82, Oktober 1975. S. auch Salam und Adams, a.a.o., S. 408. Diese Forscher behaupten rundweg: "Es gibt keinen Zweifel daran, daß während des Geburtsverlaufes das kindliche Gehirn verletzt wird."

S. 97 *Kopfschmerzpatient.* Persönliche Mitteilung von Dr. David Cheek.

S. 101 *Glücklich veranlagte Kinder.* John Bowlby, "Disruption of Affectional Bonds and Its Effects on Behavior", *Mental Health Supplement, Bimonthly Journal of the* (Canadian) *Department of National Health and Welfare,* Ottawa, Januar - Februar 1969.

– *Bonding.* Marshall Klaus und John Kennell, "Maternal Attachment: Importance of the First Post-Partum Days", *The New England Journal of Medicine*, 286:460-463, 2. März 1972.

– *"Frotteemutter".* Harry F. Harlow, "Love in Infant Monkeys", *Scientific American*, 200:68-74, Juni 1959.

Sechstes Kapitel
Charakterbildung

S. 105 *Edward Bowe.* Kelly, a.a.O., S. 107.

S. 108 *Frauen und Umarmungen.* Marc Hollander, "Women's Wish to Be Held: Sexual and Non-Sexual Aspects", *Medical Aspects of Sexuality,* 3:26, April 1973. S. auch Hollander, "Prostitution, the Body and Human Relations", *International Journal of Psychoanalysis,* 42:404-413, 1961.

S. 109 *Uneheliche Schwangerschaften.* C.P. Malinquist *et al.,* "Personality Characteristics of Women with Repeated Illegitimacies: Descriptive Aspects", *American Journal of Orthopsychiatry* 36:476, 1966.

Siebtes Kapitel
Mit Freuden Mutter werden

S. 114 *Eine typische Geburt.* Michelle Harrison, "Birth as the First Experience of Mothering", in *21st Century Obstetrics and Gynecology Now,* Lee Steward und David Stewart, Hrsg. (NAPSAC, Inc., Chapel Hill, N.C., 1977), S. 585-587.

S. 117 *Das körperliche Selbstbild von Schwangeren.* Sheila Kitzinger, "Anxiety in Pregnancy", *Journal of Maternal and Child Health,* S. 358-360, September 1977.

S. 118 *Räumlich beengte Wohnverhältnisse.* Ringler, a.a.O., S. 5.
Finanzielle Verantwortlichkeit. Helmut Lukesch, a.a.O., S. 103-105.

S. 119 *Beziehung zum Ehemann.* Ringler, a.a.O., S. 4.

S. 120 *Mutter und Tochter.* Nils Uddenberg und Carl Frederick Fagerstrom, "The Deliveries of Daughters of Reproductively Maladjusted Mothers", *Journal of Psychosomatic Research,* 20:223-229, 1976.
– *Ängste der Frau.* Ringler, a.a.O., S. 2. S. auch Cohen in Klaus und Kennell, *Maternal-Infant Bonding,* a.a.O.

S.121 *Geburtskomplikationen.* Marilyn T. Erickson, "The Relationship Between Psychological Variables and Specific Complications of Pregnancy, Labor and Delivery", *Journal of Psychosomatic Research,* 20:207-210, 1976.

S.129 *Vergleich zwischen Leboyer-Methode und sanfter konventioneller Geburt.* Murray Enkin *et al.,* "A Prospective, Randomized Clinical Trial of the Leboyer Approach to Childbirth", bisher unveröffentlichte Untersuchung.

S.130 *Hausgeburtenstudie in Oregon.* Lewis Mehl und David Steward, "A Rebuttal to Negative Home Birth Statistics Cited by ACOG", in *21st Century Obstetrics,* a.a.O., S. 27-28.

Achtes Kapitel
Die lebenswichtige Bindung

S.134 *Mrs. B.* Gail Peterson und Lewis Mehl, *Parental/Child Psychology – Delivery Alternatives.* Zu erhalten beim Holistic Child Birth Institute, San Francisco, Cal. 94112.

S.135 *Vorteilhafte Auswirkungen des* **bonding.** *Kennell und Klaus, Maternal-Infant Bonding,* a.a.O., S. 1-15.

– *Rutgers-Untersuchung.* Am 8. März 1978 von Dr. Donna K. Kantos vor dem Ausschuß für Gesundheit, Wohlfahrt und Wissenschaften des kanadischen Senats zitiert. S. auch Ashley Montagu, *Touching – The Significance of Skin* (second edition, Harper & Row, New York, 1977), S.28.

S.136 *Kindesmißhandlungen.* Dr. Ray Helfer auf dem o. g. Johnson & Johnson-Symposium, S. 21-25.

– *Zwölfstundengrenze. Kennell-Untersuchung, zitiert von Charles Spezzano und Jill Waterman in "The First Day of Life", Psychology Today,* S. 110-116, Dezember 1977. S. auch Kennell auf dem o. g. Johnson & Johnson-Symposium.

S.137 *Unterschiede beim Wickeln und Füttern.* Kennell auf dem Johnson & Johnson-Seminar, S. 39.

– *Allgemein gültige Auswirkungen früher Bindung.* Montagu, *Touching,* a.a.O., S. 127-149.

S.140 *Gestreichelte Babys.* Normann Solkoff, "Effects of Handling on the Subsequent Development of Premature Infants", *Developmental Psychology,* 1:765, 1969.

– *Intelligenzuntersuchung.* Kennell auf dem o. g. Johnson & Johnson-Symposium S. 41.

S.141 *Das Interesse des Kindes wecken.* Dr. Daniel Stern auf dem o. g. Johnson & Johnson-Symposium, S. 56. S. auch McCall, a.a.O., S. 108-120.

S.142 *Pointen-Verhalten.* Stern auf dem o. g. Johnson & Johnson-Symposium, S. 57.

S.144 *Stillen: Untersuchung in Seattle.* N.W. Johnson, "Breastfeeding in the First Hour of Life", *American Journal of Maternal-Child Nursing 1* (1):12-16, 1976.

– *Brasilianische Untersuchung.* Zitiert von Klaus und Kennell in "Early Mother-Infant Contact", *Bulletin Menninger Clinic,* 43:93, 1979.

S.145 *Wisconsin-Untersuchung über Väter.* Ross Parke auf dem o. g. Johnson & Johnson-Symposium, S. 61.

– *Engrossment* [Inbesitznahme]. M. Greenberg und N. Morris, "Engrossment: The Newborn's Impact on the Father", *American Journal of Orthopsychiatry,* 44:520-531, 1974.

– *Geschlechtsbedingte Unterschiede beim Spiel.* Glenn Collins,

"A New Look at Life with Father", *The New York Times Magazine,* 17. Juni 1979, S. 50.

S.147 *Brazelton,* a.a.O., S. 52.

S.148 *Trennungsweinen, ibd., S.50.*

Neuntes Kapitel
Das erste Jahr

S.151 *Gesichtssinn.* McCall, a.a.O., S. 53.

– *Stimmen Erwachsener.* Stern, zitiert auf dem o. g. Johnson & Johnson-Symposium, S. 56. S. auch McCall, a.a.O., S. 55-56.

S.152 *Geruch der Mutter.* Macfarlane in McCall, a.a.O., S. 58.

– *Persönlichkeit des Kindes.* Alexander Thomas, Stella Chess und R.G. Birch, "The Origins of Personality", *Scientific American,* 223:104, 1970.

S.155 *Kitzeln.* Burton White, *The First Three Years of Life* (Prentice-Hall, Englewood Cliffs, N.J., 1975), S. 50.

– *Gedächtnis des Säuglings.* Friedman in McCall, a.a.O., S. 83.

S.156 *Fütterungszeiten.* McCall, a.a.O., S. 84.

S.157 *Nachahmung.* Andrew N. Meltzoff und M. Keith Moore, "Imitation of Facial and Manual Gestures by Human Neonates", *Science,* 198:75-78, 7. Oktober 1977.

S.159 *Feinfühlige Mütter.* Mary Ainsworth *et al.,* "Individual Differences in Strange-Situation Behavior of One-Year-Olds", in *Origins of Human Relations,* H. R. Schaffer, Hrsg. (Academic Press, New York, 1974), S. 17-52.

S.162/163 *Geschlechtsbedingte Unterschiede beim Sehverhalten und Weinen von Babys.* Maggie Scarf, "Women and Depression", *New Republic,* S. 25-29, 5. Juli 1980.

S.163 *Männliche und weibliche emotionale Wesensmerkmale.* "Cognitive Differences in Sexes", *Psychiatric News,* 4. Januar 1980.

S.164 *Piaget.* McCall, a.a.O., S. 98.

S.165 *Reaktion des Babys auf Fremde, ibd.,* S. 125-128.

S.167 *Lernen einfacher Sätze.* Burton White, "The Critical Importance of Hearing", *The Center for Parent Education Newsletter,* 2. Juni 1979.

Das Harvard-Vorschulprojekt. Die aufgewecktesten Kinder. Burton White, Harvard Pre-school Project, The Center for Parent Education, Newton, Mass.

Zehntes Kapitel
Frühe Erinnerungen – wieder ausgegraben

S.173 *Oxytocin.* Bela Bohus *et al.,* "Oxytocin, Vasopressian and Memory: Opposite Effects on Consolidation and Retrieval Processes", *Brain Research,* 157:414-417, 1978.

– *ACTH.* J. Kastin et al., "The Effects of MSH and MIF on the Brain", in *Autonomical Neuroendocrinology,* W. E. Stumpf und L. D. Grant, Hrsg. (Kroger, 1975).

S.174 *Zustandsbedingtes Lernen.* D. A. Overton, "State Dependent or Disassociated Learning Produced with Pentobarbital", *Journal of Comparative and Physiological Psychology,* 57:3-12, 1964. S. auch D. R. Meyer. "Access to Engrams", *American Psychologist,* 27:124-133, 1972; A. H. Black, N.J. Carlson und R.I. Solomon, "Exploratory Study of the Conditioned Responses in Curarized Dogs", *Psychological Monographs,* 1962.

Elftes Kapitel
Die Gesellschaft und das Ungeborene

S.181 *Wachstum des Fetus.* Roberts Rugg und Landrum B. Shettles, *From Conception to Birth* (Harper & Row, New York 1974), S. 61.

S.182 *Harvard-Kriterien.* Bernard Nathanson, *Aborting America* (Doubleday & Co., Garden City, N.Y., 1979), S. 165.

S.183 *Untersuchungen in Kanada.* Marlene Hunter, "Applications for Abortion at a Community Hospital", *Canadian Medical Association Journal,* S. 1088-1092, 16. November 1974; Eloise Jones, "A Psychiatrist's Experience with Legal Abortion in Canada", in *Death Before Birth,* E. J. Kremer und E. A. Synan, Hrsg. Griffin House, Toronto, 1974), S. 177-186.

– *Geschlechtsselektion.* John Elliott, "Abortion for Wrong Fetal Sex: An Ethical Legal Dilemma", *Journal of the American Medical Association,* 242 (12): 1455-1456, 5. Oktober 1979.

S.185 *Störungen des seelischen Gleichgewichts nach einer Abtreibung.* W. Cates *et al.,* "Regulation of Abortion Services - For Better or Worse", *The New England Journal of Medicine,* S. 720-723, 27.September 1979; Colin Brewer, "Incidence of Post-Abortion Psychosis: A Prospective Study", *British Medical Journal,* S. 476-477, 19. Februar 1977.

S.188 *„Das große Schlachtfeld" in der Geburtshilfe.* Franklin zitiert von Kelly in „Baby 79", S. 105.

S.196 *Adoptionsrate in Rußland.* Klaus und Kennell, *Maternal-Infant Bonding,* a.a.O., S. 111.

S.197 *Stanford-Untersuchung,* ibd., S. 104.

S.198 *Besuchspolitik,* ibd., S. 116.

Literaturhinweise

T. Berry Brazelton: Babys erstes Lebensjahr; dtv Band 1148, 5. Auflage, 1980

Donna und Roger Ewy: Die Lamaze-Methode; Goldmann Band 10814, 1976

Geraldine Lux Flanagan: Die ersten neun Monate des Lebens; rororo Band 6605, 14. Auflage, 1980

Gustav H. Graber: Pränatale Psychologie; Kindler, Reihe „Geist und Psyche“, Band 2123, 1974

Stanislav Grof: Topographie des Unbewußten; Klett, 1978

Sheila Kitzinger: Natürliche Geburt; Kösel, 1980

R. D. Laing: Die Tatsachen des Lebens; Kiepenheuer und Witsch, 1978

Frédérick Leboyer: Geburt ohne Gewalt; Kösel, 1981

Ingrid Mitchell: Wir bekommen ein Baby; rororo Band 6698, 1971

Michel Odent: Die sanfte Geburt; Kösel, 3. Auflage, 1979

Joseph Chilton Pierce: Die eigene Welt des Kindes; rororo Band 7370, 1980

Eva Maria Starck: Geboren werden und gebären; Frauenoffensive, 5. Auflage, 1980

Fritz Stirnimann: Psychologie des neugeborenen Kindes; Kindler, Reihe „Geist und Psyche“, Band 2034, 1967

Barbara Vogt-Hägerbäumer: Schwangerschaft ist eine Erfahrung, die die Frau, den Mann und die Gesellschaft angeht; rororo Band 7078, 1977

Gerlinde Wilberg: Zeit für uns; Fischer Taschenbuch 3307, 1981. Auflage, 1979

Danksagung

Man würde noch einmal so viele Seiten brauchen, um allen Wissenschaftlern zu danken, die mit ihren Ideen und ihren Untersuchungen an der Entstehung dieses Buches beteiligt waren. Ganz besonderen Dank jedoch schulde ich folgenden Personen, weil sie mir so großzügig ihre Zeit geopfert und ihr Wissen an mich weitergegeben haben: Dr. Peter Fedor-Freybergh, Professor für Geburtshilfe und Gynäkologie an der Universität Uppsala in Schweden; Dr. Alfred Tomatis, Professor für Psycholinguistik an der École des Psychologues practiciens de l'Institut Catholique, Paris; Dr. Sepp Schindler und Dr. Igor Caruso, Professor und Professor i.R. für Psychologie an der Universität von Salzburg; R.D. Laing, London; Dr. Michele Clements vom London Maternity Hospital; Sheila Kitzinger, Beraterin des England's National Childbirth Trust; Dr. Lewis Mehl vom Center for Research on Birth and Human Development, Berkeley, Kalifornien; Dr. Stanislav Grof vom Esalen Institute, Big Sur, Kalifornien; Dr. David Cheek, San Francisco; Dr. Hans Graber, Bern; und Sigrid Austen vom Max Planck Institut, München.

Danken möchte ich auch meiner Freundin Sandra Collier für ihre ständige Unterstützung und ihre klugen Ratschläge; außerdem meinem Lektor Jonathan Segal für seine ruhige und überlegte Betreuung und Beratung; sowie meiner Sekretärin Ann Cohen, die aus meinem unleserlichen Gekritzele ein sauber getipptes Manuskript machte. Alle meine Mitarbeiter – Sandy Bogart, Geraldine Fogarty, Debbie Nixon, Nick Stephens und Shelly Owen – haben mit Vorschlägen und klinischem Forschungsmaterial einen bedeutenden Beitrag zur Verwirklichung meines Vorhabens geleistet. Besonderen Dank schulde ich auch Michael Owen, der mir bei meiner Untersuchung über den Zusammenhang von Schwangerschaft, Geburt und Persönlichkeit geholfen hat; außerdem Sheila Weller für ihre kenntnisreichen redaktionellen Vorschläge; Natalie Rosen, die mich von ihrer umfangreichen Bibliothek und ihrem Wissen über Hebammen profitieren ließ; sowie Naomi Bennett für ihre vielen kreativen Ideen und Kommentare. Und schließlich möchte ich diese Gelegenheit benutzen, meinen Patienten meinen Dank auszusprechen, die soviel Vertrauen zu mir hatten, daß sie mir ihre geheimsten Gefühle mitteilten. Von ihnen kam die eigentliche Anregung zu diesem Buch.

Thomas Verny
Januar 1981

Personen- und Sachregister